▼
의학사의 터닝 포인트 24

국립중앙도서관 출판시노서목록(CIP)

의학사의 터닝 포인트 24 : 히포크라테스에서 인간유전체까지
지은이: 로버트 E. 애들러 ; 옮긴이: 조윤정.
— 서울 : 아침이슬, 2007    p. ;    cm
원서명: Medical firsts : from Hippocrates to the human genome
원저자명: Adler, Robert E.
ISBN  978-89-88996-65-2 03510 : \12000
510.9-KDC4
610.9-DDC21                                  CIP2007001052

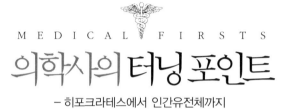

MEDICAL FIRSTS

# 의학사의 터닝 포인트
— 히포크라테스에서 인간유전체까지

# 24

로버트 E. 애들러 지음 | 조윤정 옮김

아침이슬

우리가 아는 것은 아직 알려지지 않은 것들에 비하면 한없이 적다.

– 윌리엄 하비

# 차례

의술이 사랑받는 곳에는 인류에 대한 사랑 또한 존재한다.
– 히포크라테스, 기원전 400년경

모든 문화에는 예로부터 전해 내려온 의술이 뿌리를 내리고 있다. 어느 시대에나 사람들이 집단을 이루어 생활하는 곳에는 그 나름의 의학적 전통이 존재했다는 것이다. 예컨대 선사시대에도 약초의 치유력에 대한 지식이 있었고, 흔히 생기는 병이나 부상과 골절상의 처치 방법이 존재했으며, 지혜로운 노파나 산파, 주술사들이 큰 역할을 했다. 이러한 것들이 없었다 해도 옛사람들은 병을 고치거나 예방하기 위해 부적, 주문, 춤, 기도 등을 이용했다.

오늘날 우리가 '인식의 폭발'이라 부르는 특별한 계기를 통해 인류의 조상들은 이미 6만 년 전에 아시아 해안에서부터 오스트레일리아 대륙까지 항해할 수 있었고, 3만 년 전에는 유럽의 깊은 동굴 속에 동굴곰과 매머드, 주술사의 생생한 그림을 가득 그려넣을 수 있었다. 이와 같은 인식의 폭발적인 비약은 병을 치유하려는 욕구와 능력 또한 확대시켰을 것이다.

인류의 두개골 화석에서 발견되는 테두리가 매끈한 구멍은 이와 같은 사실을 보여주는 좋은 증거라 할 수 있다. 두개골 구멍의 테두리가 매끈해진 이유는 수술한 자리의 뼈가 다시 자라났기 때문인데, 지금까지 발견된 것만 해도 수백 개에 달하며 그중 가장 오래된 것은 8천년 전의 신석기 시대까지 거슬러 올라간다. 오늘날의 의사들도 이와 비슷한 수술을 한다. 이를 '두개골 천공술穿孔術'이라고 하는데, 보통 뇌의 뼛조각을 제거하거나 뇌압을 낮추기 위해 시술된다.

천공술의 흔적이 남아 있는 화석은 중국에서 페루에 이르기까지 사실상 선사시대의 세계 전역이라고 할 수 있는 곳에서 발견된다. 당시의 사람들이 왜 이처럼 대담하고 위험한 시술을 했는지 정확히 알 길은 없다. 아마도 오늘날 주술적이라고 말하는 관점에서 그 이유를 찾는 것이 타당하리라. 말하자면 사악한 정령을 쫓아내기 위한 노력의 하나였을 수 있다는 것이다. 하지만 실제로 머리에 부상을 입고 극심한 고통에 시달리던 환자가 이런 수술 덕분에 목숨을 구했을 가능성도 배제할 수는 없다. 특히 뼈가 다시 자라난 점으로 미루어볼 때 수술환자 중 4분의 3 정도는 살아남았던 것 같다. 이것은 주목할 만한 점이다.

신석기 시대의 두개골에는 직선이나 T자, 아니면 타원형의 상흔이 남아 있는 것들이 많다. 이것은 분명 누군가 의도적으로 머리 가죽을 뚫고 깊이 절개하거나 불에 태워 생긴 것이다. 왜 당시의 사람들은 심한 출혈과 고통을 감수하면서까지 이런 위험한 시술을 했던 것일까. 앞서도 말했듯이 정확한 이유는 알 수 없다. 하지만 수천 년 뒤 그리스와 아랍의 외과의들이 이와 비슷한 방법으로 머리 가죽을 소작燒灼하여 안질환이나 간질, 우울증을 치료했다는 것은 잘 알려진 사실이다.

또 한 가지 사실을 보자면 지금까지 발견된 화석들 중에는 부러진 뼈가 상당히 많다. 이는 석기시대의 삶이 거칠고 야만적인 사건들로 가득 차 있었다는 것과 함께 골절상이 꽤 많이 치유되었다는 것을 보여준다. 수렵가이자 채집가였던 인류의 조상들은 부러진 사지의 뼈를 제대로 맞추고 부목을 대어 고정하는 방법을 알고 있었던 것이다.

꽃가루 기록과 식물화석은 옛사람들이 식용작물을 재배하기 시작한 것과 때를 같이하여 환각작용을 일으키는 약용식물을 채집하거나 재배한 흔적을 보여준다. 이 외에도 옛사람들은 담수를 풍부하게 쓸 수 있는 지역에서조차 광천수가 나오는 샘을 팠다. 아마도 현대인들처럼 광천수를 마시거나 그 물에 몸을 담가 여러 가지 질환의 증상을 누그러뜨리고자 했으리라. 그동안 고고학자들이 발견한 조상彫像이나 부적, 도안들 역시 선사시대부터 여러 상징과 의식儀式이 다산을 보장하고 병을 물리치고 개인적·사회적·영적 안녕을 유지하는 데 쓰였다는 사실을 말해주고 있다.

전통적 삶의 방식을 유지하고 있는 원주민 사회에 대한 인류학자들의 연구 역시 풍부한 의학적 유산의 존재를 입증하는 단서들을 제시한다. 인류학의 연구 대상이 된 거의 모든 문화는 동식물에 대한 백과사전적 지식을 포함하여 주변 환경에 대한 상세한 지식을 갖고 있었다. 대부분의 토착민들은 엄청나게 다양한 동식물의 산물을 이용해 음식과 옷가지, 거처, 의약품 등을 마련했다. 의약품과 치료법은 풍부했고 흔히 걸리는 병뿐 아니라 좀 더 심각한 질환에도 다양하게 쓰였다. 약용식물을 찾고 준비하고 활용하는 기술은 어머니로부터 딸에게, 아버지로부터 아들에게, 치료사로부터 조수에게 전해졌다.

민속식물학자들은 고생을 마다하지 않고 이러한 문화적 지식을 발굴하고 조사하여 새로운 약재를 찾아내려 애쓴다. 오늘날 사용되는 강력하고 유용한 의약품들은 이런 전통 약제로부터 직접 유래되었거나 이를 인공적인 형태로 합성한 것들이 많다. 원주민들이 오랜 세월에 걸쳐 힘들게 얻은 지식들은 현재 엄청난 이익을 낳고 있다. 일부 원주민은 충분한 정치적 영향력을 획득하여 자신들의 몫을 찾기 위한 싸움에 나서고 있다. 이러한 사실은 우리 시대의 긍정적 징후라고 하겠다.

대부분의 토착문화는 건강과 질병에 대한 정교한 이론들을 가지고 있다. 이런 이론들은 우주와 우주 안에서 자신들이 차지하는 위치에 대한 신화적 이해와 떼려야 뗄 수 없는 관계를 맺고 있다. 세세한 부분은 조금씩 다르지만 이론의 요지는 대체로 병은 몸속의 특정 물질이 너무 많거나 너무 적기 때문에 생긴다는 것이다. 또 다른 발병 요인은 진짜 독, 혹은 마법에 의해 몸으로 들어온 이물질이나 영묘한 어떤 것, 즉 악마의 힘일 수 있었다. 아니면 육체적 혹은 정신적 질병은 어떤 중요한 부분의 손상 때문에 생길 수도 있었다. 이 중요한 부분이란 대개는 영혼을 의미했다.

전 세계의 많은 원주민 집단에서 볼 수 있는 것처럼 주술사나 마법사는 누군가에게 고통을 주거나 거꾸로 누군가의 병을 고칠 수도 있고, 사람을 죽이거나 살릴 수도 있는 양면적 능력을 갖고 있다는 믿음이 널리 퍼져 있었다. 주술사는 보통 그 지역의 환각식물에 대해 상세한 지식을 갖고 있게 마련이었다. 주술사는 치료의식을 거행하거나 초자연적인 힘과 소통하는 동안 이런 환각식물들을 이용했다. 흥미롭게도 대부분의 주술사들은 그들의 의식이 고양되면 비밀에 싸여 있던 식물들의 치료효과가 저절로 드러난다고 주장했다. 주술사 혹은 마법사로 불리는 이 강력한 인물들은 오늘날 흰 가운을 입은 내과의나 녹색 수술복을 입은 외과의들의 원형原型이라 할 수 있겠다. 인류의 조상들이 그러했듯이 현대인들도 의사들을 위대한 권능으로 채색하고 그들에게서 막연한 신비감을 느끼곤 하지 않는가.

위대한 고대문명이 꽃피었을 무렵 의학은 이미 완전히 자리를 잡은 상태였다. 가장 오래된 의학 기록은 이집트 시대의 것으로, 4600년 전에 이미 의사들이 존재했을 뿐 아니라 의학이 고도로 전문화되어 있었음을 알려준다. 이집트인들은 산부인과전문의, 직장·항문전문의, 안과전문의, 치과의사, 외과의사에게 진료를 받을 수 있었다.

이집트에는 지금까지도 그 이름이 전해지는 뛰어난 의사들이 여럿 있었다. 임호텝, 헤시 레, 페세셰트 등인데 기원전 2650년에 태어난 임호텝은 뛰어난 건축가이자 엔지니어였으며 파라오 조세르의 시의侍醫

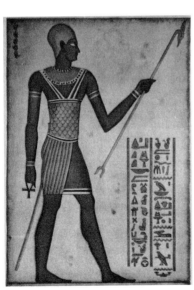
**임호텝**

이기도 했다. 임호텝과 같은 시대에 살았던 헤시 레는 피라미드 건설에 동원된 사람들의 치료를 담당한 수석의사였고, 페세셰트는 최초의 여자 의사였다. 이집트나 다른 지역의 고대의학에서 여성의 역할은 중요했던 것으로 보이며 여성이 의학의 주변부로 밀려나게 된 것은 훨씬 후대의 일이다.

고대 이집트 의사들의 의학적 처치는 매우 인상적이다. 그들은 벌꿀을 항생제로, 피마자유를 완하제로, 석류 열매를 회충제거제로 이용했다. 또 설사를 치료하고 고통을 완화시키는 데는 아편을, 초조해진 신경을 진정시키고 식욕을 돋우는 데는 칸나비스(마리화나)를 썼다. 다른 모든 고대문명에서처럼 이집트 의학은 우리가 생각하는 합리적 치료법 외에도 주문, 기도, 부적, 기묘한 약물 등을 이용했다. 죽은 쥐들도 상당히 많이 쓰였던 것으로 보인다.

중국, 인도, 메소포타미아와 아메리카 대륙에서 번성했던 위대한 문명들 역시 고유의 의학체계를 갖추고 있었다. 중국의 의술은 3천 년의 역사를 자랑한다. 중국 의술은 음양과 오행의 균형에 바탕을 둔 고대 중국인들의 세계관과 조화를 이루고 있는데, 여기서 음陰은 어둡고 습하고 여성적인 것을, 양陽은 밝고 건조하고 남성적인 것을 가리킨다. 중국의 전통 의술은 진맥과 침술, 뜸으로 이루어져 있다.

중국의 의사들은 맥이 경화硬化되는 현상을 통해 염분이 너무 많으면 혈압이 올라간다는 사실을 알고 있었다. 또한 맥박이 심장에서 비롯되며 혈액이 관을 통해 순환한다는 사실도 알고 있었다.이는 혈액은 순환한다는 윌리엄 하비의 결론보다 거의 2천 년이나 앞선 것이다. 뿐만 아니라 중국인들은 이미 기원전 2세기경에 인간의 소변에서 스테로이드 성분을 추출해내는 등 다양한 전문의학 분야를 발전시켰다.

메소포타미아에서는 일찍부터 머리에서 발끝까지 병의 진단과 치료를 상술한 문헌들이 발견된다. 이는 기원전 1600년까지 거슬러 올라가는데 대부분의 내용은 신과 마법의 이름으로 설명되고 있지만 예리한 진단과 실용적인 치료법도 풍부하게 발견된다.

인도에는 아유르베다 의학이 기원전 300년 혹은 그 이전부터 존재하고 있었다. 인도의 의사들은 환자를 주의 깊게 관찰하고, 500여 가지에 이르는 약물과 기도, 주문 등으로 환자를 치료했다. 인도의 성형외과 의사들은 손상을 입은 코나 신체의 다른 부분들을 복구하곤 했다. 유럽에서는 몇 세기가 지난 뒤에야 이런 수술이 시도되었다.

아메리카 대륙에서는 수술이 놀랄 만큼 발달되어 있었다. 예컨대 잉카의 외과의들은 골절된 뼈를 제자리에 맞추고, 팔다리를 절단하고, 종양을 제거했다. 머리 수술은 굉장히 흔했으며 제거된 뼈를 얇은 금판으로 대체하는 경우도 드물지 않았다.

의학의 뿌리는 이처럼 매우 깊고 광범위하지만, 이 책에서는 서양 의학의 뿌리가 형성된 기원전 400년의 고대 그리스에서부터 시작하려 한다. 서양의학은 과학적 관찰과 합리적 분석이 발달한 고대 그리스 시대에 꽃을 피웠는데 이처럼 과학적이고 합리적인 사유의 토대는 그로부터 몇 세기 전 소아시아의 그리스 식민지에서 먼저 다져지기 시작했다. 철학자들이 최초로 자연에 관해 기본적인 질문을 던지고, 자연 그 자체 안에서 대답을 구했던 곳도 바로 이곳이었다. 곧 보게 되듯이 히포크라테스는 의학의 프로메테우스였다. 히포크라테스는 자신이 살던 시대와 지역에 넘쳐나는 정신의 빛을 좇으면서, 의학을 신의 손에서 빼내 인간이 이해하고 터득할 수 있는 학문으로 바꾸어놓았다. 서양의학의 큰 물줄기는 수많은 갈래들로 뻗어 나갔지만 궁극적으로는 히포크라테스라는 수원지에서 비롯되었다고 할 수 있다.

내가 이 책에서 이야기하고 있는 의학적 발견들은 2500년의 세월을 통해 건강과 질병의 정복이라는 히포크라테스의 꿈을 부분적으로 실현시켜준 몇 가지 진보에 불과하다. 이 같은 진보들은 거대한 산맥의 가장 높은 봉우리 위에서 타오르고 있는 봉화와도 같다. 탐험해야 할 높은 봉우리나 푸른 계곡, 드넓은 강은 아직도 많이 남아 있다. 내가 주관적으로 선택한 몇 안 되는 이 봉화들이 밝게 빛나 독자들이 미래를 탐색하는 데 의미 있는 자극과 지침이 되기를 바란다. 이제 에게해의 짙은 초록빛 파도가 출렁이는 코스 섬에서 타오르기 시작한 첫 번째 봉화로 여러분을 안내한다.

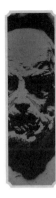

# 히포크라테스
## ― 의학을 신의 손에서 찾아온 프로메테우스

히포크라테스Hippocrates(기원전 460?~377)가 등장하기 전까지 인간의 건강은 신의 손에 달려 있었다. 천상에 가득한 초자연적 존재들은 일시적 분노나 단순한 변덕 때문에 인간을

> 각각의 질병에는 고유한 자연적 원인이 있다. 이런 자연적 원인 없이 생겨나는 질병은 아무것도 없다.
> ―**히포크라테스, 기원전 400년경**

병들게 하고 도시를 쑥대밭으로 만들 수도 있었다. 그리고 그들이 그렇게 할 수 있다면, 아픈 사람들이 신전을 참배하고, 성직자들에게 자신이 걸린 병의 원인이 무엇인지, 어떤 제물을 바치고, 어떤 기도와 주문을 외워야 병이 나을 수 있는지 물어보는 것은 당연했을 것이다. 질병에 관한 이런 주술적 시각은 고대 세계에 널리 퍼져 있었다. 물론 이와 더불어 좀 더 실용적인 처치도 이루어졌다. 상처를 씻고 천으로 동여맨다든가, 부러진 뼈에 부목을 댄다든가, 약초나 광물로 조제한 약을 복용한다든가, 절단 수술 같은 특정한 종류의 시술을 시행하기도 했다.

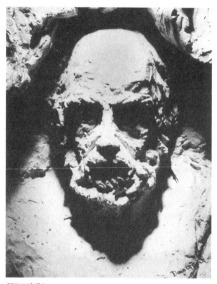
히포크라테스

히포크라테스는 질병이 초자연적 원인 때문에 일어난다는 믿음을 체계적으로 무너뜨린 최초의 의사였다. 그는 신의 손에 있던 건강과 질병을 빼내 지상으로 끌어내려왔다. 그는 모든 질병에는 반드시 자연적인 원인과 치유법이 존재한다고 설득력 있게 주장했다. 예컨대 기원전 400년경에 씌어진 『신성한 질병The Sacred Disease』에서 그는 간질이 다른 병보다 더 신성하다는 오래된 믿음을 부정했다.

히포크라테스는 당대의 철학자들에게도 똑같은 비판을 가했다. 당시 철학자들은 오만하고 위험하게도 자신들의 이론이 질병의 복잡한 실체를 해명할 수 있다고 믿고 있었다. 히포크라테스는 이렇게 썼다. "의학은 관찰에 의존한다. 의학에서는 감각에 의해 증명될 수 없는 가정 따위는 필요치 않다."

히포크라테스는 완전히 새로운 하나의 역할을 창조했고, 자신의 삶과 가르침을 통해 이를 실천하였다. 그것은 주의 깊은 임상의학자의 역할이었다. 히포크라테스는 환자를 면밀하게 관찰하고 세심한 추론을 통해 질환을 본질적으로 이해한 뒤 치유법을 찾아야 한다고 주장했다. 그리고 "인체를 조사하고자 한다면, 보고 듣고 냄새 맡고 만져

보고 맛본 뒤 추론해야 한다."고 역설했다. 히포크라테스는 새로운 의학적 사실을 발견해서 유명해진 것이 아니다. 그는 우리가 알고 있는 의학 분야 전체를 머릿속에 구상하고 그것을 창조해낸 사람이었다.

그러나 안타깝게도 히포크라테스라는 인물 자체에 대해서는 거의 알려진 게 없다. 우리가 히포크라테스에 대해 아는 사실은 대부분 그와 동시대인이었던 플라톤의 『대화The Dialogues』에 기록된 내용에 기대고 있다. 히포크라테스는 소아시아의 서해안에 있는 코스 섬에서 태어났다. 그의 아버지 헤라클리데스도 의사였는데 히포크라테스에게 의술을 가르친 첫 번째 선생이기도 했다. 어머니는 파이나레테라는 우아한 이름을 가진 여인이었다. 히포크라테스는 결혼을 했고 자식도 있었다. 그의 사위 폴리부스 역시 코스 섬의 이름난 의사였다. 히포크라테스는 평생 동안 그리스 세계 여기저기를 오가며 의술을 베풀고 가르쳤으며 마침내 당대 최고의 의사라는 명성을 얻었다. 히포크라테스가 학생들을 가르친 코스의 의학교는 그의 사상을 보존하고 보강·확대하는 역할을 했다.

히포크라테스가 죽고 나서 몇 세기가 지나자 그의 저술과 가르침은 추종자들이나 다른 그리스 의사들의 저술과 별다른 구분 없이 뒤섞였고, 마침내 『히포크라테스 전집Corpus Hippocraticum』이라고 불리는 약 70권의 저작 모음집이 탄생하기에 이르렀다. 이 의학서들을 한데 묶은 구심점은 건강과 질병은 엄격히 자연적 현상이라는 공통된 확신이었다. 그것은 더 이상 신이 필요치 않다는 확신이었다. 이후 1500년간 여러 문명이 번영을 누리다가 쇠퇴해갔지만, 이 핵심적 의학지식은 그리스에서 로마로, 로마에서 아랍으로, 아랍에서 중세 유럽으로 전해졌다. 그리고 바람에 날리는 씨앗처럼 비옥한 토양이라면 어디든 뿌리를 내리고 성장하여 꽃을 피웠다.

히포크라테스가 가르친 새로운 합리적 의학은 병 자체보다는 환자에 중점을 두고 있었다. 그렇다고 히포크라테스의 의술이 각기 다른 여러 질환들을 제대로 구별하지 못했다는 말은 아니다. 사실 『히포크라테스 전집』에서는 산욕열, 파상풍, 말라리아, 간질 같은 몇 가지 병에 대해 상세히 기술한 사례 연구를 찾아볼 수 있다(이런 사례 연구를 통해 기원전 400년경의 그리스 아이들도 오늘날의 아이들처럼 자주 귓병을 앓곤 했다는 사실을 알 수 있다.). 하지만 히포크라테스 학파는 특정한 병의 정확한 진단보다는 질환의 과정을 폭넓게 이해하는 데 더 큰 관심을 갖고 있었고, 진단보다는 예후prognosis에 더 높은 가치를 두었다. 예후를 통해 환자의 질환이 어떻게 전개될지 예측할 수 있기 때문이었다.

히포크라테스와 그의 추종자들은 일종의 전인적 의학을 행했다고 말하는 편이 합당할 것이다. 그들은 환자의 환경과 생활방식의 관점에서 질환을 이해하고자 했다. 따라서 각 환자의 나이, 성, 상태, 체질에 따라 질환이 변화해가는 과정을 관찰했고, 질병의 진행과정에서 나타나는 위기와 점진적인 변화를 주의 깊게 지켜보았다. 또한 그들은 가능한 한 외적 개입을 최소화함으로써 자연적인 치유를 유도하는 보수적인 입장을 취했다. "우리 몸 안의 자연적인 힘이 질병의 진정한 치료자다."라는 것이었다. 그들에게 치료의 제1원칙은 양생, 즉 신중하게 처방된 식단과 운동이었다. 그들은 이 처방이 실패하는 경우에만 약이나 수술 같은 좀 더 위험한 개입을 했다. 히포크라테스는 학생들에게 "여러 효과적인 치료법 가운데 충격이 가장 덜한 방법을 선택하라."고 거듭 강조했다.

　따라서 히포크라테스의 가르침은 대부분 의사와 환자의 관계에 관한 것이었다. 그는 학생들에게 환자를 자주 만나라고 가르쳤고, 환자의 신뢰를 얻고 협조를 구하는 방법을 보여주었으며, 환자와 가족을 존중하고 윤리적으로 대하라고 충고했다. 의술은 아픈 사람에게 도움을 주기 위한 것이지, 명사名士들에게 봉사하기 위해 존재하는 것은 아니라고 믿었던 것이다. 의술의 윤리에 관한 히포크라테스의 신념은 오늘날에도 여전히 안락사나 낙태, 유전자 복제 같은 수많은 논쟁적인 주제들 가운데서 메아리치고 있다. 의학의 윤리적 측면에 대한 강조는 그 유명한 '히포크라테스 선서'에서 가장 극명하게 표현된다. 의사가 되고자 하는 사람들은 오늘날에도 히포크라테스 선서를 외운다. 이 선서는 2400년 전에 생겨난 것이지만, 여전히 진정한 의사와 의료인에 불과한 사람들을 구별하는 윤리적·개인적 지침을 담고 있기 때문이다.

　선서를 하는 의사들은 스승을 부모처럼 존경하고, 자신의 능력과 판단에 따라 아픈 사람에게 도움을 줄 것을 맹세한다. 또한 환자에게 해를 끼치지 않아야 한다는 히포크라테스의 신념을 지키기 위해 환자를 해악이나 부당한 행위로부터 보호하겠다고 맹세한다. 그리고 의술을 행하는 과정에서 환자나 그 가족의 일원과 성관계를 맺거나 다른 형태의 부당한 행위를 하지 않을 뿐 아니라 환자와 그의 가족으로부터 알게 된 어떤 사실도 엄중히 비밀에 부칠 것을 서약한다. 현대 의학의 윤리적 토대는 이런 고대의 맹세와 서약에서 비롯되었다.

히포크라테스 학파는 체계적인 관찰과 추론을 강조함으로써 의학을 과학의 수준으로 끌어올렸다. 물론 그들은 먼 미래에 이루어질 발견들은 상상조차 할 수 없었을 것이다. 질병의 세균이론, 방부제, 항생제, 세포·유전자·분자 수준의 질병에 관한 이해에 이르기까지. 엄밀히 말하자면 히포크라테스 의학의 과학적 내용들은 비록 세월을 뛰어넘어 빛을 발하는 몇 가지 놀라운 통찰이 빛나기는 하지만 기껏해야 고풍스런 유물처럼 보인다.

히포크라테스 학파는 어떤 형태의 변화가 인체 내에서 서로 맞서고 있는 힘들의 정상적인 균형을 무너뜨렸을 때 병이 일어난다고 믿었다. 이런 힘들은 기본적인 네 가지 체액으로 표현되었는데, 혈액(다혈질), 점액(점액질), 황담즙(담즙질), 흑담즙(우울질)이 그것이다. 그리스의 자연철학자들은 각 체액이 네 가지 기본적인 특성 가운데 두 가지를 나타내고 있다고 생각했다. 심장에서 나오는 혈액은 따뜻하고 습하며, 뇌에서 나오는 점액은 차고 습하다. 간에서 생성되는 황색 담즙은 따뜻하고 건조하며, 비장에서 나오는 흑색 담즙은 차고 건조하다. 히포크라테스 학파는 또한 체액을 사계절과 생의 네 단계(유년기, 청년기, 중년기, 노년기)와 연관시켰다. 나중에 철학자들은 이 이론을 그리스인들이 우주의 기본적인 요소라고 믿었던 물, 불, 흙, 공기와 관련시켜 더욱 그럴듯한 것으로 만들었다.

체액이론은 그들이 관찰한 사실을 잘 설명해주는 것처럼 보였다. 예컨대 겨울의 차고 습한 특성은 점액질을 성하게 만들어 감기와 기침을 유발하고 간에 문제를 일으키는 반면, 여름의 열기와 건조함은 담즙질을 성하게 해 설사나 이질 같은 질환을 일으킨다는 것이었다.

(지중해 기후의 특성이 반영되어 있다.— 옮긴이) 두통이나 비장 비대증 같은 국부적 증상도 체액이 잘못된 곳으로 흘러 들어가 일어나는 것이라면 설명이 가능했다. 흔한 치료법은 식이요법이었지만 하제下劑, 구토제, 사혈瀉血 같은 것도 쓰였다. 치료는 체액의 균형을 회복하는 데 초점이 맞추어져 있었다.

히포크라테스 학파의 체액이론은 대단히 오랫동안 영향을 미쳤다. 의사들은 19세기가 될 때까지도 여전히 체액이론과 또 다른 히포크라테스의 견해에 따라 질환을 진단하고 치료했다. 우리는 아직도 사람들을 다혈질, 담즙질(까다로운 성질), 점액질(냉담한 성질), 우울질 같은 네 가지 기질로 설명한다. 19세기에 루이 파스퇴르와 로베르트 코흐가 질병의 세균이론을 확립하고 나서부터 의사들은 점차 체액의 균형보다는 병인성 미생물의 관점에서, 그리고 독기毒氣와 신비로운 점성학적 영향력보다는 질병 전파의 특정한 형태에 대해 생각하기 시작했다.

하지만 건강과 질병에 관한 히포크라테스적 사고 가운데 일부는 지금까지도 의미가 있다. 예컨대 질환이 개인마다 다르게 발현한다거나 개인의 생활환경과 생활방식이 건강의 유지와 발병에 큰 영향을 미친다는 인식 등이 그것이다. 오늘날 널리 퍼져 있는 공기, 물, 음식에 대한 깊은 관심은 히포크라테스와 그의 추종자들로부터 직접적으로 비롯된 것이다.

의학은 이미 오래전에 히포크라테스의 체액론을 버렸다. 그러나 인체가 상충하는 힘들 사이의 역동적인 균형을 유지하기 위해 노력하며, 건강과 질병이라는 현상이 이를 반영한다는 그의 견해는 피드백과 항상성에 관한 현대적 개념의 토대가 되었다. 오늘날의 과학자들과 의사들은 인체면역결핍바이러스HIV 환자의 면역체계에서 벌어지는 싸움을 감시하고 여기에 개입하기 위해 노력하고 있다. 히포크라테스라면 그들의 이런 노력을 이해하는 데 조금도 어려움을 느끼지 않았으리라. 연구 대상도 다르고 인체면역결핍바이러스의 경우 정의가 좀더 잘 되어 있기는 하지만 기본적인 개념은 똑같기 때문이다.

히포크라테스 의학이 핵심적인 면에서 그 이전과 이후의 의학을 구분시켜주는 또 다른 특징은 겸양과 현실성이다. 히포크라테스는 다른 의사들과는 달리 의술의 위험과 한계를 명확히 인식하고 있었다. "도우라. 아니면 적어도 해를 끼치지는 말라." 그는 학생들에게 늘 그렇게 주의를 주었다. 또한 신중함과 정직을 가르쳤고, 스스로 본을 보여주었다. 그는 실패 사례까지 기록했고 여기서 배움을 얻고자 했다. 히포크라테스의『유행병Epidemics』에 나오는 42건의 사례 연구 가운데 25건은 죽음으로 끝을 맺는다.

히포크라테스는『의술The Art of Medicine』에서 의사에게는 세 가지 목표가 있다고 말했다. 그 세 가지 목표란 첫째 환자의 고통을 줄이는 것, 둘째 질환의 증세를 완화시키는 것, 셋째 치료가 가능한지 불가능한지 분별하고 불가능할 때는 이를 삼가는 것이었다. 히포크라테스가 생각한 이상적인 의사는 모든 것을 알거나 모든 것을 할 수 있는 사람이 아니라 다만 좋은 사람이자 유능한 치료자였다.

"인생은 짧고, 의술은 길다. 기회는 순식간에 사라지고, 경험은 착오를 낳으며, 판단은 어렵다." 히포크라테스의 이 유명한 경구는 실제로 자연의 복잡성에 직면한 의사나 과학자들의 딜레마를 잘 표현하고 있다. 그는 인생의 경험을 통해 의술의 한계를 고통스럽게 깨닫고 있었던 것이 분명하다. 하지만 위안을 찾기 위해 종교의 신비 뒤로 물러서거나 자신의 신념을 포기하지는 않았다. 그는 자신과 후대의 의사들이 신중한 관찰과 날카로운 분석을 통해 자연으로부터 질병의 진정한 원인과 본질을 이해한다면 이 같은 지식을 활용해 많은 질병을 고칠 수 있으리라 믿었다.

(의학에는) 원칙과 방법이 있다. …… 이를 통해 오랜 세월 동안 많은 발견들이 이루어졌다. 유능한 탐구자가 이전에 이루어졌던 발견들을 습득한다면, 그리고 이런 발견들을 연구의 출발점으로 삼는다면, 남아 있는 미지의 것들 또한 발견될 수 있을 것이다.

히포크라테스가 주창한 과학적 방법은 지난 2400년간 많은 사람들을 질병으로부터 구해준 놀라운 발견들을 낳았다. 그러나 임상의학자들과 의학 연구자들이 모두 인식하고 있듯이 탐험해야 할 세계는 아직 한없이 넓다.

# 헤로필로스와
# 에라시스트라토스
## ― 인간의 몸을 탐험하다

　기원전 4세기 그리스와 페르시아, 인도에 이르는 대제국을 건설한 알렉산더(알렉산드로스) 대왕은 나일 강이 바다와 만나는 곳에 거대한 도시를 세우고 '알렉산드리아'라 명명했다. 이 위대한 왕이 서른셋의 나이로 요절하자 제국은 여러 장군들의 분할 통치에 들어갔다. 이때 이집트의 통치권을 주장한 프톨레마이오스 장군은 주변 지역을 병합해 왕국을 세우고 프톨레마이오스 1세로 등극했다.

　프톨레마이오스 1세는 알렉산더 대왕과 마찬가지로 학문과 지식을 높이 평가했다. 그는 알렉산드리아를 예술과 과학의 새로운 중심지로 만드는 작업에 착수해서 두 개의 거대한 기관을 세우고 자금을 지원했다. 알렉산드리아 도서관과 알렉산드리아 박물관은 헬레니즘 세계 곳곳에서 일류 학자들을 끌어들였다. 여기서 유클리드(에우클레이데스)는 자신의 기하학을 완성했고, 사모스의 아리스타르코스는 지구가 태양의 주위를 돈다고 주장했으며, 아르키메데스는 수학과 물리학 분야에서 경이로운 진보를 이루어냈다. 알렉산드리아는 고대 이집트와 역동적인 그리스 세계 사이에서 균형을 이룬 독특한 장소로 그리스 문명의 마지막 광휘가 밝게 빛난 독창적인 시간을 창조했다. 바로 이 시기 알렉산드리아에서 그동안 굳게 닫혀 있던 창이 열리고, 인류는 대략 한 세기 동안 인체의 비밀을 들여다볼 수 있었던 것이다.

이러한 의학적 진보가 가능했던 데는 몇 가지 이유가 있었다. 우선 이집트의 영향을 들 수 있다. 당시 이집트인들은 수천 년간 시체를 절개해 인체의 장기를 보관해오고 있었다. 여기에 현명한 군주 프톨레마이오스 1세가 고매한 정신과 전제적인 방법으로 과학을 지원하고 있었다. 또한 야심만만한 두 천재 의사 헤로필로스Herophilos(기원전 330~260)와 에라시스트라토스Erasistratos(기원전 330~255)의 경쟁도 이 시대의 의학적 진보에 큰 역할을 하였다. 이런 여러 요인이 결합되어 인체 해부에 대한 그리스인들의 오랜 혐오가 일시적으로 퇴조하면서 기회의 창이 열렸다. 그리고 이 짧은 기간 동안, 칼케돈의 헤로필로스와 케오스의 에라시스트라토스는 인류 역사상 최초로 인체 내에 무엇이 있는지 체계적인 연구를 해나갔다. 그들이 이룬 발견들은 많은 부분이 겹치지만 오늘날 헤로필로스는 '해부학의 창시자'로, 에라시스트라토스는 '최초의 생리학자'로 불리고 있다.

그리스 신상과 조각상 들의 멋진 근육과 힘줄에서 볼 수 있듯이 그리스인들은 관찰력이

> 헤로필로스와 에라시스트라토스는 대단히 뛰어난 방식으로 연구를 해나갔다. ……그들은…… 그전까지 자연이 숨겨놓았던 기관, 그 기관의 위치, 색깔, 모양, 크기, 배열, 딱딱하거나 부드럽거나 매끄러운 정도, 연결부, 각각의 돌출부와 오목한 부분을 관찰하고, 한 기관이 어떤 기관으로 뻗어나가며, 어떻게 연결되어 있는지 알아냈다.
> —켈수스, 서기 60년경

뛰어났다. 또한 인체를 포함한 세계 면면의 본질과 작용에 대단한 호기심을 지니고 있었다. 하지만 헤로필로스와 에라시스트라토스가 해부용 나이프를 손에 쥐기 전까지, 그리스인들의 과학과 의학이 인체의 내부 작용에 대해 알 수 있었던 것은 전장터나 푸줏간에서 유추할 수 있는 것에 국한되어 있었을 뿐이다.

이처럼 사실에 대한 지식이 없었으므로 거의 모든 주장이 가능했다. 예를 들어 혈액, 담즙, 점액이 팔다리나 어떤 기관에 축적되어 병을 유발할 수 있었다. 심장은 의식의 근원지가, 뇌는 피를 냉각시키는 기관이 될 수 있었다. 눈은 빛을 내뿜거나 그간 보아온 장면들의 사본을 저장할 수 있었다. 인체의 모든 기관에 대해서 이런 식의 주장을 할 수 있었고, 어떤 주장도 확실히 반박하거나 입증할 수 없었다.

알렉산드리아의 헤로필로스는 프톨레마이오스 1세와 2세 밑에서 의사로 일했다. 아마도 환자를 치료하고, 난산難産에 관해 연구하고, 가르치고, 쓰고, 공개 해부를 하면서 바쁜 시간을 보냈을 것이다. 현재 헤로필로스가 썼다고 알려진 11권의 책은 하나도 전해지고 있지 않다. 하지만 로마의 갈레노스 같은 후대인들의 저술은 헤로필로스가 해부를 통해 인체를 머리에서부터 발끝까지 연구했으리라는 추측을 가능케 한다.

헤로필로스는 자신이 발견한 사실들을 기초로 의식이 존재하는 곳은 심장이 아니라 뇌라고 주장했다. 그것은 지고의 권위자였던 아리스토텔레스의 견해에 반하는 것이었다.(정당한 평가를 위해서는 아리스토텔레스가 그런 생각을 그저 머릿속에서 지어낸 게 아니라는 사실을 말해두어야 할 것이다. 아리스토텔레스는 병아리의 배胚를 성장 단계별로 주의 깊게 관찰하

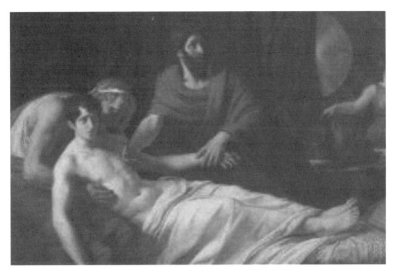

프톨레마이오스 1세의 맥박을 재는 에라시스트라토스

면서 심장이 미세하게 박동하는 것을 생명의 첫 징후라고 생각했기 때문에 영혼이 있는 곳은 심장이라는 결론을 내렸던 것이다.) 헤로필로스는 인간의 뇌가 둥글게 부푼 모양의 대뇌반구와 그 아래의 주먹만 한 크기의 뇌로 이루어져 있으며 그 둘은 서로 상보적이라고 보았다. 또한 뇌 속 깊숙이 자리 잡고 있는 뇌실의 조직을 관찰해서 그것이 수액으로 가득 차 있다는 것을 알아냈다. 그는 뇌에서 사지로 운동을 전달하는 것은 동맥이 아니라 신경이라고 결론을 내린 최초의 의사이기도 했다. 그리고 동맥의 벽이 정맥의 벽보다 6배나 두껍다는 사실을 기초로 정맥과 동맥을 명확히 구분했다.

헤로필로스는 인간의 두뇌와 몸이라는 낯선 영역을 탐색하면서 자신이 발견한 사실들을 친숙한 사물들에 비유하곤 했다. 예를 들어 제4뇌실의 바닥에서 홈을 발견하고는 '필첨calamus scriptorius'이라는 이름을 붙여주었다. 필기용 펜의 홈이 생각났기 때문인데 제4뇌실은 아직까지도 이 이름으로 불린다. 또 정맥혈이 모이는 후두골 안의 공간을 보고는 포도 짜는 기구를 생각했다. 이 공간은 현재 그의 이름을 따 '헤로필로스동 torcular herophili'이라고 불린다. 뇌를 보호하는 막의 경우는 정맥과 동맥이 그물처럼 얽혀 있는데, 헤로필로스는 이것을 보고 태아를 둘러싸고 있는 막, 즉 융모막을 연상했다. 그는 눈을 절개해 각 층과 구성 요소에 대해 기술했는데 안구 뒤쪽으로 촘촘하게 얽혀 있는 신경과 혈관의 복잡한 망이 꼭 어망처럼 보인다 하여 '망막'이라 불렀다. 영어로 망막을 뜻하는 'retina'는 '망'을 의미하는 라틴어 'rete'에서 비롯되었다.

헤로필로스는 의사로서 경력을 쌓으면서 전립선, 정관精管, 난관, 난소를 발견하고 상세하게 기록했다. 그는 난소를 남자의 고환에 비유했으며, 위와 장을 연결시켜주는 소화관의 일부를 발견하고 '십이지장'이라는 명칭을 붙였다. 길이가 손가락 12개에 이른다는 뜻이다. 그는 여성의 생식기를 상세히 연구 관찰하여 산과학産科學을 가르치고 환자들을 치료하는 데 적용했다. 또 맥박에 관한 책을 쓰기도 했는데 맥박이 환자의 상태에 관해 많은 것을 가르쳐준다는 헤로필로스의 믿음은 틀리지 않았다. 그는 물시계를 이용해 맥박을 재고 맥박을 심장박동과 관련시킨 최초의 의사이기도 했다. 하지만 동맥이 심장박동에 맞추어 스스로 수축한다고 믿는 오류를 범하기도 했다.

헤로필로스에게는 그에 필적하는 재능을 가진 동시대인이 있었다.

바로 에라시스트라토스였다. 두 사람의 학문적 배경은 서로 달랐다. 헤로필로스는 히포크라테스 학파의 신봉자였던 코스의 프락사고라스에게서 가르침을 받았고, 에라시스트라토스는 히포크라테스 학파와 경쟁 관계에 있는 크니도스 학파의 크리시포스 밑에서 의학을 공부했다. 헤로필로스가 주로 자신이 본 것을 기술하는 데 관심을 두고 있다면, 에라시스트라토스는 각 기관이 무슨 일을 하며 어떻게 기능하는지 알고 싶어 했다. 각 기관의 생리작용에 더 큰 관심을 두었던 것이다.

에라시스트라토스는 레우키포스와 데모크리토스가 한 세기 전에 제시한 원자론적 세계관에 커다란 영향을 받았다. 이 두 사람이 우주를 물리적인 관점에서 엄밀히 설명하고자 했던 것처럼 에라시스트라토스는 그가 연구하는 기관의 작용을 기계론적 관점에서 설명하고자 노력했다. 아리스토텔레스는 소화를 요리에 비유했지만 에라시스트라토스는 위 근육의 역학적 작용에 초점을 맞추었다. 그는 위가 음식을 아주 작은 조각들로 으깬 후 관을 통해 간으로 밀어 넣으면, 그것들이 간을 통해 혈액으로 흘러 들어간다고 생각했다. 그는 심장이 일종의 펌프라는 사실을 이해한 최초의 의사로 심장을 대장간의 풀무에 비유했으며, 심장에 있는 판막이 혈액의 역순환을 막아준다는 사실을 알고 있었다.

에라시스트라토스는 혈액순환에 관한 한 윌리엄 하비가 등장하기 이전까지 약 2천 년 동안 어떤 해부학자보다 많은 것을 알고 있었다. 에라시스트라토스는 심장이 정맥과 동맥이 비롯되는 곳이라는 것을 정확히 인식하고 있었다. 그는 육안으로는 더 이상 확인할 수 없는 한계까지 혈관을 추적했을 뿐 아니라 볼 수 있는 부분을 넘어서서 보이지 않는 작은 정맥과 동맥도 서로 연결되어 있으리라 추측했다. 그리고 이것을 '연결부anastomoseis'라고 불렀다. 오늘날 우리는 이것을 '모세혈관'이라고 부른다. 모세혈관은 안토니 반 레벤후크Antony van Leeuwenhook가 17세기 후반 현미경으로 관찰하기 전까지 오랫동안 눈으로 확인할 수 없는 영역으로 남아 있었다.

물론 에라시스트라토스의 생각이 모두 옳았던 것은 아니다. 그는 그리스 의사들이 흔히 갖고 있던 견해에 따라 정맥은 심장의 오른쪽에서 혈액을 순환시키고, 동맥은 심장의 왼쪽에서 영기靈氣를 실어 나른다고 믿었다. 해부가 이런 견해를 뒷받침해주는 것 같았다. 죽은 다음에는 피가 대동맥에서 정맥으로 빠져나가기 때문이다. 하지만 군인들이나 외과의들은 동맥에 상처가 나면 공기가 아니라 피가 뿜어져 나온다는 사실을 알고 있었다. 그럼에도 불구하고 에라시스트라토스는 고대 그리스 철학과 과학에 깊이 뿌리내리고 있는 영기를 포기하지 않았다. 대신 동맥이 잘렸을 때에는 혈액이 정맥에서 동맥으로 흘러 들어간다고 가정했다. 그의 가정에 따르면, 상처가 나면 영기가 동맥으로부터 빠져나가 진공상태가 만들어지고, 정맥과 동맥의 연결부가 열려 동맥으로 피가 들어가게 된다는 것이었다.

헤로필로스와 에라시스트라토스가 해부학 연구를 크게 진전시킴에 따라 이전까지 지극히 신성한 신비의 세계로 남아 있던 인체의 내부가 과학의 영역으로 내려오게 되었다. 인체는 생명과 건강을 지탱하는 복잡하고 고동치는 기계로서 제대로 작동하지 않을 경우에는 질환과 죽음을 불러오는 것으로 인식되었다. 그리하여 인체는 조사되고, 기술되고, 명명되고, 분석되고, 궁극적으로 이해될 수 있는 학문의 대상으로 바뀌었다.

혜로필로스, 에라시스트라토스와 그들의 제자들은 자신들이 배운 것을 총동원하여 외과학을 발전시켰다. 외과술은 알렉산드리아 시대에 전대미문의 발전을 이루었다. 에라시스트라토스는 그전에는 감히 누구도 시도하지 못한 복부수술을 해냈다. 그의 뒤를 이은 필록세누스는 자궁암, 질암, 복부암을 외과적으로 처치했다. 이에 따라 알렉산드리아 외과의의 명성은 헬레니즘 세계에 널리 퍼져나갔다.

혜로필로스와 에라시스트라토스는 수백 차례 해부를 했고, 많은 학생들을 가르쳤으며, 많은 책들을 썼다. 그들이 점화해놓은 찬란한 학문의 불꽃은 해부학적·생리학적·의학적 연구의 폭발을 일으킬 수 있는 바탕을 마련했다. 마땅히 그런 폭발이 일어났어야 했다. 그러나 아쉽게도 혜로필로스와 에라시스트라토스의 외과술은 곧 쇠퇴하고 말았다. 한두 명의 예외를 빼면 그들의 제자들은 해부학 연구를 더 이상 발전시키지 못했다. 그들은 어렵고 인기도 없으며 때론 위험하기까지한 해부학 실습에 헌신하기보다는, 또 실제적인 연구를 통해 이미 알려져 있는 사실에 논박하기 힘든 새로운 사실을 더하기보다는, 이론적 논쟁에 빠져들었다. 추종자들끼리 서로 대립했고, 크니도스 학파와 코스 학파가 팽팽히 맞섰으며, 경험론자들과 독단론자들이 맞서 싸웠다. 그들이 벌인 논쟁의 불길은 몇 백 년을 타올랐다.

그리고 그들의 논쟁이 종식되기 오래전에 기회의 창은 닫히고 말았다. 기원전 150년에 이르면 알렉산드리아나 헬레니즘 세계의 모든 곳에서 인체를 해부하는 것은 불가능한 일이 되었다. 한동안은 가장 뛰어난 학생들에게 알렉산드리아로 가보라고 말할 수 있었다. 적어도 그

때까지는 거기서 인간의 해골을 연구할 수 있었기 때문이다.

그러나 기원전 48년, 율리우스 카이사르와 폼페이우스가 알렉산드리아 근처에서 싸움을 벌이는 바람에 거대한 알렉산드리아 도서관에 불이 나고 말았다. 고대 세계의 보물이라고 할 수 있는 50만 권의 문헌 가운데 얼마나 많은 문헌이 이 화재 속에서 잿더미로 변했는지 아무도 모른다. 기원전 30년 프톨레마이오스 왕조의 마지막 인물인 클레오파트라가 자살하자 알렉산드리아의 영광은 빛을 잃어가기 시작했다.

> 헤로필로스…… 그는 자연을 탐구하기 위해 헤아릴 수 없이 많은 시체들을 난도질했다. 그는 지식욕 때문에 인류를 증오한 의사 아니면 도살자였다.
> ―테르툴리아누스, 서기 200년경

특히 로마의 국교가 된 기독교는 이교적인 모든 것에 깊은 불신을 심어놓았다. 기독교 저술가 테르툴리아누스는 많은 사람들의 목소리를 대변하여, 지식을 추구한다며 시체를 난도질한 헤로필로스를 맹렬히 비난했다. 테르툴리아누스는 헤로필로스가 살아 있는 죄수들을 해부했다고 주장했다. 교회의 지도자들은 뮤즈의 신전을 파괴하도록 부추겼고, 서기 395년에는 일단의 기독교도들이 알렉산드리아 도서관의 마지막 학자였던 수학자 히파티아Hypatia를 납치해 잔인하게 살해했다. 위대한 로마의 해부학자 갈레노스는 돼지나 바바리원숭이를 통해 지식을 최대한 끌어 모아야 했다. 새로운 세계의 질서는 탐구보다는 신앙심을, 과학보다는 신성을 가치 있게 여겼다. 그리하여 알렉산드리아에서 타올랐던 횃불이 다시 빛을 발하기까지는 여러 세기가 걸렸다.

# 소라누스
## ― 산부인과학의 창시자

인간은 의식이 싹트기 시작한 이래로 줄곧 출산의 고통과 위험을 두려워해왔다. 산모가 산고産苦를 무사히 치르도록 도와주던 현명하고 경험 많은 여자 산파들은 이름이 전해지는 경우는 거의 없지만 대부분의 문화에서 중요한 역할을 담당했다. 남자 의사들이 여성들만의 의학적 문제, 특히 산파의 기술과 지식에 관심을 갖게 된 것은 그리스·로마 시대에 이르러서였다. 좋든 싫든 고대의 산파술을 의학의 테두리 안으로 끌어들이고 또 의사들을 일깨워 여성의 특별한 의학적 요구에 주의를 기울이게 하는 데 큰 공헌을 한 사람은 에페소스의 소라누스Soranus(?~?)였다. 소라누스는 서기 1세기에서 2세기로 넘어갈 무렵, 로마에서 의사로 활동하며 학생들을 가르치고 글을 썼다. 그는 4세기 전 헤로필로스가 이루어낸 선구적인 해부학적 발견들을 기초로 산과학과 부인과학을 의학의 한 전문분야로 끌어올렸다.

소라누스에 대해 알려진 바는 그리 많지 않지만 어떤 의미에서는 우리가 얼마간이나마 알고 있다는 것 자체가 굉장한 일이라고 볼 수 있다. 그가 살던 시기나 그 이전에 의사로 일하며 글을 썼던 대부분의 사람들은 오늘날 흔적도 없이 잊혀졌기 때문이다. 여기에는 페르가몬 (페르가뭄)의 갈레노스의 영향도 컸다. 갈레노스 이전의 의사들은 그들이 생전에 아무리 유명했다고 하더라도 갈레노스가 뿜어내는 빛에 완전히 가려지고 말았기 때문이다. 서기 130년에 태어나서 200년 경에 죽은 것으로 알려진 갈레노스는 대단히 뛰어났을 뿐 아니라 호전적이었으며 많은 글을 남긴 대학자였다. 대부분의 다른 의사들을 경멸한 갈레노스가 소라누스에 대해서만은 존경의 글을 쓰고 심지어 급성질환이나 만성질환에 관한 생각을 빌렸다는 사실은 소라누스에게 일종의 명예가 될 수 있을 것이다. 우리는 스스로 빛을 발하는 별로서 이 선구자적인 산부인과 의사의 업적을 얼마나마 살펴볼 수 있다. 다행히 그의 존재는 갈레노스의 압도적인 광휘에 사라지지 않았던 것이다.

서기 1세기 에페소스는 동부 지중해의 상업적·지적 중심지였다. 오늘날 터키의 셀주크 근처에 남아 있는 인상적인 유적들을 보면 에페소스가 얼마나 대단한 곳이었는지 짐작해볼 수 있다. 메난드로스와 포이베의 아들로 태어난 소라누스는 에페소스의 하늘 위로 솟아 있는 빛나는 기둥들 가운데서 자라났다. 그는 에페소스에서 의학을 공부한 뒤 위대한 해부학자 헤로필로스와 에라시스트라토스의 전통 안에서 교육이 이루어지고 있던 알렉산드리아로 향했다. 당시는 모든 길이 로마로 통하던 시대였다. 적어도 야심과 재능을 가진 사람들에게는 그랬다. 그리하여 소라누스는 다시 제국의 수도 로마로 떠났다. 그는 트라야누스와 하드리아누스 황제가 통치하던 기간 동안 로마에 머물며 그때까지 장막에 가려져 있던 세계인 출산과 여성의 질병이라는 분야에 과학적 의학의 원리를 적용함으로써 산과학의 새 장을 열어나갔다.

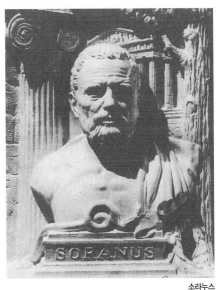

소라누스

소라누스는 형식주의 학파에 속하는 의사였다. 형식주의 학파는 고대 세계에서 정당성을 인정받기 위해 경쟁한 수많은 학파 가운데 하나로 히포크라테스의 낡은 체액론을 단호히 거부하고 스스로를 철학자 에피쿠로스의 계보를 잇는 원자론자나 회의주의자로 생각했다. 형식주의자들은 인체는 원자로 구성되어 있으며, 원자 가운데 일부는 체내를 돌아다니고, 다른 일부는 고정된 장소에 남아 있다고 믿었다. 또한 인체에는 극도로 미세한 구멍들이 있으며 이 세공細孔들 중 일부가 너무 커지거나(이완 상태) 너무 작아지면(수축 상태) 질병이 생기고 적정 상태에 있으면 최상의 몸 상태를 유지할 수 있다고 생각했다.

순수한 형태의 형식주의 의학은 놀랄 만큼 단순하다. 로마인들은 이것이 마음에 들었고 그리스인들이 주장하는 심오한 의학이론보다는 형식주의 의학을 훨씬 더 편안하게 느꼈다. 하지만 형식주의는 많은 것을 빠뜨리고 있었다. 형식주의 의학에 따르면 의사들은 환자들이 겪는 '질병군community of disease'을 찾아내 치료해야 하는데 이를 위해 해부학이나 생리학, 병리학에 대해 많은 것을 알 필요는 없다고 생각했다. 갈레노스는 기회만 있으면 이런 생각들을 꼬집어 비판했지만 소라누스를 공격하지는 않았다.

소라누스가 갈레노스의 분노를 피해갈 수 있었던 이유는 그가 에페소스와 알렉산드리아에서 배운 의학적 원칙보다는 자기가 본 것을 신뢰했기 때문이다. 소라누스는 대단히 열정적인 관찰자였다. 그는 여성이 남성과 똑같은 질병에 걸린다고 배웠고 원칙적으로는 이에 동의했다. 하지만 여성은 아이를 낳고 키우도록 되어 있기 때문에 남성은 경험하지 않는 이상

異狀과 질환에 취약하다는 점을 깨닫고 있었다. 또한 해부학은 중요하지 않다고 배웠음에도 여성들이 봉착하는 특수한 의학적 문제들은 여성의 생식기 구조에서 비롯된다는 것을 알았다. 그는 진단은 일군의 증상을 관찰하고 그 원인을 세 질병 '군' 중 하나에서 찾는 것이라고 배웠지만, 질병은 훨씬 더 특이한 형태로 나타난다는 사실도 알게 되었다.

그리하여 소라누스는 감별진단을 새로운 차원으로 끌어올렸다. 요컨대 형식주의를 공식적으로 폐기하지 않으면서 그 한계를 확장시켰던 것이다. 5세기 초 소라누스의 저작을 라틴어로 번역한 카일리우스 아우렐리아누스가 썼듯이 소라누스는 "원칙을 정리하여 형식을 재확립했다." 수많은 의사들에게 독설을 퍼부은 기독교 신학자 테르툴리아누스도 소라누스만은 "의학의 방법론에 있어 누구보다 배울 점이

많은 저술가"라고 평했다.

소라누스는 의학의 거의 모든 분야에 관해 상세한 글을 쓴 것으로 알려져 있지만 오늘날까지 전해지는 저작은 거의 없다. 소라누스의 위대한 저서 『급·만성 질환에 관하여On Acute and Chronic Diseases』 역시 전해지지 않고 있지만 그 핵심적인 내용들은 420년경 카일리우스 아우렐리아누스가 쓴 저서들에 등장한다. 여성의 의학적 치료에 관한 소라누스의 해설서 『부인과학Gynecology』 또한 19세기가 되기 전까지는 소실된 것으로 생각되었다.

그런데 디에츠라는 프로이센의 학자가 프랑스의 왕립도서관과 교황청 문서고에서 이 책을 발견하였다. 이 책을 보면 소라누스가 여성과 그들의 의학적 요구에 대해 대단히 합리적이고 실용적인 관점을 취하고 있으며 그가 기술한 내용의 대부분이 1900년이 지난 지금까지도 유효함을 알 수 있다. 그의 글은 명확하고 체계적이며 주도면밀하다. 그는 '돌아다니는 자궁'이 히스테리성 질환을 일으킨다는 고대적 관념 같은 오해나 미신과 끊임없이 싸웠다. 또한 고전 그리스어로 글을 쓴 학자였음에도 일상생활에서 빌려온 친숙한 사례를 들어 자신의 생각을 설명하는 것을 좋아했다.

소라누스는 『부인과학』에서 여성을 치료하는 의사나 산파가 숙지해야 할 지식을 네 부분으로 나누어 서술했다. 우선 첫 부분에서는 산파가 갖추어야 할 자격을 제시했는데 산파는 글을 알아야 하고 똑똑하고 선량할 뿐 아니라 부드럽고 세심하며 근면한 사람이어야 했다. 또한 여성의 신체기관과 월경·착상·임신·분만·수유 기간 동안 일어나는 신체의 정상적·비정상적 기능에 관해 깊이 있는 지식을 갖추어야 했다. 소라누스는 여성의 일생 동안 일어나는 자궁과 질의 변화 양상을 상세하게 설명하고 있다. 흥미롭게도 소라누스는 임신한 여성을 돌보아야 한다고 해서 산파에게 꼭 자식이 있어야 할 필요는 없다고 생각했다. 하지만 "산파는 미신으로부터 자유로워야 한다. 꿈이나 예감 또는 어떤 관습적인 의식儀式이나 저속한 믿음으로 건강에 필요한 처치들을 간과해서는 안 되기 때문이다."라고 했다.

아이를 낳느라고 산고에 시달리는데, 산파가 라헬에게 말하였다. "두려워하지 마셔요. 또 아들을 낳으셨어요."
—창세기 35장 17절

두 번째 부분에서는 아기를 분만하는 법이 나온다. 소라누스는 산모의 출산이 임박했음을 나타내는 징후들을 열거한 뒤 분만을 준비하는 방법을 자세히 기술하고, 정상적인 분만과 비정상적인 분만, 탯줄 자르는 방법, 출산에서 이유기까지 아기를 돌보는 방법에 대해 논했다. 그는 의학적인 문제들을 엄밀하게 다루었을 뿐 아니라 산모를 다독이고 정상적인 출산으로 이끄는 일이 얼마나 중요한지도 가르쳤다. 훌륭한 산파는 산모의 두려움을 누그러뜨려줄 줄 알아야 했다. 소라누스는 정상적인 분만의 경우는 여성을 출산용 의자에 앉혀야 하지만 문제가 생겼을 경우에는 산모를 단단히 고정된 침대로 옮겨야 한다고 했다.

그는 태아의 비정상적인 태위胎位를 다루는 몇 가지 조치들도 기술했다. 산파나 의사가 산모의 자궁 안으로 조심스럽게 손을 넣어 태아가 발이 먼저 나올 수 있도록 위치를 조정하는 족위회전술은 소라누스가 산과학에 남긴 위대한 공헌 중 하나이다. 이런 기적 같은 시술은 천 년 이상 유럽에서 잊혀졌다가 1572년에 프랑스의 외과의 앙브루아즈 파레가 이에 관한 글을 쓰고 나서야 세상에 다시 등장했다.

소라누스는『부인과학』의 3부와 4부에서 오늘날 우리가 정말로 부인과학이라고 부를 수 있는 지식, 즉 여성의 질병에 관한 진단과 치료법을 쓰고 있다. 3부는 식이요법이나 인체에 손상을 주지 않는 비침습적 개입을 통해 치료할 수 있는 질환을 다루었다. 4부는 수술을 필요로 하는 질환에 관한 내용이다. 소라누스는 특히 운동선수처럼 튼튼한 여성의 월경 부족부터 월경불순, 월경통, 월경 지연까지 월경 문제를 광범위하게 논하고 있다. 더욱이 현대 여성이라면 누구나 월경 전증후군이라고 금세 알 만한 증상들에 대해 논했다.

또한 유방과 자궁의 다양한 변화와 수태조절, 낙태, 불임에 대해서도 언급하고 있는데, 소라누스의 세심한 관찰력을 엿볼 수 있다. 그는 월경 기간이나 양은 얼마여야 한다는 식의 틀을 거부하고 대단히 실용적인 방식으로 월경을 정의했다.

따라서 여성들이 월경 후에도 건강하고, 자유롭게 숨 쉬고, 안정을 잃지 않고, 체력이 손상되지 않아야 월경의 양이 적절했다고 할 수 있을 것이다. 그렇지 않은 모든 경우는 부적절한 월경으로 볼 수 있다.

소라누스는 산과학과 부인과학을 의학의 핵심적인 분야로 만들었을 뿐 아니라 질병의 원인에 대해서도 방대한 저작을 남겼다. 그의 글은 감별진단, 열병, 골절상, 그리고 위생학, 물리요법, 약물 치료, 수술을 포함한 다양한 처치 및 치료법을 아우르고 있다. 그는 오늘날 우울증이라고 알려진 울병과 조병 같은 정신의학적 문제의 진단과 치료에 관해 체계적으로 설득력 있게 글을 쓴 최초의 의사였다. 테르툴리아누스는 심리학에 관한 소라누스의 책들을 연구하여 『영혼에 대하여On the Soul』라는 위대한 저서를 탄생시켰다. 뿐만 아니라 소라누스는 지금까지 알려진 최초의 히포크라테스 전기를 집필한 의학사가이기도 했다.

소라누스는 기원후 처음 몇 세기 동안 실질적으로 고대 세계의 산·부인과학 분야에서 최고의 의술을 제공했으며, 그의 저작은 광범위하게 읽히고 큰 칭송을 받았다. 그러나 어둠과 미신이 유럽을 뒤덮자 그의 의술은 대부분 자취를 감추고 말았다. 5세기 초 아프리카에서 활동했던 카일리우스 아우렐리아누스나 6세기에 활동했던 무스키오 같은 몇몇 저술가들이 소라누스의 저작을 번역하거나 그의 이론을 나름대로 설명하고자 노력했지만 결과는 매우 보잘 것이 없었다. 예컨대 널리 알려진 무스키오의 저작에는 여성의 자궁을 뒤집힌 꽃병처럼 묘사한 조잡한 그림이 실려 있는데, 해부학적 연구를 통해 임신한 여성의 자궁을 완벽하게 묘사한 소라누스의 상세한 해부도가 조잡하게 단순화된 것이라 볼 수 있을 것이다. 복사본이 여러 차례 복사됐을 때처럼 원작의 상당 부분이 유실·왜곡된 것이다.

전반적인 의학 분야가 모두 마찬가지였지만, 유럽에서 부인병에 대한 의학적 처치는 갈레노스 학파의 이상한 약물, 부적, 사혈, 하제로 변해버렸다. 위대한 과학사가 로이 포터가 말한 것처럼, "그 후 몇 세기 동안 고대의 합리적인 의학은 희석되거나 마술적인 요소 혹은 이색적인 처방이 가미되는 긴 과정을 거쳐야 했다." 르네상스 시대에 이르러서야 의사들은 합리적이며 과학적인 의학을 구축하는 길고 느린 과정을 다시 시작하게 되었다. 부인과학과 산과학에 관한 원작들은

16세기 초에 이르러 다시 등장했다. 슬프게도 의학의 개척자들은, 이미 천 년도 훨씬 전에 알려졌으나 알렉산드리아, 에페소스, 로마의 사원이나 도서관과 함께 사라져버린 방대한 지식의 대부분을 다시 발견해내야 했다.

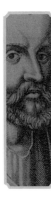

# 갈레노스
## ― 의학의 체계를 세우다

　페르가몬의 갈레노스Galenos(서기 130~200)는 한마디로 초신성 같은 인물이었다. 역사에 아주 드물게 등장하는 이런 인물들은 다른 경쟁자들이 묻혀버릴 정도로 밝게 빛난다. 갈레노스 역시 찬란한 의학적 재능, 날카로운 통찰, 피나는 연구와 실험, 엄청난 양의 저작으로 동시대인들을 압도했고, 그를 따르는 자들에게 두려움에 가까운 외경을 불러일으켰다. 그는 해부학적 연구와 생리학 실험을 통해 심장과 신경계, 호흡의 역학에 관한 새로운 이해에 도달했다. 또 의학과 철학에 매진하여 당시 의학 분야에서 알려진 거의 모든 지식을 집대성했다. 하지만 후대에 미친 영향은 그의 성격만큼이나 모순적인 것이었다. 그의 혁신적인 연구와 광대한 지식체계는 의학의 발전에 기여하기보다는 오히려 거의 1500년간이나 의학적 진보를 막아버렸다고 할 수 있기 때문이다.

갈레노스가 다소 모순적인 성격을 지니게 된 이유는 아마도 그 부모에게서 찾을 수 있을 것이다. 그는 오늘날 터키의 이즈미르 지방에 있는 아름다운 고대 도시 페르가몬에서 태어났다. 갈레노스는 뛰어난 수학자이자 건축가였던 아버지 니콘을 사랑하고 존경했던 것 같다. 온화한 성품의 니콘은 갈레노스의 최초의 스승으로서 아들에게 결코 변하지 않을 수학·논리학·철학에 대한 사랑을 가르쳐주었다.

하지만 갈레노스의 어머니는 그를 다른 방향으로 이끌었다. 갈레노스는 어머니를 소크라테스의 악처 크산티페에 비유했다. 갈레노스는 어머니가 늘 분노로 가득 차서 하녀들을 괴롭히고 아버지를 들볶았다고 썼다. 싸움을 일삼은 이 부부는 아들에게 평화를 뜻하는 '갈레노스'라는 이름을 지어주었다. 그러나 이름에 담긴 깊은 뜻에도 불구하고 갈레노스는 온화한 철학자였던 아버지를 닮은 만큼이나 화를 잘내는 어머니에게서도 큰 영향을 받은 것 같다.

갈레노스가 십대 후반이 되어 직업을 선택할 때가 되자, 아버지는 영화 〈지붕 위의 바이올린〉에 나오는 테비아처럼 꿈을 교묘히 이용했다. 니콘은 자신의 꿈이 계시한 바에 따르면, 갈레노스가 의학에 종사할 운명이라고 말했다(나중에 갈레노스도 황제 마르쿠스 아우렐리우스가 내린 임무를 피하기 위해 이와 똑같은 수법을 썼다.). 갈레노스는 카이코스 강을 건너가 의술의 신에게 바쳐진 페르가몬의 아스클레피오스 신전에서 공부했다. 아스클레피오스 신전은 종교적 제례와 의학적 연구, 진료가 함께 이루어지던 거대한 돔형의 신전이었다.

연구와 저술은 마치 그의 천성 같았다. 그는 십대 때에 이미 『안질환의 진단 *Diagnosis of Diseases of the Eye*』, 『최고의 학파에 관하여

On the Best Sect』, 『자궁의 구조에 관하여On the Anatomy of the Uterus』 등의 의학서를 썼다. 이런 초기 저작들 가운데『늑막염에 관하여On Pleuritis, for Patrophilus』 같은 책은 짧고 간결한 진술로 논리를 전개하는 기하학의 영감을 받은 것으로 확실성을 추구했던 갈레노스의 학문적, 정신적 궤적을 짐작케 한다. 늑막염에 관한 연구는 갈레노스의 명성을 드높이는 한 극적인 사건에서 큰 역할을 하게 된다.

스무 살 무렵 아버지가 죽자 갈레노스는 집을 떠나 펠로폰네소스 반도의 코린트에서 의학과 철학을 공부했다. 그리고 에게 해의 서해안 스미르나와 이집트에 있는 해부학과 의술의 중심지 알렉산드리아로 건너갔다. 그는 고대의 위대한 스승들을 찾아다녔으며 플라톤 철학과 히포크라테스 의술에 흠뻑 젖어들었다.

갈레노스가 페르가몬에 다시 돌아왔을 때는 스물여덟이었다. 처음에는 주로 검투사들을 치료하는 일을 했는데 이는 신경과 힘줄의 기능을 깊이 이해할 수 있는 기회가 되었다. 서기 161년 갈레노스는 더 큰 성공의 기회를 잡기 위해 로마를 향해 떠났다. 그리고 로마에 도착하자마자 부유하고 배경이 좋은 로마 시민 몇 명을 극적으로 치료해 단기간에 명성을 쌓았다. 갈레노스는 진단과 치료 면에서 뛰어난 재능을 타고 났을 뿐 아니라 대담한 연출가의 자질도 가지고 있었다. 그는 자신을 의술의 신처럼 보이게 하려고 속임수까지도 서슴지 않았다.

철학자 글라우콘은 갈레노스의 의술이 마술처럼 신통하다는 말을 들은 적이 있었다. 어느 날 길에서 우연히 갈레노스를 만난 글라우콘은 그의 능력을 시험해보고자 병에 걸린 자신의 친구를 치료해달라고 청했다. 갈레노스가 나중에 한 말에 따르면 두 사람이 환자의 집에 도착했을 때 마침 하인이 환자의 대변이 든 변기를 들고 지나가고 있었다. 갈레노스가 안 보는 척하면서 흘낏 훔쳐보니 대변에서 간 질환과 관련된 특징들이 눈에 띄었다.

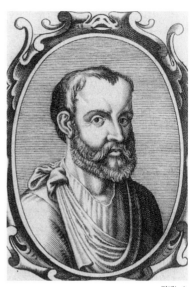

갈레노스

갈레노스를 맞은 환자는 방금 일어났기 때문에 자신의 맥박이 빠를지 모르겠다고 말했다. 하지만 갈레노스는 이미 간에 문제가 생긴 것이라고 예상하고 있었으므로 염증 때문에 맥박이 빨라진 것이라고 짐작했다. 환자의 맥박을 재면서 주변을 살피던 갈레노스는 낯익은 혼합물이 담긴 사발을 발견했다. 그 혼합물은 히솝(우슬초), 벌꿀, 물을 섞은 약이었는데 보통 늑막염에 처방하는 것이었다. 갈레노스는 스스로 의사이기도 한 환자가 자신의 병을 늑막염으로 진단했음을 알아차렸다. 늑막염과 간 질환은 모두 오른쪽 옆구리에 통증을 유발했으므로 갈레노스는 손을 환자의 옆구리에 대고 그곳에 문제가 있다고 지적했다. 글라우콘과 환자는 당연히 놀랄 수밖에 없었다. 갈레노스가 환자의 맥박만으로 무슨 병인지 꿰뚫어본 것처럼 보였기 때문이다.

자신의 진찰 결과를 확신한 갈레노스는 환자가 밭고 마른기침을 하지만 가래는 나오지 않고, 깊은숨을 쉬면 하복부가 묵직해지면서 오른쪽 쇄골에 뭔가 잡아당기는 듯한 느낌이 들 것이라고 정확히 진단했다. 이 사건으로 갈레노스는 전능한 신처럼 여겨지기에 이르렀다. 그는 나중에 이렇게 썼다. "이 일이 있고 나서 글라우콘은 나와 내 의술을 전적으로 신뢰하게 되었다."

갈레노스는 로마에서 대단히 저명한 인사가 되었다. 그는 정확한 치료법과 끝없이 쏟아지는 책들, 공개 해부학 실험으로도 유명했지만 마르티알루스를 비롯한 다른 의사들을 서슴없이 비판하는 것으로 악명이 높았다. 로마에 정착한 갈레노스는 초기의 저작들에서 보였던 꾸밈없고 진지한 모습과 달리 예전에 자신이 치료했던 검투사들처럼 허풍을 떨며 즐겨 싸움을 벌였다. 갈레노스의 혀와 펜은 그의 해부용 메스만큼이나 날카롭게 모든 것을 갈가리 찢어놓았고 그를 심각한 구설과 신랄한 공개논쟁에 휘말리게 했다.

갈레노스는 알 수 없는 이유로 서른일곱에 로마를 떠나 페르가몬으로 돌아갔다. 그는 강박적으로 논쟁에 뛰어들면서도 스스로를 초연하고 금욕적인 철학자로 생각했으므로 어쩌면 신랄한 설전에 지쳐 고향으로 돌아가고자 했는지도 모른다. 혹은 계속 뻗어나가는 명성과 과격한 논쟁으로 적들을 자극한 결과 살해의 위협에 처했던 것인지도 모른다. 갈레노스 자신은 로마를 떠난 이유를 역병 탓으로 돌렸다. 166년에 끝난 파르티아 전쟁에 참전했던 병사들이 역병을 퍼뜨렸던 것이다. 그는 "역병이 창궐하여 로마를 떠나 고향으로 서둘러 돌아갔다."고 썼다.

갈레노스를 다시 로마로 부른 것은 황제이자 철학자였던 마르쿠스 아우렐리우스였다. 아우렐리우스 황제는 라인 지방에서 호전적인 게르만족과 싸워 제국의 국경을 안정시키고자 했다. 황제는 갈레노스가 라인 지방으로 함께 가기를 원했지만, 갈레노스는 꿈 얘기를 핑계로 이 요청을 거절했다. 그는 꿈에 의술의 신 아스클레피오스가 나타나 로마에 남아 있으라고 했다고 둘러댔다. 황제는 갈레노스를 황위 계승자인 코모두스의 시의로 임명했다. 180년, 마르쿠스 아우렐리우스가 도나우 강변에서 병을 얻어 죽자 코모두스가 황제가 되었다. 코모두스는 마지막으로 의지할 의사로서 또 사회적으로 존경받는 명사로서 갈레노스와 가깝게 지냈고, 뒤를 이은 셉티무스 황제도 마찬가지였다.

갈레노스는 로마에 머물며 의술을 펼치는 한편 실험과 저작도 중단하지 않았다. 부유한 환자들이 주는 선물과 보수 외에 유산까지 상속받은 갈레노스는 단단한 재정적 기반을 토대로 대규모의 참모진을 두고 연구를 계속했다. 어떤 때는 자신의 구술을 받아 적는 필경사를 20명이나 고용하기도 했다. 700여 권에 이르는 갈레노스의 저서들은 대부분 192년 평화의 신전과 그 주변 건물들을 파괴한 대화재 때 소실되었다. 그럼에도 현재 남아 있는 그의 저서는 12,000쪽 분량에 이른다. 의학 분야의 전기 작가 셔윈 널랜드는 갈레노스의 저서가 현재 남아 있는 그리스 의학서의 반, 히포크라테스 학파의 저작을 뺀 나머지 저작물의 6분의 5를 차지할 것으로 추산했다.

갈레노스의 의학적 성취는 대부분 해부대 위에서 이루어졌다. 당시에는 인체 해부가 금지되어 있었기 때문에 그는 동물, 특히 바바리원숭이를 해부해 생리학 실험을 하곤 했다. 바바리원숭이가 인체를 대신할 적합한 모델이 되어줄 수 있다고 생각했던 것이다.

갈레노스는 살아 있는 동물의 척수를 여러 위치에서 절단해본 최초의 의사였다. 갈레노스는 이런 체계적인 실험을 통해 호흡 시 횡격막과 흉부 근육의 정확한 기능을 알아냈고, 호흡기가 신경을 통해 뇌까지 연결되는 경로를 추적했다. 또한 살아 있는 동물의 동맥을 체계적으로 묶는 방법을 통해 영기靈氣가 아니라 혈액이 동맥을 채우고 있다는 사실을 최초로 입증했다. 그리고 동일한 방법으로 맥박은 심장에서 비롯되며 피가 동맥을 통해 심장으로부터 퍼져나간다는 사실을 증명했다.

서기 2세기 후반의 일이라는 사실을 염두에 두고 다음의 실험을 생각해보면 갈레노스의 실험적 재능이 얼마나 뛰어났는지 알 수 있다. 좌심실이 영기로 채워져 있다는 오래된 믿음을 검증하기 위해, 그는 박동치는 동물의 심장을 들어낸 뒤, 심벽을 뚫고 미세한 관을 좌심실 안으로 삽입했다. 그리고 심장이 뛸 때마다 관에서 영기가 아니라 선홍색 피가 분출되는 것을 관찰했다. 갈레노스는 이와 같은 정밀한 실험을 통해 에라시스트라토스가 처음 제시한 이론, 즉 심장의 왼쪽에서 뿜어내는 영기가 동맥을 통해 인체로 흘러 들어간다는 이론은 허구라는 것을 증명했다.

그럼에도 불구하고 갈레노스가 영기에 관한 고대 그리스인들의 관념을 포기하지 못한 것은 기이하게 보인다. 그는 파격적인 실험을 통해 얻은 관찰 사실들을 영기의 기능을 보존하는 이론에 편입시켰다. 영기의 흐름이 대기 중에서 폐로 들어가고, 여기서 다시 정맥을 통해 심장의 오른쪽으로 들어간다고 생각했던 것이다. 갈레노스는 자신이 관찰한 사실에 반하는 이 이론을 보완하기 위해 우심실과 좌심실을 잇는 세공細孔들이 존재한다고 가정했다. 영기는 이 보이지 않는 구멍들을 통해 우심실에서 좌심실로 흘러 들어가며, 혈액은 그 반대 방향으로 진행한다고 보았다. 그는 좌심실이 중대한 역할을 한다고 확신했다. 혈액은 좌심실에서 영기와 눈에 보이지 않는 또 다른 물질인 '생명의 열기'를 얻고, 이런 혼합을 통해 인체는 '생명 자체'를 얻는다는 것이었다.

갈레노스는 자신이 수정한 영기 이론을 보다 체계적으로 확장시켰고, 이후의 의사들은 여기서 벗어나기 어렵게 되었다. 그는 심장 외에도 두 개의 또 다른 핵심적 기관인 뇌와 간을 조사했다. 영기와 생명의 열기를 담은 혈액이 뇌로 흘러 들어가면, 괴망怪網을 통해 정신적 영기로 바뀐다. 괴망은 갈레노스가 동물에게서 발견한 정맥과 동맥의 기묘한 그물 구조였는데 이것이 인간에게도 존재한다고 잘못 추측했던 것이다. 그의 주장에 따르면, 뇌는 비어 있는 신경을 통해 정신적 영기를 근육과 감각기관으로 뿜어낸다. 간은 소화된 음식을 흡수하고, 이것을 피로 바꾸어 간의 맨 위에 붙어 있는 커다란 정맥을 통해 심장으로 보낸다. 간은 또한 영기를 '영양 영기'로 바꾸고, 이 중요한 영양의 원천을 심장의 윗부분에 있는 대정맥으로 보낸다. 영양 영기는 여기서 인체로 퍼져나간다.

이 모든 것은 하나의 멋진 체계를 이루었다. 동맥은 영기와 생명의 열기를 담은 혈액을 나르고, 정맥은 영양을 제공하는 영양 영기와 함께 혈액을 나르고, 신경은 정신적 영기를 운반한다. 그가 히포크라테스의 저술로부터 네 가지 체액(혈액, 점액, 황담즙, 흑담즙)을 빌리자 그의 체계는 이제 거의 모든 의학적 질환을 설명할 수 있게 되었다. 그는 질환을 세 가지 범주로 구분했다. 특정한 기관에 관계된 질환, 조직에 관계된 질환, 체액에 관계된 질환이 바로 그것이다.

갈레노스의 이론은 대단히 포괄적이고 그럴듯하게 보이지만, 결국 자기 자신의 뛰어난 관찰과 실험을 무시하고 옳지 않은 이론을 만들어냈다는 점에서 비판을 면할 수 없을 것이다. 갈레노스는 끝내 자신의 사상으로부터 플라톤 철학의 뿌리를 잘라내지 못했다. 그가 플라톤 철학으로부터 배운 것은 철학이 어떤 해부용 칼보다 더 깊이 심층을 해부할 수 있다는 것이었다. 그는 해부와 실험을 통해 드러난 사실보다는 자연의 모든 것이 계획의 산물이라는 믿음에 더 충실했다. 그리고 인체를 설계하고 속눈썹 하나에 이르기까지 인체의 모든 부분을 완벽히 고안해낸 지고의 지적 존재를 믿었다.

갈레노스는 오만함으로 더욱 강화된 이런 신념에 빠져 자신이 지고의 지적 존재의 계획을 읽을 수 있다고 생각했다. 만약 이 완벽한 계획에 의해 혈액과 영기가 심장의 두 심실 사이를 오가야 한다면 반드시 세공이 존재해야 했다. 그의 해부용 칼이 이를 밝혀내지 못하거나 그의 눈이 그것을 볼 수 없다고 하더라도 그 세공은 분명히 존재해야 했다. 그는 위대한 저서 『인체기관의 유용성에 관하여 On the Uses of the Parts of the Body』에서 인간의 몸에는 존재하지 않는 상상의 기관인 괴망을 기술한 다음 이렇게 썼다. "어떻게 만물이 더없이 완벽한 질서를 이루고 있는지 발견함으로써 최상의 지혜를 얻을 수 있다."

우리는 갈레노스가 어디서 죽었는지 알지 못한다. 로마에서 죽었을지도 모르고, 아니면 페르가몬에 있는 집으로 돌아가서 죽었을지도 모른다. 우리가 아는 것은 그가 죽을 무렵 이미 그에게는 '최고의 의사'라는 명성이 따라다니고 있었다는 사실뿐이다. 위대한 천문학자 프톨레마이오스의 경우처럼 갈레노스의 저서는 그 이전에 있었던 거의 모든 것들을 뒤덮어버렸다. 그리고 불행히도 그 뒤에 남은 것은 해부학 연구와 생리학 실험을 지지한 갈레노스의 열정적 정신이 아니라 그가 옳다고 주장한 특정한 발견과 그릇된 이론들이었다. 마치 중증 동맥경화증 환자처럼, 갈레노스의 저작에 들어 있는 풍부하고 다채로우며 때론 모순적인 내용은 교조적인 갈레노스주의로 굳어져버리고 말았다.

이것이 빈사 상태의 로마 제국이 동방의 비잔틴 제국을 비롯해 아랍과 유대인 의사들, 그리고 1300년 후 다시 깨어날 유럽에 물려준 갈레노스 의학의 실체였다. 르네상스 시대에 와서야 안드레아스 베살리우스나 윌리엄 하비 같은 해부학자들이 갈레노스의 가정들이 근본적으로 옳지 않다는 것을 보여주었다. 그때부터 의학을 과학적 토대 위에 재건하는 느리고 힘든 과정이 시작되었으며, 그 어려운 작업은 오늘날에도 계속되고 있다.

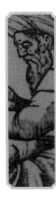

# 아부 바크르 알 라지
## ─중세 의학의 어둠에 빛을 던지다

　어떤 격정적인 자유사상가가 쓴 글에 따르면, 모든 인간은 동등하
게 창조되었고 자기 자신의 삶을 스스로 끌고 나갈 만한 충분한 이성
을 부여받았으며 추상적이고 철학적인 문제의 핵심에까지 다다를 수
있다. 위대한 예언가나 종교 지도자들의 기적은 속임수에 불과하며,
신비주의 수도사들이 보는 환영만큼이나 비현실적이다. 인간에게는
사회질서를 유지하기 위해 천상으로부터 내려와 강요되는 법 따위는
필요 없다. 종교의 절대적 진리에 대한 맹신은 광신과 증오를 낳을 뿐
이다. 우리는 모든 권위와 전해 내려오는 지식에 대해 의문을 던져야
한다. 각 세대는 새로운 관찰과 실험을 통해 과학을 진보로 이끌 기회
를 갖고 있으며, 사회는 이런 과학적 진보를 통해 발전한다.

　이런 생각들은 18세기 계몽주의 시대를 낳은 혁명적인 사상에서 엿
볼 수 있다. 데카르트, 파스칼, 프랭클린, 제퍼슨 같은 철학자, 과학자,

사회 지도자들은 이런 생각에 큰 영향을 받았다. 계몽주의 사상은 고대의 전제정치를 무너뜨리고 새로운 민주주의를 낳을 정도로 선동적인 사상이었다. 그런데 이런 사상이 18세기의 유럽인이나 미국인이 아니라, 9세기의 페르시아에 살았던 철학자 겸 의사의 펜 끝에서 나왔다니 얼마나 놀라운 일인가. 그는 아부 바크르 무하마드 이븐 자카리야 알 라지Abu Bakr Muhammad ibn Zakariyya al-Razi(865∼925), 서양에는 '라제스Rhazes'라는 이름으로 알려진 인물이다.

  알 라지는 당시 페르시아라 불렸던 이란의 테헤란 인근 레이라는 도시에서 태어났다. 알 라지의 부모나 유년기에 관해서는 전혀 알려진 바가 없다. 그나마 알려진 사실은 그가 자연과학, 연금술, 음악을 공부했다는 것 정도다. 알 라지는 젊었을 때 연금술에 빠져 실험에 몰두하면서 열기와 독성이 강한 연기에 자주 노출되었고 그 때문에 어린 나이에 극도로 시력이 나빠졌다. 그래서 눈을 치료할 수 있는 의학적 방법을 찾고자 애쓰다가 의학에 매료되었다.

  알 라지는 평생 지칠 줄 모르는 독서가였으며 광범위한 학문을 연구한 학자였다. 그는 언제나 밤늦게까지 책을 읽고 메모하고 실험하고 글을 썼다. 한 전기 작가에 따르면, 알 라지는 책을 세워둔 채 읽었다고 한다. 책을 읽다가 깜빡 졸기라도 하면 책이 쓰러져 금방 잠을 깰 수 있도록 하기 위해서였다. 그는 거의 200권에 달하는 책을 썼다. 50여 권은 의학에 관한 것이었고, 나머지는 철학·신학·논리학·수학·연금술·천문학에 관한 것이었다. 그는 연금술에 관한 저서에서 최초로 만물을 동물·식물·광물로 분류했는데, 이 분류는 오늘날까지도 세계를 인식하는 가장 일반적이고 유효한 개념의 하나로 사용되고 있다.

　알 라지는 서른 살 무렵에 이미 바그다드로 건너가 당대 최고의 의사이자 교사로 이름을 날린다. 그는 거기서 병원을 운영했는데 이 병원은 이슬람 세계에 최초로 세워진 병원 중 하나였다. 알 라지는 주로 부자나 권력자들이 이용하던 이 병원 외에 붐비는 도시의 중심가에 진료소를 세워 가난한 사람들을 치료했다. 자신의 평등주의 철학을 실천하기 위해서였다. 그가 남긴 환자 기록에서 볼 수 있듯 알 라지는 구두 수선공이나 낙타 몰이꾼 등 일반 서민들도 군주나 권세가들과 다름없이 성심성의껏 치료했다. 알 라지는 학술서 외에도 일반인들을 위한 의학서를 집필했는데, 가장 유명한 것은 『돌볼 의사가 없는 이He Who Has No Physician to Attend Him』라는 실용서였다.

　알 라지는 의학 연구 초기에 이전의 저술가들이 했던 주장과 자신이 직접 관찰하고 실험한 사실들을 비교해보기 시작했다. 그 당시에는 고대 그리스와 로마의 모든 저서들이 이미 아랍어로 번역되었고, 이슬람 제국은 시리아, 페르시아, 인도의 의학적 전통에도 손을 뻗치고 있었다. 알 라지는 이슬람 역사에서 가장 찬란히 빛나는 한 순간에 살고 있었던 것이다.

　알 라지는 의학의 모든 방면에 걸쳐 세세한 자료를 정리했다. 그는 이전 세대의 의사들이 써놓은 글들을 인용하는 동시에 그들의 생각이 자신이 경험한 실제적인 사례와 일치하는지 검토했다. 알 라지는 히포크라테스나 갈레노스 같은 위대한 의사들을 존경했지만 그들에게 압도당하지는 않았다. 예컨대 그는 자신이 조사하고 기록한 질병의 태반이 갈레노스가 예측했던 시간적 진행을 따르지 않는다는 사실을

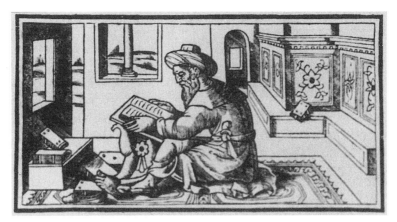

알아냈다. 알 라지는 과거의 의사들이 기록한 사실과 모순되는 관찰 결과가 나오거나 전통 의학서와 다른 조치를 취해야 할 경우, 과거의 권위자들이 틀린 것이라고 생각했다.

알 라지는 말년에 레이로 돌아가 그동안 모아놓았던 고대의 의술과 사례 연구를 집대성하기 시작했다. 알 라지가 예순에 사망하자 헌신적인 그의 제자들이 이 방대한 작업을 마무리 지었다. 그 결과 『의학총서Comprehensive Book on Medicine』라는 제목의 필사본이 탄생되었다. 이는 당시까지 의술에 관해 알려진 모든 것을 담고 있는 서적이 되었다. 사실 예전의 어떤 저술가에 대해 우리가 알고 있는 지식의 출처가 알 라지의 저서뿐인 경우도 있다. 예컨대 우울증에 관해 상세한 글을 남긴 에페소스의 루푸스Rufus(1~2세기)에 관한 정보는 알 라지의 방대한 해설에서만 찾아볼 수 있다.

알 라지는 『의학총서』이전에 좀 더 간략한 의학서인 『만수르의 책 The Book of Mansur』을 썼다. 만수르 이븐 이샤크 왕에게 헌정된 이 책은 식사, 위생, 해부학, 생리학, 병리학, 약재, 진단, 치료, 수술 등을 체계적으로 다루고 있다. 알 라지가 쓴 이 위대한 두 저작은 아랍 의학의 토대가 되었고, 이븐 시나Ibn Sina(아비세나, 980~1037)의 명저『의학정전Canon』과 함께 후대의 의학서에 커다란 영향을 주었다.

> 의학의 진리는 도달할 수 없는 목표다. 책에 쓰인 모든 것은 숙고하고 추론하는 의사의 경험에 비하면 그 가치가 훨씬 적다.
>
> —아부 바크르 알 라지

알 라지의 저술은 11세기 말에 이븐 시나 같은 후대 아랍 의사들의 저서와 함께 깊은 잠에 빠져들어 있던 유럽으로 흘러 들어갔다. 역사가 찰스 싱어는 그리스와 로마 시대 이후 의술이 어느 정도까지 퇴보되었는지에 대해 이렇게 기록했다.

해부학과 생리학은 사라졌다. 예후는 주먹구구식으로 내려졌고, 식물학은 보잘것없는 약제 목록이 되어버렸다. 미신이 침투함에 따라 의학과 의술은 결국 주문으로 끝나고 마는 상투적인 학문으로 타락했다. 의학의 혈액인 과학적 흐름은 그 수원부터 말라버렸다.

알 라지의『의학총서』는 시칠리아 왕의 후원을 받던 유대인 의사 파라즈 벤 살림에 의해 라틴어로 번역되었다. 1279년에 번역이 완성된 이 책은 그 당시 분량이 가장 많은 책으로도 유명했다. 톨레도에서 활동했던 저명한 학자 크레모나의 제라르드는 1175년 이전에 알 라지의『만수르의 책』을 라틴어로 번역했다. 그중 제9권은 머리부터 발끝까지 걸릴 수 있는 모든 질환의 진단과 치료를 다룬 책으로 17세기까지 유럽의 의학교에서 교과서로 쓰였다.

하지만 알 라지의 가장 뛰어난 저서는『천연두와 홍역에 관한 책Book

*on Smallpox and Measles*』이다. 이 책은 다른 책들에 비해 부피가 적었으며 '전염병에 관한 책'으로 불리기도 했다. 알 라지는 이 책에서 최초로 인류 최대의 적인 천연두를 상세하고 정확하게 기술했다. 외모를 흉측하게 만들고 죽음에까지 이르게 하는 천연두를 진단하고 치료한 알 라지 자신의 경험을 바탕으로 쓴 이 책은 명쾌한 의학서의 본보기였다. 알 라지는 천연두를 홍역이나 다른 발진 증상과 비교하여 그 징후와 증상을 상세하게 기술했다. 그는 질환의 진행 과정을 추적했고, 흉터, 실명, 사망 등 일어날 수 있는 모든 결과를 살폈다. 천연두가 늦가을과 초봄에 기승을 부린다는 사실도 알아냈다. 그는 천연두를 치료할 수 있다고 주장하지는 않았다. 대신 없어지지 않는 흉터, 눈의 손상, 호흡 곤란을 일으키는 목의 염증 등 천연두가 일으키는 무서운 합병증을 예방하고 최소화할 수 있는 조치들을 상세히 기록했다.

천연두의 초기 증상에 관한 설명을 보면 그가 얼마나 예리한 눈을 가지고 있었는지 알 수 있다.

열이 계속 오르고, 등이 아프고, 코가 근질근질하고, 잠잘 때 괴로움을 느끼면 천연두에 걸린 것이다. ……특히 열이 나고 등이 아프다. 또한 환자는 전신에 찌르는 듯한 통증을 느낀다. 얼굴이 달덩이처럼 붓고, 부기는 가라앉았다가 다시 나타나곤 한다. 양 볼이 불타듯 붉게 달아오른다. 두 눈도 붉게 충혈된다. ……두통이 생길 뿐만 아니라 머리가 무겁고 ……목구멍과 가슴에도 통증이 느껴지며 ……특히 잇몸이 새빨개진다. ……이어 작고 딱딱하고 물기 없는 사마귀 같은 하얀 농포가 조밀하게 생긴다.

발열과 권태감, 등의 통증, 두통, 구강과 인후의 발진, 농포 등 오늘날의 의학서에 기술된 천연두의 징후와 증상도 알 라지의 기록과 거의 다르지 않다.

알 라지는 의학적 통찰력과 저서 덕분에 전 아랍어권에서 큰 명성을 떨쳤고 나중에는 유럽에서도 이름을 날렸다. 그러나 앞에서 언급한 그의 평등주의적, 반권위적, 반종교적 저술은 왕족, 성직자, 많은 동료 철학자들 사이에서 증오를 불러일으켰다. 이스마일리파의 신학자들, 순결의 형제단, 영향력 있는 종교·정치 지도자들의 분노가 특히 컸다. 그들은 사회가 안정을 이루기 위해서는 예언자들을 통해 알라로부터 내려온 절대적 권위가 기반을 이루어야 한다고 믿고 있었다. 알 라지는 마침내 바그다드에서 도망쳐 레이로 돌아와 병원을 운영했다.

우리는 위대한 물리학자이자 수학자였던 알 비루니Al-Biruni (973~1048)가 알 라지의 사후 100년 뒤에 한 이야기를 통해 알 라지가 당시의 이슬람 사회에서 어떤 식으로 비추어지고 있었는지를 가늠해볼 수 있다. 알 비루니는 동료가 알 라지에 대해 묻자 다음과 같이 답했다.

당신에 대한 호의가 없었다면, 나는 알 라지에 대해 언급하지 않았을 것입니다. 알 라지의 적들이 내가 그와 동일한 견해를 갖고 있다고 생각하고 적의를 품을 수도 있기 때문입니다. ……그는 자신의 대담함 때문에 불신에 빠져들었습니다. 종교적 문제에 있어 그가 나약했다고 할 수는 없습니다. 그는 ……이슬람교를 포함하여 모든 종교를 함정에 빠뜨리고자 애썼습니다. 내 말이 옳은지 그른지 알고 싶다면, 알 라지가 쓴 『예언자의 사명에 관한 책Book on Prophetic Missions』의 끝부분을 읽어보십시오. 그는 그 책에서 어리석게도 선과 고귀함을 얕보고 있습니다. 그의 표현들은 이 세상에 증오를 가져올 뿐이기 때문에 명민한 사람이라면 쓰지 않고 생각조차 하지 않았을 그런 종류의 것들입니다.

알 라지는 약 700년 뒤에 죽은 갈릴레오처럼 시력을 잃었고 상처 받고 원한을 품은 채 죽었다. 물론 그가 겁 없이 공격했던 권력자들에게 패배한 것은 아니었다고 하더라도 말이다. 알 라지는 백내장을 고쳐주겠다는 어느 외과의의 제안을 거절하며 이렇게 말했다.

"나는 세상을 충분히 보았소. 이제는 더 보고 싶은 욕심이 없소."

알 라지는 자신의 의학서가 후대에도 전해질 거라는 자신이 있었다. 그렇지만 몇 세기 후 사상과 탐구의 자유, 과학적 지식의 발전, 보통 사람들의 가치와 능력에 대한 자신의 신념이 그토록 열렬히 지지 받으리라는 사실은 미처 예견하지 못했을 것이다. 그것도 당시에는 발견되지도 않았던 땅에서 말이다.

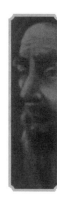

# 이븐 알 나피스
## ― 심혈관계의 구조를 밝히다

　이슬람의 위대한 의사 이븐 알 나피스Ibn al-Nafis(1210?~1288)의 해부학적 발견에는 두 가지 미스터리가 있다. 우선 알 나피스는 어떻게 천여 년간 진리로 받아들여지고 있던 혈액순환에 관한 갈레노스의 오류를 단호히 물리칠 수 있었을까? 그리고 3세기 후 알 나피스가 발견한 사실을 재발견한 르네상스의 학자 세르베투스와 콜롬보는 과연 알 나피스의 업적에 대해 알고 있었을까? 알았다면 얼마나 알고 있었을까? 서구 과학은 1924년에 이르러서야 알 나피스의 업적을 발견했으므로 이는 매우 궁금한 사실이 아닐 수 없다.

　알 나피스는 1210년경 다마스쿠스 근처에서 태어나 그곳에서 공부했다. 다마스쿠스라는 도시는 당시에도 이미 7천 년 이상의 오랜 역사를 자랑하고 있었다. 아람인, 아시리아인, 칼데아인, 페르시아인, 그리스인, 로마인들이 번갈아가며 이곳을 정복하고 통치했다. 서기 635

년, 마침내 이슬람 세력이 비잔틴 제국의 통치하에 있던 이 지역을 정복했다. 다마스쿠스는 대서양에서부터 인도양, 프랑스 남부에서부터 중국 서부까지 뻗어나가던 이슬람 제국의 수도로 번영을 누렸다.

그러나 다마스쿠스의 영광은 아바스 왕조가 수도를 바그다드로 옮긴 서기 750년에 이르러 퇴조하기 시작했고, 1096년에 시작된 십자군 전쟁을 계기로 더욱더 쇠락했다. 하지만 알 나피스의 시대에 다마스쿠스는 다시 한 번 무역과 학문의 중심지로 번영을 누렸다. 알 나피스는 다마스쿠스에서 철학·법률·의학을 공부했고, 나중에는 유명한 안누리 병원에서 연구했다. 안누리병원은 1156년에 설립되었는데 고대 그리스 시대에 편찬된 많은 의학 문헌들을 왕에게서 하사받은 바 있었다.

알 나피스는 20대 초반에 카이로로 이주했다. 그는 오랫동안 '알 나스리'라는 병원에서 일하고 가르쳤으며, 마침내 그곳의 수석 의사가 되었다. 1284년에 알 만수르 칼라운 왕은 카이로에 안누리 병원에 필적하는 새로운 병원을 세웠다. 부자든 가난한 자든 상관없이 모든 카이로 주민들에게 의술을 제공하고 싶었던 왕은 자신의 시의인 알 나피스를 병원장으로 임명했다.

아랍인들은 비잔틴 제국의 땅을 정복함과 동시에 그리스인과 로마인이 축적한 지식의 보고를 손에 넣었다. 7세기 말이 되자 학자들은 그리스어와 라틴어 필사본들을 아랍어로 번역하기 시작했다. 그리고 9세기 중엽 아랍 학자들은 직접 관찰과 실험을 해보면서 번역된 책들을 보완하기 시작했다.

그러자 당시 이슬람 세계의 근본주의자들이 이들의 자유분방한 조사와 연구를 반대하고 나섰다. 그들은 과학적 탐구가 창조주 알라에 대한 믿음을 약화시킨다고 주장했다. 예컨대 영향력이 막강했던 신학자 아부 하미드 알 가잘리Abu Hamid al-Ghazali(1058~1128)는 『철학자들의 타락The Collapse of the Philosophers』에서 과학적 탐구를 강하게 비판했다. 하지만 알 가잘리만큼 큰 영향력을 지녔던 철학자 겸 물리학자 이븐 루시드Ibn Rushd(아베로에스, 1126~1198)는 이런 견해에 거리낌 없이 이의를 제기했다. 이븐 루시드는 『타락의 타락Collapse of the Collapse』이란 책에서 이렇게 썼다.

창조 방식에 관한 지식은 우리를 창조주의 지식으로 이끌어준다. ……이슬람교의 정통 법률은 인간이 존재하는 모든 것에 관해 숙고하도록 권하고 있다.

그는 "해부는 믿음을 강화시킨다."라고 덧붙이며 좀 더 급진적인 주장을 하기도 했다.

이처럼 대담하고 개방적인 과학적 탐구에 관한 찬반 논쟁이 계속되었지만 알 나피스는 신경 쓰지 않았다. 의학 연구를 시작하면서부터 자신이 관찰한 사실을 바탕으로 이전의 모든 저술의 오류를 바로잡으리라 마음먹었기 때문이었다. 그는 이렇게 썼다.

각 기관의 쓰임새를 결정하는 데 있어 반드시 명확한 조사와 정직한 연구를 근거로 해야 한다. 우리의 판단이 선대 의사들의 판단과 합치되는지 그렇지 않은지에 구애받아서는 안 된다.

히포크라테스와 갈레노스에서부터 이븐 시나(980~1037)에 이르기까지 그의 비판에서 벗어날 수 있는 사람은 아무도 없었다.

알 나피스는 관찰과 실험으로 증명되기 전까지는 어떤 해부학적·생리학적·의학적 신념도 받아들이려 하지 않았다. 그동안 당연시했던 의학의 진리 중에는 심장과 폐의 작용에 관한 갈레노스의 이론이 있었다. 갈레노스는 혈액이 간에서 양분을 얻은 뒤 심장의 오른쪽으로 흘러 들어간다고 했다. 그의 주장에 따르면, 그다음 혈액은 보이지 않는 세공을 통해 우심실과 좌심실을 나누고 있는 중격을 통과한다. 혈액은 좌심실에서 폐에서 나온 영기와 섞이고, '생명의 열기'를 얻어 인체 조직으로 퍼져나간다. 서기 200년경에 쓰인 갈레노스의 글들은 그의 엄청난 권위로 인해 천 년이 지난 후에도 여전히 진리로 받아들여지고 있었다. 위대한 의학자 이븐 시나도 갈레노스의 이론을 그대로 받아들일 정도였다.

그러나 알 나피스는 이븐 시나의 해부학 저술에 관한 주해서에서 갈레노스의 이론을 반박했다. 그는 차분하고 권위 있는 목소리로 자신의 주장을 펼쳤으며, 혈액이 심장의 한쪽에서 다른 쪽으로 직접 흐르는 것은 불가능하다는 사실을 쉽고 분명하게 밝혔다. 그는 두 심실을 나누고 있는 중격은 너무 두꺼워 액체가 통과할 수 없다고 지적했다. 보이든 보이지 않든 혈액이 새어나갈 만한 구멍은 존재하지 않는다는 것이다.

알 나피스는 심장과 폐의 작용에 관해 매우 새로운 설명을 제시했다. 이 설명은 본질적으로 오늘날까지도 옳은 것으로 인정되고 있다. 우심실의 혈액은 폐동맥을 통해 폐로 흘러 들어간 다음, 폐 조직 전체에 스며들어 공기와 섞인다. 공기를 담은 혈액은 폐정맥을 지나 좌심방으로 들어가고 거기서 인체로 퍼져나간다. 알 나피스는 30대 초반에 이 같은 관찰 사실을 글로 남겼다. 그는 서양보다 약 300년이나 앞서 폐순환, 즉 심장과 폐 사이의 혈액순환을 이해하고 기술한 최초의 의사였던 것이다.

> 나는 참된 판단을 내리고 그것을 지키며, 옳지 않은 견해는 버리고 그 흔적을 없애버리리라 결심했다. ……심장의 두꺼운 중격은 관통되어 있지 않고, 일부 사람들의 생각과 달리 육안으로 볼 수 있는 구멍이 없으며, 갈레노스가 생각했던 것과 달리 보이지 않는 구멍도 없다. 우심실의 혈액은 폐동맥을 통해 폐로 흘러 들어가 그 안으로 퍼지고, 거기서 공기와 섞이며, 폐정맥을 통하여 심장의 좌심실에 도달한 다음 거기서 생기를 형성한다.
> ―이븐 알 나피스, 1240년경

과학사가들은 알 나피스가 어떻게 이런 대단한 성취를 이룰 수 있었는지에 대해 두 가지로 추측하고 있다. 알 나피스의 단순한 추측이 운 좋게 맞아떨어졌거나, 심장중격의 조직이 견고하기 때문에 (중격의 조직이 견고하다는 것은 갈레노스 시대부터 알려져 있던 사실이다.) 혈액이 통과되지 않을 거라는 합리적 가정을 통해 심장과 폐 사이의 순환 과정을 추론해냈다는 것이다. 당시 이슬람 사회에서는 해부가 금지되어 있었으며, 알 나피스 스스로 해부를 하지 않았다고 주장했다는 사실이 학자들의 이런 추측을 뒷받침하고 있다. 알 나피스는 이븐 시나의 해부학에 관한 주해서 서문에서 이렇게 썼다.

우리는 해부를 단념해야 했다. 샤리아(이슬람법)를 어길까 봐 두려운 마음과 자비심을 중요시하는 관습 때문에 해부는 할 수 없었다.

하지만 일부 이슬람 학자들은 이에 동의하지 않고 있다. 프랑스의 술라이만 오아타야는 이슬람법이 해부를 관습적으로 매우 꺼린 것은 사실이지만 해부를 금한 것은 아니었다고 주장한다. 해부를 하지 않고서는 그렇게 독창적인 해부학적 발견을 할 수 없었을 것이라는 것이다.

알 나피스는 폐순환 이외에도 갈레노스와 이븐 시나의 여러 오류들을 바로잡았다. 갈레노스는 혈액이 뇌로 흘러 들어가는 경로를 잘못 설명했고, 쓸개와 창자를 연결하는 두 번째 관管이 존재한다고 생각했다. 이븐 시나 같은 경우는 12개의 뇌신경 중 다섯 번째와 여섯 번째 뇌신경을 틀리게 기술했다. 오아타야는 알 나피스의 책에 언급된 많은 내용들은 기존의 주장을 과감히 뒤엎는 것이었다고 말한다. 예를 들면 알 나피스는 쓸개에 관해 이렇게 썼다.

갈레노스는 또 다른 관이 쓸개에서 창자까지 이어져 있다고 주장했다. 이 주장은 완전히 틀렸다. 우리는 여러 차례 쓸개를 살펴보았지만 쓸개에서 위나 창자로 연결된 어떤 관도 찾아볼 수 없었다.

오아타야에 따르면, 알 나피스는 소발로 쥐잡기 식의 추측이나 대담한 추론으로 이런 글을 쓴 것이 아니었다. 그는 자신의 손으로 심장을 열고 자신의 두 눈으로 심장을 보고 나서 중격의 두께와 밀도를 알아보았던 것이 분명하다. '해부를 단념해야 했다.'는 말은 관습을 거스르지 않으려는 수사였다. 해부라는 중요한 수단을 포기하기보다는 거짓말을 하는 게 나았기 때문이다.

서구의 과학은 1924년이 되어서야 알 나피스의 업적을 발견했다. 그때까지 심장-폐 순환의 발견은 르네상스 시대의 학자인 미카엘 세르베투스Michael Servetus(1509~1553)와 레알도 콜롬보Realdo

Colombo(1516~1559)의 업적으로 여겨지고 있었다.

스페인 출신의 세르베투스는 의사이자 신학자로서『그리스도교의 회복Christianity Reconstituted』에서 심장-폐 순환에 대한 설명을 제시했는데, 이 설명은 알 나피스의 발견과 놀랍도록 유사했다. 세르베투스는 삼위일체를 부정함으로써 가톨릭교회는 물론 장 칼뱅이 이끄는 프로테스탄트로부터도 유죄를 선고받은 불행한 운명의 주인공이었다. 그는 하느님이 어떻게 인류에게 영혼을 불어넣었는지를 설명하는 과정에서 폐순환에 관해 매우 상세히 기술했다. 세르베투스는 종교 재판에서 도망쳐 나왔지만 제네바를 방문하는 치명적인 실수를 범했다. 그는 제네바에서 칼뱅의 강론을 듣던 중 그를 알아본 사람들에게 붙잡혀 재판을 받고 자신의 저서와 함께 화형당했다.

개척자 정신이 매우 강했던 해부학자 안드레아스 베살리우스(1514~1564) 문하에서 공부한 콜롬보는 1558년에『해부학On Anatomy』을 출간했다. 그는 이 책에서 폐순환에 관한 정확한 설명을 제시했다. 그가 관찰을 통해 그 같은 결론을 이끌어냈다는 사실에는 의심의 여지가 없다. 그는 세르베투스와 달리 신학적인 문제로 진흙탕에 빠져드는 실수를 범하지 않았다. 80년 뒤 윌리엄 하비는 '소순환'에 관한 콜롬보의 발견을 중대한 진일보로 평가하며, 콜롬보 덕분에 인체의 혈액순환을 규명할 수 있었다고 고마움을 표시했다.

대부분의 유럽 과학사가들은 알 나피스가 실제로 해부를 했는지 여부뿐 아니라 그의 발견이 유럽으로 전해져서 세르베투스나 콜롬보에게 영향을 주었을 가능성에 대해서도 부정적이다. 1924년 젊은 의사 무히오 알 딘 알타위가 베를린에서 알 나피스의 해부학 주해서 필사본을 발견하여 번역하기 전까지 서양에는 알 나피스의 위대한 발견이 알려지지 않았다는 게 그들의 주장이다. 세르베투스도 콜롬보도 알 나피스를 언급하지 않았다는 건 확실하다. 지금까지 알려진 바로는 알 나피스의 영향은 기껏해야 정황에 지나지 않는다.

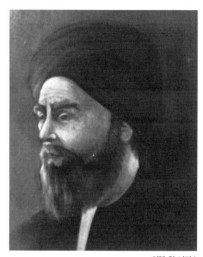

이븐 알 나피스

그러나 한 가지 무시할 수 없는 사실이 있으니 16세기 중엽에 안드레아 알파고라는 사람이 30년 동안 시리아에서 의학을 연구하고 베네치아로 돌아와 알 나피스의 저서 중 일부를 라틴어로 번역했다는 것이다. 주로 약리학에 초점을 맞춘 그의 번역서는 1547년에 출간되었다. 그리고 9년 뒤 세르베투스가 자신의 생각에 확신을 갖고 폐순환 이론을 제시하였다. 알파고가 해부학에 관한 알 나피스의 저서까지 출간할 생각은 갖지 않았더라도 몇몇 사람들에게 알 나피스의 주장에 관해 이야기했을 가능성은 있다. 증명된 바는 없지만 사건의 시간적 순서는 무척 시사적이다.

폐순환에 관한 알 나피스의 발견이 이슬람 세계와 기독교 세계의 높다란 장벽을 넘어 르네상스 시대의 해부학에 실제로 영향을 미쳤는지는 정확히 알 수 없다. 그러나 알 나피스가 유럽보다 3세기 앞서 위대한 발견을 했다는 사실은 아무도 부인하지 못할 것이다. 그것은 실로 엄청난 발견이었다. 그의 발견은 하비가 체내 혈액순환의 신비를 푸는 토대가 되었기 때문이다. 그리하여 하비 이후로 인체 해부에 관한 연구와 생리학이 만개하게 되었고, 이어 분자 수준에서 개별 세포의 복잡한 기능을 연구하는 오늘날의 과학이 생겨날 수 있었다.

알 나피스는 평생 결혼하지 않았고 죽기 전에 자신의 집과 진료소, 개인 도서관을 병원에 유증했다. 그는 자신의 집을 다른 의사들과 학자들에게 모임 장소로 제공했는데 예의 바르며 대단히 친절한 집주인이자 친구로서 좋은 평판을 받았다. 그가 사람들로부터 얼마나 많은 존경과 사랑을 받았는지는 그의 친구 이븐 유한나 이븐 살립 알 나스라니의 이야기에서 헤아려볼 수 있다. 알 나스라니는 알 나피스가 죽고 나서 그가 어떤 과학자였는지 물어오자 이렇게 대답했다.

"그가 죽은 뒤 고귀한 사람은 더 이상 찾아볼 수 없게 되었다."

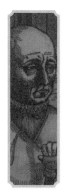

# 파라켈수스
## ― 의화학의 지평을 열다

　파라켈수스Paracelsus(1493~1541)라는 이름으로 더 잘 알려진 테오프라스투스 필리푸스 아우레올루스 봄바스투스 폰 호엔하임의 생애는 한 편의 영화 같다. 파라켈수스는 금욕주의를 설파하면서도 실제로는 광부나 마부들과 어울려 술을 진탕 마시곤 했다. 또한 동료 의사들의 잘못된 주장과 오만에 욕설을 퍼부으면서 스스로를 '의술의 왕'이라고 선언했다. 파라켈수스는 스웨덴에서 이집트까지, 러시아에서 영국까지 이곳저곳을 떠돌아다니며 방랑자처럼 살았다. 처음에는 원했던 일이었지만 나중에는 거쳐 가는 거의 모든 곳에서 의학계, 종교계는 물론 공권력과 갈등을 빚었기 때문에 그럴 수밖에 없었다.

　그는 자신이 매우 종교적인 인간이라고 생각해서 놀랄 만한 치료술을 보여줄 때도 하느님이나 자연에 도움을 청하곤 했다. 하지만 사형집행인에게 빼앗았다고 주장하는 큰 칼을 차고 다니며 싸울 기회를 마다하지 않는 호전적인 기질도 있었다. 파라켈수스는 왕자든 농부든 신분의 고하를 가리지 않고 사람들의 질병을 치료했는데 그중에는 다른 의사들이 치료하지 못한 질병들도 많았다. 그러나 마흔여덟에 찾아온 자신의 죽음까지 피하지는 못했다.

파라켈수스는 이미 구식이 된 갈레노스식 의술을 타파하고자 했다. 그것은 주로 네 가지 체액에 관한 이론, 판에 박힌 진단법, 관행적으로 해온 사혈과 하제요법, 기묘한 추론에 따라 내린 처방과 같은 것들이었다. 하지만 파라켈수스를 비판한 사람들도 나름대로 타당한 이유가 있었다. 그들은 파라켈수스가 이상하고 복잡한 치료법으로 갈레노스의 의술을 대신하려 한다고 주장했다. 그들이 보기에 파라켈수스의 치료법은 미신에 가까운 신비주의와 정묘한 실험, 속임수 같은 연금술과 새로운 약품, 마술과 과학의 기묘한 혼합에 불과했다.

파라켈수스는 가난과 냉소 속에서 죽어갔다. 심지어 몇 안 되는 친구들조차 그를 조소했다. 하지만 웅장한 갈레노스의 의학적 기념탑이 무너지고, 그와 함께 멋진 의복을 입고 라틴어로 말하는 지도층 의사들의 운명도 머지않아 끝나리라는 파라켈수스의 예언은 적중했다. 의사는 가난한 자나 부자나 공평하게 치료해야 하고, 모든 질환은 특정한 원인과 치료법이 있으며, 화학을 이용해 강력한 치료제를 만들어야 한다는 파라켈수스의 사상은 서서히 유럽 전역으로 퍼져나갔다.

파라켈수스는 상당히 독특하고 복잡한 인물이었다. 그의 기묘한 성격은 유년기에 뿌리를 두고 있는 것으로 보인다. 그는 스위스의 작은 마을 아인지델른에서 어린 시절을 보냈다. 마을은 깎아지른 듯한 산맥과 짙은 소나무 숲에 둘러싸여 있었고, 산 사면으로는 지엘 강이 폭

포수처럼 쏟아져 내렸다. 그곳은 자연에 둘러싸여 있는 곳이었지만 근처에 둥지를 튼 베네딕트 수도원과 강가의 검은 마리아상에서 볼 수 있듯이 하느님이 지배하는 곳이기도 했다.

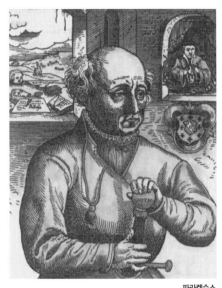

파라켈수스

파라켈수스는 쇠락해가는 귀족 가문에서 태어났다. 그의 할아버지는 두려움의 대상이었던 튜튼 기사단의 지휘관으로 성지 팔레스타인에서 적과 전투를 벌인 적도 있었다. 그는 파라켈수스처럼 사나운 기질의 소유자였는데 적들과 싸우다가 패하는 바람에 결국 호엔하임 성과 그에 딸린 봉토를 잃고 말았다.

파라켈수스의 아버지는 사생아였다. 그는 야금학, 연금술, 의학을 공부했지만 의사 자격증을 얻지는 못했다. 그도 한동안 방랑 생활을 하다가 아인지델른에 정착하여 그 지방 사람들과 성지에 기도하러 오는 순례자들을 치료했다. 그리고 수도원 소속의 하녀였던 엘자를 만나 1492년에 결혼했고, 이듬해 외아들 파라켈수스를 얻었다. 파라켈수스의 아버지가 아들에게 얼마나 큰 기대를 품었는지는 '테오프라스투스 필리푸스 아우레올루스 봄바스투스 폰 호엔하임'이라는 긴 이름을 지어준 것만 봐도 잘 알 수 있다. 테오프라스투스는 아리스토텔레스의 제자로 위대한 철학자이자 최초로 식물을 체계적으로 정리한 식물학자였으며, 아우레올루스는 유명한 연금술사였다. 봄바스투스는 가문의 이름이다.

파라켈수스는 말년에 아버지에 대해 자주 언급했는데 주로 아버지가 의학을 가르쳐주었고 약용 식물과 그 지역의 광물, 연금술, 광석의 채취·용해·제련에 관한 지식을 전수해주었다는 내용이었다. 반면 어머니에 대해서는 궁핍과 고난 속에서 성장했지만 가정은 화목했다는 것 정도를 말했을 뿐이다. 하지만 그의 어머니는 조울증에 시달렸던 것 같다. 파라켈수스가 아홉 살 때 악마의 다리에서 지엘 강으로 뛰어내렸던 것이다. 어머니가 죽자 아버지는 아인지델른과 인연을 끊었고, 파라켈수스는 유랑 생활을 시작했다.

파라켈수스가 어디서, 어떻게 교육을 받았는지는 분명치 않다. 처음에는 아버지가 일자리를 얻은 빌라흐 근처 라반탈의 베네딕트 수도원에서 라틴어를 공부하고 연금술도 공부했던 것으로 보인다. 그러고나서 하이델베르크로 가 학생들의 생활을 지켜보았는데 학생들이 그저 파티나 원하고 있다는 사실을 알게 되었다. 프라이부르크대학에도 가봤지만 그곳도 '타락의 온상'일 뿐이었다. 잉골슈타트의 교수들은 너무나 독단적이었고, 쾰른의 교수들은 모호하고 답답했다. 튀빙겐에서는 플라톤의 유토피아적·이상주의적 사고를 어느 정도 흡수할 수 있을 만큼 긴 시간을 머물렀다. 파라켈수스는 빈대학의 학생 명부에 이름을 올렸고 대수학, 기하학, 음악, 천문학 등 당시 기본교육과정인 '4과quadrivium'를 배웠다.

에르푸르트에서는 독일의 지도적인 인문주의자들 밑에서 공부했다. 그들은 당대의 무지와 편협에 반기를 들었고, 모든 사람은 형제이며 심지어 그리스인, 터키인, 유대인도 형제라는 충격적인 사상을 가르쳤다. 어찌 보면 군중들이 에르푸르트대학에 난입해 도서관을 불태운 것도 놀랄 일은 아니다. 파라켈수스는 스무 살도 안 되어 독일의 학교가 가르칠 수 있는 모든 것을 배웠다고 생각하고는 특유의 냉소를 지으며 독일을 떠났다. 훗날 그는 독일에서의 경험을 이렇게 회고했다. "독일의 어떤 학교라도 프랑크푸르트 시장에서 배울 수 있는 것만큼 많은 것을 가르쳐줄 수는 없을 것이다."

다음은 이탈리아였다. 이탈리아는 당시 르네상스가 꽃을 피우고 있었다. 그는 거기서 진정한 교사, 진정한 배움, 지혜, 확신을 찾고자 했다. 그리고 이때부터 '켈수스보다 위대하다'는 뜻에서 스스로를 '파라켈수스'라는 라틴어 이름으로 불렀다. 아울루스 코르넬리우스 켈수스 Aulus Cornelius Celsus는 백과사전을 펴낸 서기 1세기의 대학자였다. 그가 저술한 의학서 『의학에 관하여De re medica』는 인쇄물 형태로 출판된 최초의 의학 문헌 가운데 하나로 1478년에 출판되었다. 파라켈수스는 새로운 이름을 알리며 자신의 의술이 고대 그리스와 로마의 의술보다 훨씬 낫다고 선언했다.

그러나 안타깝게도 이탈리아 역시 실망스러웠다. 그곳의 의사들은 여전히 갈레노스의 의술을 가르치고 있었다. 파라켈수스는 갈레노스의 의술이 질병과 치유에 관한 가정부터 틀렸고, 이로운 점보다는 해로운 점이 더 많다고 생각했다. 그래서 특유의 조급증과 오만함으로 르네상스기 이탈리아 의학의 가장 큰 선물이라고 할 수 있는 인체 해부에 관한 체계적 연구를 무시했다. 그는 나중에 학생들에게 이렇게 가르쳤다.

시체를 해부해서는 아무것도 배울 게 없다. 해부학은 진정한 자연과 자연의 본질, 특성, 존재, 힘을 보여주지 못한다. 해부학에서는 진정으로 알아야 할 모든 것이 죽어 있다. 참된 해부학은 ……살아 있는 인체이다.

페라라대학에서는 니콜로 레오니체노에게 새로운 '프랑스 질병', 즉 매독에 관해 배우고 나중에 매독에 관한 글을 쓰게 된다. 파라켈수스는 레오니체노의 고전 강의를 듣고 나서 우상이었던 위대한 로마의 백과사전파 학자 플리니우스로부터 멀어지게 되었다. 고대 그리스·로마의 학자들이 잘못을 범했다면, 어디서 진리를 찾아야 하는가? 파라켈수스는 오로지 자신의 눈과 손, 지성에 의지하기로 마음먹었다.

파라켈수스는 아버지처럼 의사 자격증 없이 의술을 펼쳤다. 그는 이탈리아와 스칸디나비아에서 전쟁을 벌인 합스부르크군의 군의로 많은 경험을 쌓았는데 감염증으로 사지를 절단하거나 고통 속에서 죽어가는 사람들을 보면서 두려움을 느꼈다. 그는 관찰과 실험, 마술에서 해결책을 얻고자 했다. 그는 다른 동료 의사들에 비해 자연의 치유력에 훨씬 큰 믿음을 갖고 있었을 뿐 아니라 무엇이든 기꺼이 시도해보려는 마음도 있었다. 당시 병사들 사이에는 붕대를 상처가 아니라 상처를 낸 칼이나 창에 감으면 오히려 더 잘 낫는다는 속설이 있었다. 파라켈수스가 그 말대로 해보았더니 실제로 효과가 있었다. 연고로 치료를 하지 않았을 때 상처가 훨씬 더 잘 나았던 것이다. 파라켈수스는 "감염만 막으면 자연이 알아서 모든 상처를 치료해준다."는 결론을 내렸다.

1526년 서른셋이 되기 전까지 파라켈수스에게 안정된 삶의 기회는 찾아오지 않았다. 북유럽으로 되돌아간 파라켈수스는 이 도시에서 저 도시로 계속 옮겨 다녔다. 그리고 기회가 되면 아무 데서나 사람들을 치료했다. 당시의 사람들에게 그것은 기적처럼 보였다. 그는 가는 곳마다 높은 명성을 얻었지만 번번이 권력자들과 충돌을 일으켰고, 머물고 있던 곳을 떠나야 하는 상황이 수시로 발생하곤 했다.

그가 인문주의 출판업자 요하네스 프로벤을 치료하기 위해 스위스의 바젤로 불려갔을 때, 전기가 찾아왔다. 프로벤은 오른쪽 다리의 만성 감염증으로 무척 고통 받고 있었다. 파라켈수스는 프로벤과 그의 동거인인 대학자 데시데리우스 에라스무스와 한집에 머물며 포괄적인 치료 계획을 마련해 결국 프로벤의 목숨을 구했다. 에라스무스와 프로벤은 파라켈수스와 비교할 만한 의사는 아무도 없다고 세상에 알렸고, 바젤 시 의회는 그를 시의市醫로 임명했다. 이 지위 덕분에 그는 바젤대학에서 가르칠 수 있는 권한을 얻었다. 명예, 많은 환자들, 연금술 실험을 하고 글을 쓸 수 있는 집, 그의 새로운 급진적 사상을 가르칠 교단敎壇 등 파라켈수스는 자신이 원하던 모든 것을 얻은 것처럼 보였다. 하지만 그는 단 8개월 만에 이 모든 것을 망쳐버렸다. 역시 그다운 일이었다.

파라켈수스는 동료 의사들과 교류하려고 하지 않았다. 그러기는커녕 바젤에 정착하자마자 동료 의사들을 향해 일격을 가했다. 소책자를 발행하여 몇 세기 동안 이어져온 의술에 대해 전쟁을 선포하였던 것이다. 그의 글에 따르

우리는 의학의 몹쓸 오류들을 없애버려야 한다. 이 목표는 옛 의사들이 가르친 지식을 따르는 것이 아니라 우리 스스로 자연을 관찰함으로써 성취할 수 있다. 폭넓은 훈련과 오랜 경험이 도움이 될 것이다. ……좀더 솔직히 말하자면 ……나는 체질과 체액에 관한 고대의 이론을 믿지 않는다. 그것은 질환을 설명하기 위해 만들어졌지만 틀린 이론이다. ……실험에서 이론이나 주장은 중요하지 않다. 그리하여 우리는 여러분이 실험이라는 수단에 반대하지 않고, 편견 없이 이에 따르기를 바라는 바이다.

—파라켈수스, 1530년경

면, 히포크라테스와 갈레노스가 말한 네 가지 체액은 실재하지 않으며 질병을 설명할 수도 없었다. 체액론에 의지하는 의사들은 질환을 정확히 진단할 수 없으며, 따라서 환자들을 위험에 빠뜨리거나 해로움을 입히고 때론 죽음으로 몰아넣기도 한다. 그들의 처방은 잘못되었을 뿐 아니라 위험하고 돈만 많이 드는 것이었다. 그는 이전의 모든 권위 있는 주장들을 간단히 내팽개친 뒤 자신이 "중단 없는 노력을 통해 만물에 관한 최상의 스승인 경험을 바탕으로 새로운 형태의 외과학과 이론적·실용적 내과학을 창조했다."고 선언했다. 바젤 시의 다른 의사들이 꽤나 흥분했으리라는 것은 불을 보듯 뻔한 일이었다.

바젤대학의 교수단은 파라켈수스의 강의를 금지하고 시 의회를 설득하여 그가 바젤에서 의료 활동을 하지 못하게 만들려고 했다. 파라켈수스는 결코 싸움을 피할 사람이 아니었다. 그는 시 의회에 강의를 계속할 수 있도록 허락해달라고 요구하며 자신이 교수단으로부터 어떤 승인이나 권한, 특권도 바란 적이 없다는 사실을 상기시켰다. 시 의회는 일단 파라켈수스의 손을 들어주었다. 그는 곧바로 병리학, 약의 처방과 조제, 맥박과 소변의 검사, 질환과 상해의 치료에 관한 일련의 강의를 시작했다.

파라켈수스의 강의는 파격적이고 도전적이었다. 그러나 새로운 종류의 의학을 가르치는 것보다 더욱 위험한 일은 파라켈수스가 라틴어가 아닌 독일어로 강의를 했다는 점이었다. 누구나 그의 강의를 들을 수 있었고, 만약 사람들이 그를 믿는다면 당시의 의술과 그것을 행하는 의사들에 대해 깊은 불신을 품은 채 강의실을 나설 것이 분명했다. 드라마틱한 기질을 갖고 있던 파라켈수스는 성 요한 축일에 결정적으로 적대자들의 미움을 살 짓을 한다. 고전 의학의 상징이라고 할 수 있는『의학정전』을 학생들이 피워놓은 불 속에 던져버린 것이다.

처음에는 파라켈수스와 그의 급진적인 사상들이 학생들 사이에서 지지를 받는 듯했다. 하지만 어느 날 아침 한 편의 시가 도시에 있는 모든 문 위에 나붙었다. 이 시는 우쭐대는 파라켈수스의 천박성을 조롱하면서 파라켈수스의 이름을 테오프라스투스에서 카코프라스투스 (카코는 '나쁘다'는 의미)로 바꾸어놓기까지 했다. 모두의 예상대로 파라켈수스가 이런 도발을 그냥 지나쳤을 리 없다. 그는 분개하여 시 의회에 자신을 중상한 학생을 찾아 처벌하라고 요구했다. 시 의회는 이 사건에 개입하기를 거부했고, 이런 반응은 파라켈수스를 더욱 화나게 했다. 상처 받은 자존심을 회복할 수 있는 유일한 길은 더욱 거드름을 피우는 것이었다. 그는 이렇게 썼다.

갈레노스, 라시스(라제스), 몬타냐, 메수에, 그리고 다른 자들도 다 나보다 한 수 아래이다. 내가 그들보다 뛰어나다. 그들이 아무리 먼 구석에 쭈그리고 있어도 개들이 그들을 찾아 오줌을 쌀 것이다. 하지만 나는 왕이 될 것이다. 내 의술로 왕국을 세울 것이며, 내가 왕국을 이끌 것이다. 그들은 허리띠를 졸라매야 할 것이다!

곧 피할 수 없는 위기가 찾아왔다. 어떤 부유한 성직자가 파라켈수스에게 자신의 병을 치료해달라고 청했다. 평소 가난한 사람들은 무료로 치료해주고 부자들에게는 충분한 액수를 청구하던 파라켈수스는 상당한 치료비를 요구했다. 성직자는 동의했지만 몸이 회복되자 약속한 금액의 일부만 지불했다. 파라켈수스는 이 사건을 법정으로 끌고 갔다. 재판관은 성직자의 손을 들어주었다. 파라켈수스는 법정과 시 의회, 대학, 학생들을 맹렬히 비난하는 것으로 응수했다. 그의 친구이자 유일한 후원자였던 프로벤이 발작으로 사망하자 시 의회는 조금도 망설이지 않고 체포영장을 발부했다. 결국 파라켈수스는 몇 가지 물건만 챙겨서 야반도주하지 않을 수 없었다. 처음 겪는 일도 아니었다. 그는 또다시 도망자 신세가 되었지만 결코 좌절하지 않았다. 그는 적들에게 이렇게 말했다. "당신들이 말라빠진 불모의 무화과나무가 되어가는 동안, 나는 꽃을 피울 것이다."

파라켈수스는 그 후 방랑 생활을 계속해야 했지만 여전히 의술을 펼치고 연금술 실험을 하고 글을 썼다. 파라켈수스의 글은 그의 내부에 양립할 수 없는 분열이 존재하고 있음을 보여준다. 몇 가지 점에서 그는 여전히 중세적인 마법의 세계에 살고 있었다. 그는 하느님, 천사, 악마를 믿었을 뿐만 아니라 갖가지 정령, 기운 등이 병의 치료에 도움을 줄 수 있다고 믿었다. 그는 식물의 모양을 보고 어떤 질병을 치료할 수 있는지 알 수 있다고 가르쳤다. 부적과 주문은 사람을 치료하거나 병을 물리칠 수 있으며, 별들이 인간의 운명을 결정하지는 않지만 대기에 독을 퍼뜨려 전염병을 일으킬 수 있다고 믿었다. 그는 하늘, 땅, 자연과 같은 대우주와 인간의 미소微小 세계 사이에 존재하는 여러 관계들을 보았다. 아래 글은 파라켈수스가 신봉하던 신비주의적 전통을 잘 보여준다.

별들은 인간의 몸 안에서 호응하고 있다. 모든 행성은 인간의 일부이며, 이런 행성들은 '드넓은 하늘'의 자식들이다. 하늘은 이들의 아버지다. 안과 밖이 하나이며, 하나의 성좌이고, 하나의 영향력, 하나의 조화, 하나의 시간 …… 하나의 열매이다.

반면에 파라켈수스는 약의 치료 효과에 관심을 가진 최초의 의사이기도 했다. 그는 효능이 검증되지 않은 약, 효과가 있더라도 그 효과를 분석하지 못했거나 이해하지 못한 약을 쓰는 데 반대했다. 그리고 연금술을 이용해 광석에서 순수한 금속을 추출하고 강력한 용제를 만들어 이용하고 화학물질을 농축·침전·증류하는 방법을 의학에 도입했다.

그는 "금을 만드는 일을 멈추어라. 대신 약을 찾아라."라고 가르쳤다. 그가 만든 약 가운데 일부는 약용 식물에서 활성 성분을 추출한 것이었고, 다른 일부는 안티몬, 비소, 아연, 수은과 같은 금속화합물이었다. 이 약들은 상대적으로 순수했기 때문에 정확한 양을 계산하여 처방할 수 있었고 그 효과도 정확하게 가늠할 수 있었다. 그를 비판하는 사람들은 그가 만든 약에 독성이 있다고 지적했다. 파라켈수스는 이렇게 맞섰다. "만물은 독이다. 독성이 없는 것은 없다. 독이 되느냐 안 되느냐는 그 약의 복용량에 달려 있다." 이 이상 현대적일 수 없는 답변이다.

오늘날의 관점에서 보자면 파라켈수스는 위대한 혁명가였다. 갈레노스 의학은 많은 결함에도 불구하고 웅장한 성채를 쌓아놓고 있었다. 파라켈수스는 그 토대를 공격한 최초의 의사였고 의화학의 창시자이기도 했다. 그는 최초로 연금술이라는 신비주의적 의식에서 화학의 본질적 개념들을 추출해냈다. 또한 질환을 특정한 실체로 본 최초의 과학자 가운데 한 사람이었다. 파라켈수스는 각각의 질환은 특정한 외부적 원인에서 비롯된다고 생각했는데 이런 생각은 매균설의 발전 과정에서 중대한 의미를 지니는 것이었다. 만약 그가 오만했던 만큼 큰 영향력을 미칠 수 있었더라면 체액론을 이용한 터무니없는 진단, 매우 복잡하지만 대개는 쓸모가 없는 처방, 의례적으로 쓰이던 사혈이나 하제요법으로부터 의학을 해방시킬 수 있었을 것이다. 하지만 현실은 달랐다. 하비가 혈액순환을 규명하고 유물론적 과학이 자리를 잡고 마침내 매균설이 갈레노스 의학을 완전히 뒤집어엎을 때까지는 몇 세기가 더 지나야 했다.

파라켈수스는 결점도 많았지만 놀라운 상상력을 가진 인물이었다. 그의 내면에 비친 우주는 구분할 수 없는 전체이자 하나의 세계였다. 그는 사소하고 한시적인 진리를 추구하는 대신 거대하고 영원한 진리를 찾고자 애썼다. 그리고 자연의 법칙을 밝혀낼 수 있는 인간의 능력을 믿었다. 그는 자연의 모든 수수께끼는 궁극적으로 해명될 것이며 모든 질병은 궁극적으로 치유될 것이고 결국 "우리가 신처럼 될 것"이라고 믿었다.

우리는 지금 인간의 유전정보를 해독하고, 결함이 있는 세포와 기관을 대체하는 방법을 터득하고, 자연으로부터 원소, 화합물, 심지어 생명체까지 창조할 수 있는 단계에 도달해 있다. 우리는 파라켈수스가 꿈꾸었던 그런 세계에 가까워지고 있는 듯하다. 하지만 세계는 파라켈수스가 살았던 때와 다름없이 공포와 증오, 갈등으로 신음하고 있다. 파라켈수스가 그랬던 것처럼 우리도 어떤 영역에서는 과거에

얽매여 있으면서 다른 영역에서는 미래로 달려가는 동안 점점 커져가는 모순 속에서 분열되고 있는 것 같다. 우리의 지혜가 과학과 의학이 우리에게 주는 놀랄 만한 힘을 잘 이용해 함께 성장해가기를 바랄 뿐이다.

# 안드레아스 베살리우스
## ─ 인체의 지도를 그리다

1543년, 놀라운 저작이 세상에 나타나 해부학과 의학을 혁명적으로 뒤바꿔놓았을 뿐 아니라 과학사의 우뚝 선 기념비로 자리 잡았다. 이 책은 모두 7권으로 구성된 『인체구조에 관하여*On the Fabric of the Human*』였다. 당시 스물여덟이었던 저자 안드레아스 베살리우스 Andreas Vesalius(1515~1564)는 자신이 직접 실시한 해부와 생리학 실험을 토대로 뛰어난 삽화와 함께 인체의 구조를 생생하게 기술했다. 그는 자신의 책이 격렬한 논쟁을 불러일으키리라는 사실을 잘 알고 있었다.

『인체구조에 관하여』는 최초로 인류에게 인체의 구조와 기능에 관한 정확한 설명을 제시했다. 또한 이 책은 다시 생명을 얻은 과학적 방법의 훌륭한 본보기로 다른 사람들이 그 방법에 따라 베살리우스의 성과를 수정하고 확장해나갈 수 있게 되었다는 점에서 매우 중요하다.『인체구조에 관하여』는 1400년간 계속된 갈레노스의 해부학을 타파했다. 그전까지 유럽의 의사들과 아랍어권 학자들은 대부분 갈레노스의 이론에 오류가 있을 수 없다고 생각하면서 오로지 그의 해부학에 의존하고 있었다. 그러나 베살리우스의 글에 따르면 "갈레노스는 사망한 지 얼마 안 되는 사람의 인체를 해부해본 적이 없었다."

베살리우스는 수수께끼 같은 인물이었다. 그는 4대에 걸쳐 유명한 의사를 배출한 가문에서 태어났다. 그의 아버지는 사생아였는데, 신성로마 제국의 황제 카를 5세 아래서 일했다고는 하지만 단순한 약제사에 불과했다. 그의 아버지는 황궁에 가 있거나 계속되는 전쟁 기간 동안 병사들을 돌보기 위해 멀리 떠나 있었다. 어머니 이사벨라 크라베는 어린 베살리우스가 가업을 계승하도록 독려했다. 베살리우스는 아버지의 의학 서적들을 열심히 읽으며 어린 시절을 보냈는데, 그때부터 생명체의 내부 작용에 강한 호기심을 보였다. 그래서 어린 나이에도 불구하고 작은 동물을 잡아다가 해부를 해보곤 했다. 후에는 연구할 시체를 얻기 위해 어떤 위험도 마다하지 않는 용감한 의대생으로 성장했다.

베살리우스는 열네 살에 고향인 브뤼셀을 떠나 루뱅대학에 입학했다. 그는 그리스어와 라틴어, 히브리어를 공부했고 당시 유행하던 인문주의 사상에 심취하여 고대 철학자나 저술가의 작품들을 탐독했다. 그리고 열여덟 살이 되자 유명한 파리의과대학의 교수진 밑에서 공부하기 위해 파리대학으로 갔다. 그러나 파리대학 교수들은 그 명성과는 달리 대단히 보수적이어서 중세 아랍 학자들이 보존·해석하거나 그리스 원어에서 번역한 히포크라테스와 갈레노스의 의학을 엄격히 고수하고 있었다. 학생들은 갈레노스의 책으로 해부학을 배워야 했다. 의과대학 교수들은 직접 해부를 하지도 않았다. 해부학 실습이 있을 때면 이발사 겸 외과의가 칼을 들고 해부 대상을 절개하는 동안 높은 교단 위에 서서 강의를 할 뿐이었다.

파리의 교수들은 베살리우스의 재능을 금방 알아보았다. 아마 알아보지 못하는 게 더 어려운 일이었을 것이다. 베살리우스는 두 번째 참석한 해부학 실습에서 이발사 겸 외과의의 칼을 빼앗아 뛰어난 해부학 지식과 기술을 선보였다. 베살리우스를 가르치던 귄테리우스 안데르나쿠스Guinterius Andernacus 교수는 해부학에 관한 짤막한 책을 준비하고 있었는데, 그를 불러 작업을 돕게 했다. 그 결과물인『해부학 법칙Anatomical Institution』에서 귄테리우스는 베살리우스를 "장래가 무척 촉망되는 젊은이이고 …… 뛰어난 의학 지식과 …… 해부에 있어 대단한 솜씨를 지니고 있다."고 평했다. 그러나 베살리우스는 말년에 똑같은 칭찬으로 답하지 않았다. 그는 귄테리우스가 "연회장의 테이블에서 말고는" 칼을 직접 들어본 적조차 없었다고 했다.

야코부스 실비우스로 잘 알려진 자크 뒤부아Jacques Dubois(1478~1555)는 베살리우스가 가장 존경했던 의학대학 교수였다. 나중에는 서로 지독한 설전을 벌였지만 말이다. 유명한 인문주의자로 쉰둘에 의사가 된 실비우스는 해부학 연구의 개혁을 주장했고 기존에 알려져 있던 것들을 분석·규명하여 해부학

> 의술이 이런 식으로 갈라져 있다니 통탄할 노릇이다. 이 때문에 학교에서는 진저리나는 광경들이 연출되고 있다. 한 사람은 인체를 해부하고, 다른 사람은 인체기관에 대해 설명한다. 강사는 갈까마귀처럼 교단 위 높은 곳에 앉아 오만한 태도로 해본 적도 없으면서도 다른 저자의 책에서 보고 기억하는 것들, 아니면 눈앞에 글자의 형태로 씌어 있는 것들을 잘도 지껄인다. ……따라서 가르치는 모든 것이 틀렸고, 엉뚱한 질문 속에 세월만 허비하고 있는 것이다. 학생들이 혼란 속에서 배우는 것은 의사들이 푸줏간 주인에게 배울 수 있는 것보다도 적다.
> ―안드레아스 베살리우스, 1543년

분야에 상당한 공헌을 했다. 오늘날 해부학자들은 부착 부위로 근육을 식별할 때 여전히 그가 만들어놓은 체계를 이용하고 있다. 하지만 실비우스는 절대적으로 갈레노스를 신봉하는 인물이었다. 그는 갈레노스의 위대한 해부학 저서 『인체기관의 유용성에 관하여』는 결점이라곤 찾아볼 수 없는 책이라고 말했다.

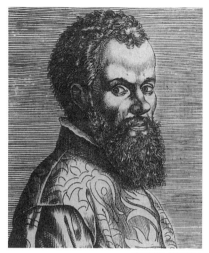

안드레아스 베살리우스

  의대생 베살리우스는 친구들 사이에서 리더가 되었고 동료 학생들을 꾀어 파리의 묘지나 처형장을 찾아 돌아다녔다. 해부할 수 있는 시체나 해골을 얻기 위해서였다. 그와 친구들은 인체 연구를 위해서라면 파리 시 북쪽의 몽포콩 언덕의 들개 떼와 소름끼치는 악취도 두려워하지 않았다. 거기에는 처형당한 범죄자들의 시체가 썩을 때까지 기둥에 매달려 있었다. 베살리우스는 교수들이나 선배 의사들과 달리 해부용 칼을 쥐고 인체의 신비를 파헤치는 데 위신 따위는 상관하지 않았다. 그는 해부하고 싶은 욕구가 강렬했고 고대인들 이후 최초로 자신이 인체를 해부한다는 데 자부심을 느끼고 있었다.

  1536년 프랑스와 신성로마제국 사이에 전쟁이 일어났다. 베살리우스는 연구를 마치기 전에 파리를 떠나야 했다. 루뱅으로 돌아간 베살리우스는 1537년 가을, 루뱅대학을 졸업하고 파도바대학에 입학했다. 파도바대학은 1222년에 반항심 많은 학생들이 볼로냐대학을 뛰쳐나와 세운 곳으로 교회가 아니라 베네치아 상원의 후원 아래 운영되고 있었다. 따라서 다른 대학에 비해 좀 더 큰 자유를 누릴 수 있었고, 르네상스의 찬란한 중심지 중 하나가 되어 프라카스토로, 코페르니쿠스, 갈릴레오 같은 혁명적 지식인들을 양성했다. 베살리우스는 파도바대학을 놀라게 했다. 그해가 가기 전에 커다란 찬사와 존경 속에서 박사학위를 딴 베살리우스는 하루 뒤 교수 자리를 제공하겠다는 대학 측의 제안을 수락했고, 해부학과 외과학을 가르치게 되었던 것이다.

스물두 살의 교수는 첫 강의에서부터 전통을 깼다. 베살리우스는 해부학 수업에서 언제나 해부에 중점을 두었는데 동물을 해부하기도 했지만 되도록 인간의 시체를 해부 대상으로 삼았다. 베살리우스는 인체의 기본적인 구조는 뼈대라고 가르쳤고, 접합해놓은 뼈들을 견본 삼아 해부대 위에 걸어놓았다. 그는 뛰어난 솜씨로 직접 해부를 하며 강의를 진행했다. 학생들과 의사들은 강의실로 떼를 지어 몰려와 이 젊은 의사가 근육과 신경, 정맥과 동맥, 나아가 인간의 뇌 구조를 낱낱이 밝히는 모습을 지켜보았다. 전에는 한 번도 본 적이 없는 광경이었다.

베살리우스는 베네치아에서 티치아노의 제자로 공부하고 있던 화가 얀 슈테펜 반 칼카르와 협력하여 꼼꼼하게 주석을 단 6장의 큰 차트를 만들어 출판했다. 이 차트는 곧 유럽 전역에서 이용되었다. 베살리우스의 명성은 널리 퍼져나갔고 여러 곳에서 초청을 받아 볼로냐의과대학을 포함한 여러 학문의 중심지에서 강연과 실습을 하게 되었다.

1540년 1월에 볼로냐에서 진행한 해부학 수업에서 베살리우스는 인체에 관한 진실에 한 발자국 더 다가가게 된다. 그는 열렬한 갈레노스주의자로 교육받았지만, 인체 해부를 계속하면서 인체의 여러 특징들이 갈레노스의 주장과는 일치하지 않는다는 사실을 깨닫고 있었다. 베살리우스는 한 손에 심장을 들고 좌심실과 우심실을 가르고 있는 두꺼운 중격을 주의 깊게 관찰했다. 갈레노스는 중격에 두 심실을 연결하는 구멍이 있다고 말했지만, 베살리우스는 그것을 찾을 수 없었다. 또 갈레노스는 인간의 넓적다리뼈(대퇴골)가 대부분의 동물처럼 휘어 있다고 주장했지만 베살리우스가 조사한 결과 넓적다리뼈는 곧았다. 갈레노스는 가슴뼈가 7개의 마디로 이루어져 있다고 했지만 베살리우스가 관찰한 바로는 원숭이는 몰라도 사람은 그렇지 않았다. 베살리우스는 결국 갈레노스 해부학에서 200개 이상의 오류를 발견했다. 처음에는 갈레노스가 틀릴 수 있다는 사실에 충격을 받았지만 곧 갈레노스의 오류들에 어떤 패턴이 있다는 것을 알아차렸다. 시간이 흐르자 이 고대 해부학자의 설명은 인체가 아니라 원숭이, 개, 양에게나 들어맞는다는 사실을 알게 되었다.

어쩌면 이런 성과는 볼로냐에서 그를 에워싸고 있던 학생들에 대한 애정 때문이었는지 모른다. 학생들은 그가 보여주는 놀라운 광경에 압도당해 그가 하는 한마디 한마디에 온 정신을 집중했다. 혹은 어쩌면 베살리우스는 더 이상 볼로냐의 마테오 코르티 같은 갈레노스파 학자들의 거만함과 자신만만함을 견딜 수 없었던 것인지도 모른다. 그는 이미 환자들의 사혈방식을 두고 마테오 코르티와 충돌한 적이 있었다. 아니면 갈레노스의 오류들이 끊임없이 발견되자 더 이상은 합리화할 수가 없다고 생각했는지도 모른다. 이유야 어떻든 마침내 베살리우스는 갈레노스의 권위에 공개적으로 반기를 들기 시작했다.

그는 인체를 직접 해부하면서 갈레노스의 설명이 동물의 구조와는 일치하지만 인체와는 일치하지 않는다는 것을 밝혔다. 그는 흥분한 학생들과 충격을 받은 교수진에게 갈레노스가 틀렸다고 말했다. 베살리우스, 그가 옳았다. 거기 있던 사람들도 그 자리에서 그가 옳다는 것을 눈으로 확인할 수 있었다. 제대로 들여다보기만 한다면 말이다. 젊은 학생들은 전율을 느꼈고 코르티와 몇몇 교수들은 그 자리를 빠져나갔다. 이를 두고 의학사가 셔윈 널랜드는 "그들은 미래에서 등을 돌렸다."라고 평했다.

베살리우스는 파도바로 돌아와 최초로 인간의 신체구조를 정확히 묘사한 위대한 작품을 만들기 위해 몇 년간 열정적으로 일했다. 베살리우스는 다시 티치아노에게 도움을 구했다. 자신이 해부를 하는 동안 티치아노의 재능 있는 학생들이 세부도를 실제처럼 생생하게 그려줄 것을 부탁했다. 뛰어난 삽화와 주석이 실린 이 일곱 권의 책에는 인체의 골격, 근육과 힘줄, 동맥과 정맥, 신경계, 복부기관과 생식기, 심장과 폐, 뇌가 상세히 기술돼 있다. 이 책의 끝부분에서는 이전에는 볼 수 없었던 뇌의 내부구조를 규명하고 있는데, 이로써 베살리우스는 인체뿐 아니라 갈레노스의 의학까지도 낱낱이 해부한 셈이었다.

갈레노스의 위대한 발견 가운데 하나는 괴망이었다. 괴망은 많은 동물의 뇌에서 발견할 수 있는 동맥과 정맥의 복잡한 망상조직이다. 갈레노스는 뇌에 대해 많은 글을 썼는데 이 괴망을 창조주의 뛰어난 설계물이라고 생각했다. 왜냐하면 괴망이 보통의 영기를 정신적 영기로 바꿔주고 이로써 뇌가 신경을 통해 정신적 영기를 체내로 순환시킬 수 있기 때문이었다. 베살리우스는 이 놀라운 망상조직에 관한 갈레노스의 견해에서 한 가지 결점을 발견했다. 그것은 망상조직이 양이나 발굽이 있는 다른 유제 동물에서는 발견되지만 사람에서는 발견되지 않는다는 점이었다.

1543년『인체구조에 관하여』가 출판되자 의학은 돌이킬 수 없는 전환점을 맞게 되었다. 최초로 건강과 질병의 치료에 관한 설명이 인체 내부의 정확한 지식을 토대로 뿌리내릴 수 있게 된 것이다. 그것은 인체를 체계적으로 직접 해부하면서 얻은 지식이었다.『인체구조에 관하여』에는 정교한 해부도가 삽입되어 있는데 해부도의 각 부분에 상세한 색인이 붙어 있어 텍스트와 상호 참조할 수 있게 되어 있다. 이 책은 미래에 나올 모든 해부학 문헌의 표본으로 자리 잡았다.『인체구조에 관하여』는 예술과 인쇄기술의 조화와 우수성 면에서도 인쇄술의 역사에 남을 수작이었다. 베살리우스는 이 책으로 고대 세계의 지식에 관한 학자들의 맹목적 숭배를 종식시켰고, 새로운 세대의 과학자들은 미래를 향해 나아가고 있으며 고대인들은 꿈에도 생각지 못했던 발견을 이루어낼 수 있다는 것을 보여주었다. 베살리우스는 코페르니쿠스나 갈릴레오 같은 몇몇 르네상스 시대의 거장들과 함께 오늘날의 진보지향적이며 과학에 기반하고 있는 세계를 창조했던 것이다.

하지만 아무리 위대한 혁명가라고 하더라도 한계가 있는 법이다. 갈레노스 의학의 핵심인 혈관계 이론에 맞닥뜨린 베살리우스는 갈레노스의 그늘에서 벗어날 수 없었다. 앞서 언급했듯이 갈레노스는 일관되고 설득력 있는 이론을 창조했으며 그 이론은 건강 혹은 질병 상태에 있는 인체의 기능을 잘 설명해주는 것처럼 보였다. 갈레노스는 영기가 간에서 정맥을 통해 심장으로 들어오는 혈액과 만나 심장에서부터 동맥을 통해 체내에 퍼진다고 설명하였다. 히포크라테스의 체액론과 맞물린 그의 체계적 이론은 징후, 증상, 질병 상태를 설명해주었을 뿐만 아니라 의사가 사혈이나 하제를 처방하거나 체액에 따른 약을 처방할 수 있는 지침 역할을 해주었다. 갈레노스 이후 로마, 비잔틴 제국, 이슬람 세계, 그리고 중세 유럽의 의사들은 그가 세워놓은 이 웅장한 의학적 건축물 안에서 살고 있었다. 베살리우스는 갈레노스의 혈관계 이론에서 몇 가지 사소한 오류를 바로잡았지만 이에 맞설 만한 이론을 전개하지는 못했다. 사실 베살리우스는 혈관계를 설명하면서 적어도 일부는 갈레노스처럼 동물 해부에 의존했던 것으로 보인다. 베살리우스는 말년에는 연구자라기보다는 환자를 직접 돌보는 외과의로서 갈레노스 의학 안에 머물렀다.

베살리우스는 해부학 연구에 일생을 바쳤다. 그는 시체를 찾아 무덤과 처형장을 헤매 다녔고, 그리하여 최초로 심오한 인체의 작용을 규명해낼 수 있었다. 그는 몇 년간 밤낮으로 해부하고 연구하고 글을 써서 『인체구조에 관하여』를 완성했다. 그 책은 그가 인류에게 선사한 빛나는 선물이었다. 또 그 책은 베살리우스의 재능이 그가 비판했던 히포크라테스, 갈레노스, 아부 바크르 알 라지(라제스) 같은 의학계의 영웅들과 비슷하거나 더 뛰어나다는 사실을 보여주는 증거이기도 했다.

그러나 베살리우스의 노고로 완성된 인류의 빛나는 선물이 처음부터 환대를 받은 것은 아니었다. 그의 책을 비난한 사람 가운데는 종교 지도자들도 있었지만 대개는 갈레노스를 추종하는 해부학자들이었다. 가장 맹렬한 비판자는 한때 그의 선생이었던 야코부스 실비우스였다. 실비우스는 그때까지도 유럽의 해부학자들 사이에서 위대한 스승으로 군림하고 있었다. 그는 기존의 의학을 지키려는 늙은 호위대의 선봉에 서서 베살리우스를 불신의 함정으로 몰아넣었다. 그는 갈레노스는 결코 틀릴 수가 없으니 베살리우스가 틀린 게 분명하다고 주장했다. 그리고 곧은 넓적다리뼈에서 볼 수 있는 것처럼 갈레노스의 해부학과 실제 인체 사이에 무시할 수 없는 모순이 존재한다면, 그것은 갈레노스가 틀린 것이 아니라 갈레노스 시대 이후 인류가 변한 것이라고 강변했다. 실비우스는 베살리우스가 '오류로 가득한 추잡한 책'을 만들어냈으며 '스승을 극도의 허위로 공격하고 배신한, 무지하며 오만한 비방자'에 불과하다고 비난했다.

　베살리우스가 이런 비난에 제대로 대응하지 못했다고 말할 수는 없다. 그는 분노에 휩싸여 일종의 '상징적 자살'이라고 할 수 있는 행동으로 응수했다. 1543년이 끝나갈 무렵 자신의 해부학 연구 결과들과 갈레노스의 저술에 관한 미출간 주해서, 책으로 만들고자 했던 메모들을 모두 쌓아놓고 불을 질렀던 것이다. 베살리우스는 조금도 감사할 줄 모르는 세상을 위해 일하는 것은 쓸데없는 짓이라고 생각하며 자신의 과거와 꿈이 연기와 재로 변하는 것을 지켜보았다. 그는 앞으로 인체를 해부해 새로운 지식을 알리는 일은 하지 않겠다고 맹세했다. 이렇게 해서 재능 있고 진취적인 혁명가 베살리우스는 타오르는 불길과 더불어 영원히 사라져버리고 말았다. 그리고 타다 남은 재 속에서 과거와 전혀 다른 보수적인 베살리우스가 탄생했다. 그는 영원히 파도바를 떠났고 결혼을 하고 나서는 카를 5세의 궁정에서 존경받는 의사로 변신했다.

베살리우스는 여생을 궁정 의사로 살았다. 처음에는 카를 5세를, 나중에는 스페인의 펠리페 2세를 섬겼다. 베살리우스는 왕가의 통풍이나 매독을 치료했고, 카를 5세가 통치하던 시절 수많은 전장에서 수술을 집도했다. 그는 1544년 생디지에 전투에서 당대의 위대한 외과의 중 한 명인 앙브루아즈 파레와 적으로 만났다. 파레는 프랑스 왕 앙리 2세의 병사들을 치료하며 도시 안에 있었고, 베살리우스는 도시를 포위한 황제의 군대를 위해 일하고 있었다.

마침내 전쟁이 끝나 두 의사는 대면할 수 있었다. 협정을 공고히 하기 위해 왕실 가문 사이에 결혼이 성사되었다. 앙리 2세는 자신의 딸은 스페인의 펠리페 2세와, 누이는 사보이 공작과 결혼시켰다. 축하 잔치를 위해 마상 창 시합이 열렸다. 앙리 2세는 몸소 시합에 참가하기로 결정했다. 이는 앙리 2세가 믿을 수 없을 정도로 판단력이 흐리다는 것을 보여주는 일이었지만 시합은 예정대로 진행되었다. 불행히도 앙리 2세는 상대방 기사의 창에서 나온 파편이 오른쪽 눈 바로 위에 박히는 사고를 당했다. 왕의 주치의는 파레였지만 베살리우스가 치료의 책임을 맡았다. 두 의사가 갖은 노력을 다했음에도 불구하고 왕은 결국 사망했다. 검시를 마친 파레와 베살리우스는 사망원인은 파편의 상처가 아니라 대측 손상contracoup injury으로 인한 응혈이라고 결론 내렸다. 상처 반대편의 뇌가 손상당했던 것이다.

궁정에서 일하는 동안 베살리우스는 유럽에서 가장 존경받는 의사가 되었고 돈도 많이 벌었다. 그러나 불행히도 그는 해부학 연구를 포기하고 왕실의 후원을 받으며 안락하게 살기로 한 결정을 후회했던 것 같다. 그는 스페인에 머무는 동안 큰 고통을 받았다. 스페인 궁정

은 그에게 적대적인 데다 미신적인 경향이 강
했다. 특히 베살리우스는 열일곱 살인 왕의 아
들 돈 카를로스의 일로 자존심에 큰 상처를 입
었다. 돈 카를로스는 어떤 젊은 여인을 쫓다가
계단에서 굴러 떨어져 심각한 부상을 당했다.
베살리우스는 맹렬히 반대하는 다른 시의들
앞에서 왕자를 살리기 위해 온 정성을 쏟았다.
미신을 믿는 그 지역 사람들은 한 세기 전에
죽은 성자 디에고 데 알칼라의 시체를 다시 파

> 황제 폐하에게 탄원하오니, 자신만의
> 집에서 태어나고 자란 이 괴물, 무지와
> 후안무치, 오만함과 불손의 이 극악한
> 표본에게 가혹한 벌을 내려주소서. 그
> 를 처단하여 유럽의 나머지 땅에 그 해
> 로운 숨결을 퍼뜨리지 못하게 해야 합
> 니다. ……이 히드라가 새로운 머리를
> 내밀면, 즉시 그것을 잘라내야 합니다.
> 엄청난 크기의 키메라, 오물과 쓰레기
> 의 잡동사니에 불과한 이 책은 결코 읽
> 어볼 필요도 없으며, 즉시 교황청에 넘
> 겨야 합니다.
> ─ 자크 뒤부아(야코부스 실비우스), 1551년

내 그 성스러운 유골을 아픈 왕자 옆에 뉘여야 한다고 주장했다. 베
살리우스는 거의 죽음의 문턱에 이른 환자를 수술해 목숨을 구했지
만, 사람들은 디에고 데 알칼라의 시체 덕분에 왕자가 살아났다고 생
각했다.

스페인에서 5년간 비참한 시간을 보낸 베살리우스는 마침내 펠리
페 2세의 허락을 받아 성지 순례를 떠나게 되었다. 그는 베네치아에
서 배를 탔다. 아마 거기서 자신이 성지에서 돌아오면 다시 파도바대
학의 교수 자리를 얻을 수 있을지 그 가능성을 타진해본 듯하다. 하지
만 성지에서 돌아오던 길에 그가 탄 배는 며칠간 격심한 폭풍을 만났
고, 건강이 좋지 않았던 베살리우스는 그리스의 자킨토스 섬에 내렸
다. 그는 거기서 홀로 죽었고 이름도 표지도 없는 무덤에 묻혔다. 운
명은 그에게 두 번째 기회를 허락하지 않았던 것이다.

베살리우스는 자신이 이룬 업적의 중요성을 충분히 깨닫고 있었다.
그는 자신이 새 시대를 연 해부학자일 뿐 아니라 당대의 대표적 인물

이라고 생각하고 있었다.

많은 사람들이 나에게 적대적이라는 것을 안다. 그것은 내가 최고의 의사이자 만물의 스승인 갈레노스의 권위를 무시했기 때문이고 내가 그의 모든 견해를 무차별적으로 받아들이지 않았기 때문이다. 요컨대 내가 그의 책에서 실제로 몇몇 오류를 찾아낼 수 있다는 사실을 증명했기 때문이다. 나와 우리의 연구에 대해서 얼마나 부당한 일인가! 더욱이 우리의 세대에 대해서는 또 어떤가!

하지만 우리는 오늘날 미켈란젤로, 레오나르도 다 빈치, 코페르니쿠스, 베살리우스 같은 천재들의 시대를 경외하는 마음으로 돌아보곤 한다.

『인체구조에 관하여』의 유명한 인체 골격 삽화 중에 등장하는 무덤에는 이런 말이 쓰여 있다. "천재는 영원하고, 다른 모든 자들은 죽어 없어질 뿐이다." 베살리우스를 위한 추도문으로 이보다 더 적절한 말은 찾아보기 어려우리라.

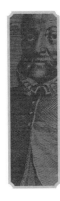

# 요한 바이어
## — 광기의 시대에 울려 퍼진
## 온전한 정신의 목소리

광기는 다양한 형태로 찾아온다. 우리는 우울증, 외상 후 스트레스, 공포증, 강박증, 편집증 같은 여러 정신장애에 대해 잘 알고 있다. 그런데 때로는 사회 전체가 광기에 사로잡히는 경우도 있다. 홀로코스트가 대표적인 예이다. 세계는 현대의 한 국가가 완전히 제도화된 집단적 광기의 나락에 떨어져, 모든 문제의 원인을 유대인에게 돌리고 강박적이고 조직적으로 그들을 절멸시키는 데 몰두했던 그 잔혹함에 경악했다.

그러나 집단적 광기라는 점에서 보면, 20세기에 유럽을 뒤흔든 홀로코스트가 역사적으로 처음 일어난 일은 아니었다. 중세의 세계질서가 종교전쟁과 정치적 전쟁, 역병, 새로운 사상의 맹공 아래 서서히 무너져가던 시절, 교회와 국가가 힘을 합해 악을 공격했다. 악은 대개 비참한 여성의 모습을 하고 있었다. 마녀는 도처에 숨어 있었고, 올바른 정신을 가진 사람들조차도 기꺼이 마녀 화형을 지켜보았다. 이런 광기는 무려 300년 동안이나 계속되었다.

불길에서는 오랫동안 연기가 피어올랐다. 성경에서도 이렇게 이르고 있었다. "마술을 부리는 여자는 살려두어서는 안 된다." 중세의 기나긴 암흑기 동안 유럽은 점차 고대 그리스·로마에서 물려받은 과학·의학·합리주의로부터 멀어지게 되었다. 위로부터 부여된 신앙이 이성과 관찰을 대신했고, 의학은 이상한 화합물, 주문, 부적, 기도와 함께 처방되는 유용한 치료법에 불과했다. 당시 사람들의 머릿속은 마녀와 마법에 관한 이야기로 가득했다. 마녀의 탓으로 돌릴 수 있는 인재와 자연재해는 얼마든지 있었다. 수많은 사람들이 역병 때문에 죽고, 많은 곡식이 시들어버리고, 가난과 궁핍이 만연하고, 헤아릴 수 없이 많은 사람들이 고향을 떠나야 하는 것이 자연적인 일일 수는 없었다. 그것은 당연히 사탄의 짓이었다. 그리고 마녀는 사탄의 충실한 하수인이었다.

12세기가 시작되자 가톨릭교회는 이단을 추적하고 처단할 수 있는 영구적인 조직을 만들었다. 교회는 세속의 통치자들에게 이단을 고발하고 처벌하라고 요구했다. 1231년, 교황 그레고리오 9세는 도미니크 수도회에 종교재판소의 운영을 맡겼다. 13세기 말에는 거의 모든 가톨릭 국가에 영구적으로 종교재판소가 설립되었다. 종교재판소는 주로 고문하는 방법으로 이단자를 찾아냈다. 15세기 말 가톨릭교회는 더욱 큰 위협을 받았다. 교황과 신교도들 사이에 일어난 전쟁은 가톨릭교회의 권위와 신뢰성에 큰 타격을 주었다. 신교의 불꽃은 유럽에 퍼져 있던 가톨릭교회의 주도권을 약화시켰다. 농부들은 기존의 권력

집단에 반기를 들었다. 악이 도처에 퍼져 있는 듯했다.

그 무렵 교황 인노켄티우스 8세에 의해 고용된 가장 열성적인 종교재판관 요한 슈프렝거와 하인리히 크래머는 다른 성직자들과 세속 권력이 마녀 사냥에 제대로 협력하지 않는다고 불만을 토로했다. 교황은 이를 심각하게 받아들여 1484년 12월 5일 칙서를 내렸다. 이 칙서는 마녀와 마법에 관한 문제가 명백하고 시급한 위험이라는 교회의 입장을 분명히 했다. 그리고 모든 관계당국은 종교재판관을 도와야 하며, 만약 그러지 않으면 끔찍한 결과가 발생할 것이라고 선언했다. 교황에게 불만을

> 최근에 우리 귀에까지 그런 말들이 들려온다. ……남녀 공히 많은 사람들이 자신들의 구원에 대해 망각한 채 가톨릭 신앙에서 벗어나 악령과 잉큐버스(잠자는 여자와 성교한다고 알려진 악마), 서큐버스(잠자는 남자와 성교한다고 알려진 악마)에게 자신을 맡기고, 주문이나 마술, 마력, 부적, 이상한 술수로 산모의 자궁에 있는 태아를 죽인다는 것이다. 그들은…… 자연의 열매와 소산을 ……말려죽이고 ……남자들의 성행위를 막고 여자들이 수태하지 못하게 만든다고 한다. 그런 까닭에 우리는 우리의 사명에 따라 ……종교재판관 하인리히 크래머와 요한 슈프렝거에게 어떤 구속이나 제한 없이 지위와 신분의 고하를 막론하고 누구든 징계·투옥·처벌할 수 있는 권한을 부여한다고 포고하는 바이다.
> —교황 인노켄티우스 8세,
> 1484년 12월 5일

제기했던 두 명의 종교재판관은 우선 교황의 칙서를 이용하여 로마의 막시밀리아누스 황제 같은 세속 권력자들의 승인을 얻었다. 그 뒤 자신들이 애써 모은 마녀 사냥과 고발에 관한 지식을 명문화하는 작업에 착수했다.

한두 해 뒤에 나온 그 결과물이 바로 악명 높은 『마녀의 망치 Witch's Hammer』였다. 이 책은 금세 마녀 사냥꾼들의 성경이 되었다. 오늘날의 관점에서 보면 『마녀의 망치』는 믿을 수 없을 정도로 잔인하고 여성 비하적인 문헌으로 아마도 역사상 가장 끔찍한 책으로 기억될 것이다. 슈프렝거와 크래머는 모든 음험한 소문과 전설을 문자 그대로 받아들여 마녀로 의심되는 사람들의 박해를 합법적으로 정당화하고

체계화했다. 이 책은 피의자의 혐의에서부터 체포, 심문, 고문, 처형까지의 단계를 상세히 설명하고 있다.

이 책에 나타나 있는 여성에 대한 망상, 잔인함, 증오는 불행히도 일시적인 광기가 아니었다. 그 뒤 몇 세기 동안 이 책은 20개의 판본과 번역본으로 양산되었다. 이 책이 열렬히 추구하는 가치와 사고는 일부 집단에 국한된 것이 아니라 그 시대 거의 모든 사람들의 마음과 머릿속을 지배했고 교회와 국가의 연합된 힘에 의해 더욱 강화되었다. 그 누구도 감히 종교재판관에게 이의를 제기할 수 없었기 때문에 고문은 상상할 수 없을 정도로 가혹했다. 가톨릭교도든 개신교도든 마녀 사냥꾼들은 누구나 『마녀의 망치』를 가지고 다녔다.

『마녀의 망치』에 드러나 있는 극단적인 공포와 분노는 오로지 하나의 대상을 향한 것이었다. 바로 여자였다. 여자는 본질적으로 열등하고 불순한 존재로 정의되었다. 여자는 스스럼없이 그리고 기꺼이 악마의 앞잡이가 될 수 있었다. 크래머와 슈프렝거는 이렇게 썼다.

여자는 우애의 적, 피할 수 없는 형벌, 어쩔 수 없는 악, 천성적인 유혹자이자 매력적인 재앙, 가정의 위험, 기쁨을 주는 해악, 아름다운 빛깔로 칠해진 자연의 악이다. 그 외에 무엇이 될 수 있겠는가! …… 인간과 동물들은 이런 여자들의 악으로 인해 죽는 것이다.

마녀 사냥의 불길은 300년 이상 타올라 수많은 사람의 목숨을 앗아갔다. 그 대부분은 여자였다. 희생자들은 대개 가난했지만 간혹 부유하고 영향력 있는 사람들이 이 불길 속에서 숨지는 경우도 있었다. 공정하고 온화한 재판관이었던 트리어의 디트리히 플라데도 그런 사람 중 하나였다. 디트리히 플라데의 관할구역에서 마녀 사냥이 원활히 이루어지지 않자 그의 적들은 조바심을 느꼈다. 그러던 중 어떤 마녀 용의자가 디트리히 플라데가 마녀의 연회에 참석했다고 말했다는 사실이 확인되었다. 재판관 플라데는 마법을 쓴 혐의로 체포되어 고문을 당했다. 그는 세 번째 단계의 고문에서 죄를 시인하고 여러 사람의 이름을 댔다.

아이들이라고 해서 종교재판의 광풍을 피해 갈 수는 없었다. 마녀를 색출하기 위해 법률이 개정되었는데 개정된 법에서는 일곱 살짜리 어린아이도 부모의 죄를 증언할 수 있었다. 고문과 화형을 당한 여자, 남자, 어린아이의 수는 5만 명에서 900만 명 사이로 추정되고 있다. 아무도 죽은 사람의 수를 세어보지 않았기 때문에 이 숫자는 추정에 의존할 수밖에 없다. 하지만 당시 마녀 사냥과 화형이라는 광기가 얼마나 기승을 부렸는지는 어느 정도 헤아려볼 수 있다.

17세기 초 부루군디의 이단 심문관 앙리 보게Henry Boguet는 어느 프랑스 수도원의 개원을 축하하며 이렇게 말했다.

나는 마녀들이 180만 병력의 크세르크세스군과 같은 엄청난 군대를 조직할 수 있다고 믿습니다. ……주변을 돌아보면 이 땅이 이 불길하고 저주받

따라서 마법 같은 것은 없으며 그런 것은 순전히 꾸며낸 이야기일 뿐이라고 말하는 사람들은 틀린 것이다. 사람들은 악마가 무지하며 천한 자들의 상상 속에서나 존재하는 것이므로 세상에 일어나는 자연 현상을 상상 속의 악마 탓으로 돌리는 것은 잘못이라고 믿고 있다. ……하지만 이것은 진실한 신앙과 반대되는 일이다. 진실한 신앙은 천사가 하늘에서 떨어져 악마가 되었다는 것을 가르쳐주고 있다. 악마는 그들의 본성대로 우리가 할 수 없는 놀라운 일들을 수없이 많이 할 수 있다는 것을 알아야 한다. 다른 존재를 끌어들여 사악한 기적을 행하는 이를 마녀라고 한다. 그리고 세례받은 사람이 행하는 그런 불의를 이단이라 하므로 그런 사람은 이단자가 되는 것이다.

—하인리히 크래머와 요한 슈프렝거,
『마녀의 망치』, 1487년

은 해충들로 들끓고 있다는 것을 쉽게 확인할 수 있습니다. 독일은 어쩔 수 없이 그들을 태우기 위해 불길을 높이 올려야 했고, 스위스도 똑같은 일을 해야 했습니다. 그리하여 인구는 격감했습니다. 로렌을 방문하는 여행객들은 마법사들이 묶여 있는 수천, 수만 개의 기둥을 볼 수 있을 것입니다. 우리도 다른 나라와 같은 고난에 빠져 있습니다. 우리도 이 땅의 여러 곳에서 수많은 처형자들을 보고 있습니다. …… 아닙니다. 아니에요. 무수한 마녀들이 전국 각지에 흩어져 있습니다. 그들은 정원의 애벌레들처럼 이 땅 위에 퍼져 나갑니다. …… 나는 그들이 하나의 집단으로 뭉쳐 우리가 그들을 한 차례의 불길로 손쉽게 태워버릴 수 있기를 바랄 뿐입니다.

이 광기의 한가운데에서 반대의 목소리를 내는 사람이 있었다. 네덜란드의 의사 요한 바이어Johann Weyer(1515~1588)였다. 그는 고

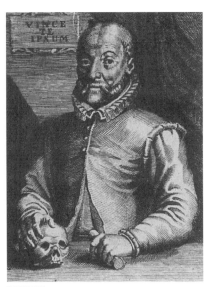
요한 바이어

발당한 여인들을 세심히 관찰했다. 그 여인들은 하늘을 난다거나, 마녀의 연회에서 악마와 관계했다거나, 자궁 안의 아기에게 독을 주입했다거나, 가축을 죽이고 곡식을 시들게 했다는 혐의를 받고 있었다. 바이어는 그 여인들이 대단히 약하고 많은 경우 정신적인 문제를 가진 사람들이라는 사실을 알게 되었다. 그는 이런 사실을 알고 매우 괴로웠다. 그리하여 자신이 '영혼의 파멸'이라

고 묘사한 미친 짓을 중단시키고 싶은 간절한 바람을 글로 옮겼다.

요한 바이어는 1563년에 『마법에 관하여On Witchcraft』라는 위대한 저서를 출간하는데 그는 이 책에서 고문대 위에서 채찍과 뼈를 으스러뜨리는 기구로 알아낸 악마 이야기 따위는 아무런 의미도 없다고 주장했다. 그 당시 이런 말을 공개적으로 한 사람은 극소수에 불과했다. 그는 고문을 당하지도 않았는데 기괴한 이야기를 하는 사람들은 단순히 망상에 빠져 있거나 조증, 울증, 치매, 약물 오용의 부작용으로 그런 것뿐이라고 말했다. 그리고 유산에서 폭풍우까지 사람들이 마녀의 탓으로 돌리는 재앙과 불행은 그저 자연 현상에 불과하다고 주장했다.

사실상 바이어는 천한 농부에서 고매한 지식인에 이르기까지 거의 모든 사람들이 정신질환이나 비정상적인 행위를 이단 또는 악마의 소행으로 여기는 시대에 홀로 저항한 인물이었다. 그는 "마녀란 실재하지 않으며 단지 아프고 절망에 빠진 여인들이 있을 뿐이다. 이런 여인들의 문제는 치료를 통해 해결해야 한다."고 말했다. 요한 바이어는 여인들이 가진 문제의 원인을 이해하기 위해 직접 마녀 용의자들의 사례를 연구했다. 이런 진지한 자세와 노력 덕분에 그는 현대 정신의학의 시조로 여겨지곤 한다.

바이어는 끔찍한 부당 행위를 보며 느끼는 분노를 억제하려고 무던히 애썼다. 하지만 고문으로 받아낸 자백에 관한 글을 쓸 때는 격렬한 감정을 드러내기도 했다.

우리의 재판관들은 비천하고 무지한 일부 대중에 대해 악의적인 불만과 터무니없는 의심을 갖고 있다. 그래서 악마 때문에 미치고 말았다는 늙고 불쌍한 여인들을 체포해 감옥에 처넣었다. ……일단 감옥에 갇힌 사람들은 하수인들의 손에 넘겨져 잔인한 고문을 당한다. 그들은 형용할 수 없는 고통 속에서 심문을 받는다. 죄가 있느냐 없느냐는 중요하지 않다! 자백을 할 때까지는 절대로 풀려나지 못한다. 그리하여 계속 이 끔찍한 폭군들의 고문을 받느니 차라리 불길 속에서 자신의 영혼을 주님께 바치는 길을 택하게 되는 것이다. 그들이 이 하수인들의 주먹질이나 잔인함에 숨 막혀 죽는 경우 권력자들은 기쁜 마음으로 이 불쌍한 희생자들이 자살을 했다고 쓰거나 ……악마가 그들의 목을 분질렀다고 말한다.

마녀 사냥꾼들을 비판하는 것은 매우 위험한 일이었다. 물론 바이어도 그 사실을 잘 알고 있었다. 그럼에도 그는 이 미친 전쟁의 최전선에 서서 마법과 싸우고 있는 무식하고 광신적인 수도사들에 관해 이렇게 썼다.

그들은 의학에 관해 어느 정도 알고 있다고 주장하면서 막상 도움을 구하는 사람에게는 악마에게 홀려 병든 것이라고 거짓말을 한다. 그들은 그 정도로 만족하지 않고, 죄 없는 여인과 그 가족 전체에게 마녀의 낙인을 찍는다. 그들은 죄 없는 사람들을 증오로 질식시키고, 우애를 깨뜨리고, 혈연을 갈라놓고, 지하 감옥의 공포를 불어넣는다. 가난하고 죄 없는 사람들뿐 아니라 희생자들을 변호하려는 사람들도 이런 운명에 처하고 만다.

한동안 바이어의 급진적인 견해는 어느 정도 효과를 발휘했다. 『마법에 관하여』는『마녀의 망치』에는 미치지 못했지만 1563년부터 1577년까지 라틴어로 다섯 가지 판본이 인쇄되었고, 1567년에 독일어판과 프랑스어 판이 나왔다. 바이어의 1577년 증보판 역시 프랑스어로 번역되었다. 몇몇 계몽된 인문주의자들과 성직자들은 그를 지지했다. 에히터나흐의 베네딕트 수도원 원장 안토니우스 호바에우스는 바이어에게 보낸 편지에 이렇게 썼다. "내가 읽은 책 가운데 당신의 책만큼 즐겁고 깊은 영적 환희를 준 것은 없었습니다. 이 책은 앞으로 당신에게 불멸의 영광을 가져다줄 것이라고 생각합니다."

그러나 대부분의 유럽인들은 교황과 왕들이 주도하고 막강한 관료기구에 의해 행해지는 대대적인 마녀 사냥에 열렬한 지지를 보내고 있었다. 바이어의 의학적 견해가 이를 막아내기는 힘들었다. 그러던 차에 장 보댕Jean Bodin(1530~1596)이 바이어를 공격하고 나섰다. 보댕은 당대의 기준으로 보면 기이할 정도로 넓은 관용을 주장했던 철학자이자 정치개혁가, 법학자였다. 하지만 바이어에게는 관용적이지 않았다. 그가 볼 때 이 '변변찮은 의사'는 의학이 법과 종교 재판이 지배하는 신성한 왕국 안으로 들어올 수 있다고 생각하는 것 같았다. 보댕은 바이어에게 신학과 법학의 고귀한 영역 안으로 들어오려고 애쓰는 대신 소변검사나 똑바로 하라고 썼다.

> 마법을 처단한다는 미명 아래 뿌려진 사악한 씨앗이야말로 바로 광신적이며 타락한 여러 견해들이 사탄의 힘을 통해 기독교 세계에 가져온 불행이다. 이것은 결코 사소한 일이 아니다. 오래된 뱀이 해독을 퍼뜨리는 동안 사람들은 원하지 않음에도 불구하고 성경과 교회 관습에 대한 견해차로 분열을 경험할 수도 있을 것이다. 하지만 이 때문에 마녀 또는 마법사라고 불리는 나약한 노파가 사람이나 동물에게 어떤 해를 끼칠 수 있다는 생각이 만연하게 되었다. 이런 생각은 다시 없을 커다란 불행을 가져왔다. 매일같이 듣는 소식은 저주받은 배교, 악마와의 친교, 이웃 간의 증오와 다툼, 도시나 지방에서 생기는 불화, 그리고 악마의 도움을 받았다는 이유로 살해당한 죄 없는 많은 사람들에 대한 것이다. 그것은 마녀의 힘에 대한 믿음에서 생겨난 것들이다. 우리 의사들만큼 이런 일들에 관해 정확히 판단할 수 있는 사람은 아무도 없을 것이다. 우리 의사들의 귀와 심장은 이런 미신 때문에 끊임없이 고통받고 있기 때문이다.
>
> —요한 바이어, 1563년

보댕은 바이어가 마녀 용의자들을 방면하도록 일부 재판관들을 설득하는 데 분개하여 자신이 맡은 사건 하나를 극단적으로 처리했다. 콩피에뉴 출신의 한 여자가 그의 관할에 놓이게 되었다. 그녀는 열두살 때부터 악마와 관계를 맺었다는 혐의를 받았는데, 그 관계는 결혼하고 나서도 계속 이어졌다고 했다. 그녀의 죄가 확정되자 마음이 약한 일부 재판관들은 그녀를 교수형에 처하자고 했다. 하지만 보댕은 공정한 처벌을 주장했고, 산 채로 화형당하는 것을 끝까지 확인했다. 보댕은 많은 여자들이 아무에게도 해를 끼친 적이 없는데도 억울하게 화형당하고 있다는 바이어의 주장에 대해 이렇게 일갈했다. "마녀들은 하느님을 버리고 사탄을 섬겼다는 점에서 천 번이라도 고문을 받아야 마땅하다. 그들이 아버지와 어머니를 자기 손으로 살해했다고 하더라도 그 죄는 이에 못 미칠 것이다."

보댕은 바이어가 악마와 손을 잡고 있는 마법사임이 틀림없다고 생각했다. 그렇지 않다면 마녀를 그토록 동정할 이유가 없었다. 보댕은 자신이 이 악마 의사를 산 채로 불태우지는 못한다고 하더라도 그가 지옥의 불길에 떨어질 것은 분명하다고 확신했다. 보댕은 바이어를 두고 "경건의 옷을 입고 있는 자보다 더 불경한 자는 없다."고 말했다.

바이어가 그래도 동료 의사들만은 자신을 지지하리라 기대했다면 아마 크게 실망했을 것이다. 당대 최고의 의사인 스크리보니우스가 보댕의 편을 들었던 것이다.

그렇다. 나는 공개적으로 말하겠다. 나는 보댕의 생각처럼 바이어가 마녀를 숭배하고 있고, 그가 마녀의 동료이자 공범일 뿐만 아니라 마법사이자 독약 제조사이기 때문에 다른 마법사와 독약 제조사들을 옹호하는 것이라고 믿는다. 아, 이런 인간이 아예 태어나지 않았더라면, 아니면 적어도 아무것도 쓰지 않았더라면!

바이어의 고용주이자 옹호자인 빌헬름 공작도 더 이상은 바이어를 보호할 수 없게 되었다. 공작은 심장발작을 일으킨 데 이어 미쳐버렸던 것이다. 게다가 공작의 아들까지 정신이 이상해져버리자 바이어가 마법을 쓰고 있다는 게 분명해졌다. 공작의 영토에서는 금지되었던 마녀 사냥의 열풍이 다시 불어 닥쳤고, 바이어가 그 표적이 되었음은 말할 것도 없다. 그는 도망치지 않을 수 없었고, 결국 시대의 악의에 내몰려 1588년에 타국에서 숨을 거두었다.

역사가들은 마녀 사냥의 광기가 1600년대에 절정에 이르렀다고 말한다. 바이어가 마녀 용의자들을 의학의 보호 아래 두고자 노력했던 때로부터 거의 한 세기가 지난 후였다. 엘리자베스 시대의 영국, 앙리 3세의 프랑스, 독일 전역에서 마녀 사냥의 불길이 크게 솟아올랐다. 이는 신세계에서도 크게 다르지 않았다. 1629년 30명을 희생시킨 미국 매사추세츠 주 세일럼의 마녀 재판은 마녀 사냥의 광기를 극명하게 보여주었다.

하지만 거대한 광기의 불길은 점차 잦아들었다. 독일에서 처형당한 마지막 마녀는 안나 마리아 슈베겔린으로, 1775년 3월 30일 바이에른에서 참수당했다. 바이어의 위대한 저서가 출간된 지 212년이 지난 뒤였고, 미국독립혁명이 일어나기 1년 전의 일이었다. 미국독립혁명으로 이전과는 전혀 다른 세계관이 형성되었고, 이는 마녀 사냥의 불길에 찬물을 끼얹었다. 갈릴레오와 뉴턴의 명석한 합리주의로 대표되는 이 새로운 세계관은 미국 독립선언문과 권력의 남용을 금지하는 미국 헌법에 반영되어 있었다.

하지만 유대인 홀로코스트, 소련의 강제수용소, 캄보디아의 킬링필드 같은 예에서 볼 수 있듯 우리 사회가 언제 또 광기에 휩싸일지 알 수 없다. 광신적 이데올로기가 국가를 지배할 때는 특히 더 그러하다. 어쩌면 이런 끔찍한 광기의 위험을 더 이상 걱정하지 않아도 될 때가 올 수도 있으리라. 하지만 그런 날이 오기 전까지는 다음과 같은 바이어의 충고를 실천해야 할 것이다.

너의 동료를 사랑하고, 잘못을 바로잡고, 진리를 위해 애쓰되 잔인한 방법을 쓰지 말라. 진리를 얻기 위해서는 고통이 따르며, 스스로 잘못에 빠지지 않는 것이 얼마나 어려운지 잊지 말라.

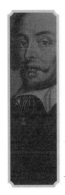

# 윌리엄 하비
## ― 심장이 뛰는 한 피는 돈다

영국의 의사이자 해부학자인 윌리엄 하비William Harvey(1578~
1657)는 보수적인 사상가였다. 그는 공들여 관찰하면서도 결론을 섣
불리 내리지 않는 인물로 유명했다. 그리고 아리스토텔레스와 갈레노
스의 이론을 뒤집어엎기는 했지만, 끝까지 이 고대의 의사들에게 충
실했다. 그는 논쟁을 두려워했고, 12년간 환자들을 조사하고 또 조사
한 뒤에야 자신의 위대한 발견을 발표했다. "기존의 질서를 뒤엎는
것은 내 본성이 아니네." 그는 한 친구에게 이렇게 털어놓았다. 윌리
엄 하비만큼 자신이 세상에 미친 영향력과 배치背馳되었던 인물도 드
물 것이다.

보수적인 기질이 강했던 하비는 궁정무도회의 우아한 드라마 같은
인생을 살았다. 그는 영국 켄트 주 연안의 조용한 도시 포크스톤에서
태어나 자랐고, 그의 아버지와 다섯 형제는 성공한 상인으로 터키와

의 무역으로 많은 돈을 벌었다. 하비는 1618년부터 1647년까지 제임스 1세와 찰스 1세의 시의로 활동했다. 이처럼 하비는 언제나 부족함 없이 안락한 생활을 누렸다.

하비는 열 살에 캔터베리의 킹스 스쿨에 들어갔는데, 이곳의 학생들은 운동장에서도 라틴어나 그리스어를 써야 했다. 그래서인지 하비는 나중에 과학에 관련된 단상들을 적을 때 라틴어와 영어를 뒤섞어 쓰곤 했으며 학술서적을 쓸 때는 라틴어만을 사용했다. 킹스 스쿨을 마친 하비는 케임브리지의 곤빌 앤드 카이우스 칼리지로 가 처음으로 해부학을 접하게 되었다. 그곳에서는 해마다 처형된 범죄자 두 명의 시체를 해부하곤 했다. 졸업 후에는 당시 유럽 의학의 중심지 파도바 대학에서 공부를 계속했다. 그는 이제 막 정맥판막을 발견한 위대한 해부학자 파브리키우스 밑에서 배웠다.

하비는 키가 작았고, 초상화에서 보듯 특별히 두드러진 외모의 소유자는 아니었다. 그렇지만 파도바대학 재학 시절 영국인 학생들의 대표로 뽑혀 대학 운영조직에 참여한 것을 보면 꽤 인기가 있었던 듯하다. 1602년 파도바대학을 졸업하고 런던으로 돌아온 하비는 1604년에 유명한 의사의 딸 엘리자베스 브라운과 결혼한 뒤 의사 생활을 시작했다. 과학혁명의 시기였던 17세기의 시작과 함께 의사로서 경력을 쌓기 시작한 셈이었다.

오늘날에는 인체의 혈액순환에 관한 기본적 지식이 너무도 당연한 것처럼 보인다. 초등학교 아이들도 심장이 동맥을 통해 산소를 얻은 혈액을 체내에 퍼뜨리고, 정맥이 산소를 잃은 혈액을 심장으로 돌려보내며, 작은 모세혈관들이 미세한 동맥과 정맥을 연결시켜주고 있다는 사실을 배운다. 이는 매우 단순한 사실처럼 보이지만, 17세기 초까지는 심장과 혈관의 기능은 풀기 어려운 수수께끼로 남아 있었다. 설상가상으로 의사들은 자신들의 무지를 깨닫지 못했다. 그들은 모든 것이 틀렸는데도 자신들이 혈액순환에 관해 명확히 알고 있다고 생각하고 있었다.

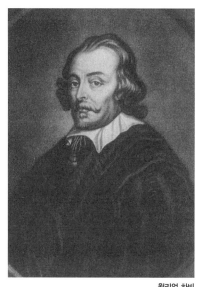

**윌리엄 하비**

하비 이전의 의사들은 인체의 기능에 관한 설명 대부분을 갈레노스의 이론에 의존하고 있었다. 갈레노스는 뛰어난 의사이자 해부학자, 저술가였으며, 르네상스 시대에는 '최고의 의사'로 존경받았다. 그의 관찰과 이론은 오랫동안 의문을 품을 수 없는 정설로 굳어졌다. 갈레노스 이후로 의사들은 정맥이 간에서 나온다고 믿었다. 정맥이 나르는 혈액은 소화된 음식에 의해 간에서 생성된다는 것이었다. 그의 주장에 따르면, 간에서 나온 혈액은 심장을 포함하여 인체의 곳곳으로 퍼져나간다. 일부 혈액은 심장의 오른쪽과 왼쪽을 나누고 있는 판막의 세공들을 통해 동맥으로 흘러 들어간다. 동맥은 심장에서 비롯되지만, 혈액이 아니라 '생명 정기vital spirit'를 운반한다. 이것은 폐의 영기와 정맥에서 나온 혈액, 심장의 '생명의 열기'가 혼합된 것이었다. 베살리우스를 포함하여 많은 해부학자들이 갈레노스의 주장에 따라 좌심실과 우심실 사이에서 세공을 찾아보려 했지만 결국 찾지 못했다. 사실상 갈레노스와 1500년간 그의 뒤를 따른 사람들은 인체의 혈액순환에 관해 제대로 이해하지 못했다(그러나 스페인의 해부학자 미카엘 세르베투스가 1553년 칼뱅주의자들에 의해 화형당하기 전, 심장에서 폐로, 폐에서 다시 심장으로 되돌아가는 혈액의 순환에 관해 기술한 적이 있었다.). 대부분의 권위자들은 간의 혈액과 심장의 '생명 정기'가 조직 속으로 퍼져나가 모두 소모된다고 생각했다. 혈액은 마치 조수처럼 체내에서 차오르거나 빠지기 때문에 혈액이 가득 차거나 부족하면 병에 걸린다고 믿는 사람도 있었다.

하비는 심장의 박동과 동맥의 맥박 사이에 어떤 관계가 있는지 밝혀내고자 했을 뿐 평생토록 존경했던 갈레노스의 이론을 논박하려 했던 것은 아니었다. 의사들은 2천 년간 이 문제에 관해 궁금해하고 있던 터였다. 그는 이를 알아낼 유일한 방법은 직접 눈으로 보거나 실험을 통해 입증하는 것밖에 없다고 생각했다. 그는 책이 아니라 해부를 통해, 철학자들의 견해가 아니라 자연의 체계에서 배우고 가르치겠다고 결심했다. 죽은 동물을 해부해서 얻을 수 있는 지식을 모두 얻자, 그는 살아 있는 동물의 박동치는 심장을 관찰·실험하기 시작했다. 하지만 양이나 사슴, 돼지 같은 온혈동물로부터는 많은 것을 배우기 어려웠다. 온혈동물의 심장은 죽기 바로 전이 아니면 너무나 빠르게 뛰었기 때문이다. 그만 포기할까 하다가 뱀이나 뱀장어, 오징어 같은 냉혈동물을 연구해보자는 생각이 떠올랐다. 냉혈동물의 심장은 훨씬 느리게 뛰었기 때문에 하비는 드디어 심장의 기능에 관해 연구할 수 있는 기회를 얻었다.

하비는 매우 기본적인 것들을 관찰했을 뿐이지만 옳은 방향으로 나아가고 있었다. 그는 심장이 가장 힘차게 운동할 때 심장에 핏기가 사라지면서 한쪽에서부터 수축하고 만져보면 딱딱하다는 사실을 알게 되었다. 심장은 이완할 때 붉어지면서 부드러워졌다. 심장은 수축하고 이완하는 다른 근육과 다를 것이 없었던 것이다. 그는 곧 심장이 풀무나 펌프 같으며 심장이 수축하는 순간에 동맥이 팽창한다는 사실을 발견했다. 고대인들이 생각했던 것과 달리 맥박은 동맥의 적극적인 운동이 아니라 심장이 박동할 때 받는 압력에 대한 수동적인 반응이었다. 그는 "전체 동맥조직은 장갑에 숨을 불어넣을 때처럼 반응한다."라고 썼다.

그는 살아 있는 동물의 심장으로 단순한 실험을 해보았다. 심장 옆에는 정맥들이 합류하는 혈관인 대정맥이 붙어 있었다. 그는 이 대정맥을 조이면 심장이 몇 번 박동을 치고 난 후 심장에 혈액이 없어진다는 것을 발견했다. 이와 비슷하게 대동맥을 조이면 심장에 피가 넘쳐난다는 사실을 알았다. 이제 정맥에서 심장을 통해 동맥까지 이어지는 혈액의 이동경로가 명백해졌다. 하비는 계속해서 혈액이 심장에서 동맥을 통해 체내의 말초혈관까지 퍼지고, 말초혈관에서 정맥을 통해 심장으로 되돌아오는 혈액의 순환과정을 추적했다. 동물의 경우는 동맥과 정맥을 절개해 혈류의 방향과 양을 관찰하고 인간의 경우는 팔 위쪽을 끈으로 묶어 조인 뒤 혈액순환을 관찰했다. 정맥혈은 대단치 않은 힘으로 조여도 흐름을 막을 수 있었고, 좀 더 세게 조이면 동맥과 정맥의 흐름 모두를 막을 수 있었다. 그는 팔의 어떤 부분에 피가 모이고 어떤 부분에 핏기가 사라지는지 관찰하고, 손가락으로 정맥을 눌러보며 혈액의 흐름을 추적했다.

하비가 의학사상 최초로 심장운동 연구에 수치를 활용하자 비약적

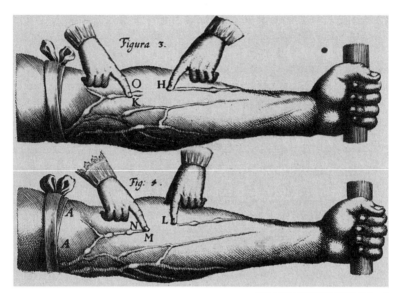

혈액순환의 역학에 관한 하비의 설명 그림

인 전기가 찾아왔다. 그는 인간의 심장은 좌심실이 한 번 수축할 때마다 약 57그램의 혈액을 뿜어낸다는 사실을 알아냈다. 심장이 1분에 72번 박동한다면 1시간에 약 246킬로그램의 혈액이 심장에서 방출된다. 이 양은 성인 몸무게의 세 배에 해당한다. 이 간단한 계산으로 그는 2천 년간 이어져온 잘못된 추론을 종식시켰다. 아무래도 간이 한 시간에 만들어낼 수 있는 혈액량은 한 사람의 몸무게보다 많을 수 없다는 것이 분명했다. 그리고 어떻게 생성되고 이용되든 그토록 많은 양의 혈액이 체내의 말초혈관으로 흘러 들어갈 수는 없었다. 그렇다면 혈액이 체내를 순환한다는 결론이 나올 수 밖에 없었다. "나는 혈액이 일종의 순환운동을 하는 게 아닌가 생각하기 시작했다."라는 하비의 말은 오늘날의 관점에서 보면 터무니없을 정도로 조심스런 표현이다.

하지만 혈액의 순환운동에서 하비가 결코 다가갈 수 없었던 하나의 공백이 있었다. 그는 미세한 동맥과 정맥들을 육안으로 확인할 수 있는 한계까지 확인했다. 또 시간당 250리터가량 되는 혈액이 거미줄 모양의 동맥혈관에서 복잡하기 이를 데 없는 정맥혈관으로 흘러 들어갈 수밖에 없다는 사실을 깨달았다. 따라서 이들이 서로 연결되어 있어야 했지만, 현미경이 없기 때문에 보이지 않는 '세공들'이 미세한 동맥과 정맥들을 연결하고 있다고 추측할 수밖에 없었다. 하비가 죽고 나서 3년 뒤 마르첼로 말피기Marcello Malpighi가 마침내 현미경으로 모세혈관을 확인했고, 그로부터 5년 뒤 미세한 적혈구가 모세혈관을 통과하는 것이 확인되었다. 혈액순환 이론은 그때 비로소 완성되었다.

1628년 마침내 하비는 자신의 발견을 『동물의 심장과 혈액의 운동에 관한 해부학적 연구Anatomical Studies on the Motion of the Heart and Blood』라는 72쪽짜리 책으로 출판했다. 이로써 느린 속도지만 혁명이 시작되었다. 하비는 자신을 비판하는 거센 목소리들과 맞닥뜨려야 했다. 이들 중 가장 이름난 인물은 파리의과대학의 영향력 있는 해부학자 장 리올랑Jean Riolan이었다. 리올랑은 하비의 저작이 갈레노스의 해부학뿐만 아니라 갈레노스 의학 체계 전체에 치명적인 타격을 줄 수 있다고 보았다. 오랜 세월 이어져온 체액 기반의 진단법, 흡각을 이용한 방혈법, 사혈과 같은 의술이 모두 위협을 받게 된

나는 다른 사람들의 책이 아니라 실제 조사를 통해 심장의 운동과 기능을 알고자 했다. 처음 동물 실험을 했을 때 나는 그것이 얼마나 어려운 일인지를 깨달았다. 심장의 운동은 오로지 하느님만이 알 수 있다고 한 프라카스토리우스의 말을 믿고 싶을 지경이었다. 운반되는 혈액의 양이 얼마나 되는지, 혈액의 운반이 얼마나 빠르게 일어나는지 깨달은 뒤 ……나는 혈액이 일종의 순환운동을 하는 게 아닌가 생각하기 시작했고, 나중에 이것이 사실임을 알아냈다. ……따라서 동물의 체내에 있는 혈액이 끊임없는 순환운동을 통해 움직이고, 심장의 작용 또는 기능은 이런 일을 하는 것이라는 결론에 도달했다. 심장은 박동을 통해 이런 일을 수행하고, 이것이 심장의 운동과 박동의 유일한 목적임이 분명해졌다.

—윌리엄 하비, 1628년

것이었다. 리올랑은 하비의 저작을 줄기차게 비판하기 시작했는데, 대정맥과 대동맥을 통해 혈액이 일부 순환할 수는 있지만 인체 전체에 해당하는 것은 아니라고 주장했다. 논쟁을 극구 피하던 하비도 리올랑에게는 반박하지 않을 수 없었다. 1657년 하비가 죽을 무렵에는 대부분의 의학자들이 혈액순환을 사실로 받아들이고 있었다. 하지만 과거를 고수하고 싶어 하는 의사가 리올랑만은 아니었다. 의사들은 한 세기가 지나도록 체액을 토대로 사고하고, 사혈과 하제로 사람들을 치료했다.

혈액순환은 2천 년간의 의학적 연구와 추론에도 불구하고 하비의 발견이 있기 전까지는 제대로 이해되지 못했다. 하비는 생리학과 의학에 혁명을 불러일으켰다. 하지만 더욱 중요한 것은 하비가 다음 세대의 학자들에게 무엇보다도 실험이 최우선이며, 그 다음으로 정량적 추론이 중요한 도구라는 인식을 심어주었다는 점이다. 그가 실시한 일련의 실험은 심장의 신비를 풀었을 뿐만 아니라 아무리 날카로운 관찰이라 하더라도, 또 아무리 설득력 있는 추론이라 하더라도, 그 자체만으로 생명체의 기능을 해명할 수 있을 만큼 강력하거나 확실한 것은 없다는 것을 증명했다. 하비는 그 이전의 뛰어난 연구자들처럼 환자의 상태와 명석한 관찰을 귀중히 여겼고 자신이 관찰한 것을 오랫동안 숙고했다. 하지만 하비가 그들과 달랐던 점은 실험을 통해 모든 개념과 사고들을 사정없이 해부했고 삶의 본질이나 목적같이 거대한 물음에 관해 추론하기를 단호히 거부했다는 것이다. 사상가들은 여러 세기 동안 이런 문제들에 관해 숙고했지만, 하비는 자연에 관해 의문을 품으면서 '왜'보다는 '어떻게'라고 묻는 것이 훨씬 더 생산적인 결과를 낳는다는 사실을 보여주었다.

　하비는 당대의 위대한 인물 가운데 한 명이었다. 당시는 데카르트, 갈릴레오, 뉴턴 같은 위인들이 과학적 발전을 이끌던 시기였다. 하비는 '추론과 실험'을 통해 인간의 심장에 관한 무지와 혼란을 불식시키고 명쾌하고 효과적인 새로운 설명을 제시했다. 그는 갈릴레오처럼 고대나 동시대의 권위자들보다 자신이 관찰하고 실험하여 추론한 결과를 신뢰했던 인물이다. 그는 "나는 오로지 진리의 추종자임을 맹세한다."고 썼다. 하비는 위대한 발견을 했음에도 뉴턴처럼 알아야 할 것이 더 많다는 것을 분명히 깨닫고 있었다. 그는 『동물의 심장과 혈액의 운동에 관한 해부학적 연구』에 이렇게 썼다.


　우리가 아는 것은 아직 알려지지 않은 것들에 비하면 한없이 적다.

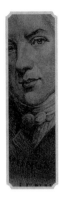

# 에드워드 제너
## ― 인류를 천연두의 공포에서 해방시키다

    1757년, 성직자의 아들이자 손자였던 여덟 살짜리 영국인 고아가 끔찍한 시련을 겪은 뒤 살아남았다. 아이의 형은 무서운 천연두로부터 동생을 보호하기 위해 인두人痘접종을 시켰다. 천연두 환자에게서 뽑은 고름을 동생의 몸에 주입시켰던 것이다. 이렇게 하면 동생이 천연두에 걸리더라도 증상이 가볍거나, 적어도 살아남을 수는 있을 거라고 생각했기 때문이다. 이런 위험을 넘기고 나면 천연두에 대한 면역성이 생길 것이다. 아이의 형은 의학적 충고에 따라 동생의 피를 6주간의 단식, 하제요법, 사혈을 통해 정화시켰고, 그런 다음 병에 걸린 다른 사람들과 함께 헛간으로 보내 접종을 받게 하고 아픈 기간 동안 격리시켰다. 3주 뒤 아이는 집에 돌아갈 수 있을 만큼 충분히 회복되었다. 천연두의 공포에서 운 좋게 살아남은 그 아이의 이름은 에드

워드 제너Edward Jenner(1749~
1823)였다. 그는 앞으로 천연두로부
터 수백만 명의 목숨을 구할 운명의
소유자였다.

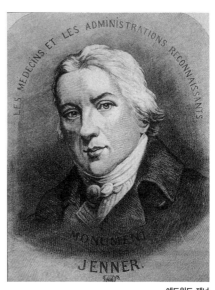

에드워드 제너

천연두에는 이런 극단적인 처방
이 필요했다. 이 병은 농업의 발전
과 함께 사람들이 군집해 살기 시작
한 이래로 100세기 이상 인류의 발
자취를 따라다녔다. 고대의 이집트
인들이 천연두를 앓았다는 것은 거
의 확실하다. 미라로 남겨진 세 명
의 파라오에는 마맛자국이 선명하게 남아 있다. 람세스 5세는 기원전
1157년 마흔의 나이에 이 병으로 죽었다.

천연두는 인류의 역사가 진행되는 동안 농부와 성직자, 상인, 왕의
목숨을 똑같이 앗아갔으며, 고대의 히타이트인, 그리스인, 인도인, 중
국인을 괴롭혔다. 이슬람 세계의 침략자들은 유럽에 천연두를 옮겼
고, 유럽의 정복자들은 나중에 오스트레일리아, 폴리네시아, 아메리
카 등 신대륙에 이 질병을 퍼뜨렸다. 왕을 쓰러뜨리고 군대를 병들게
하고 인구 전체를 유린한 천연두는 역사의 방향까지 결정하곤 했다.
스페인 노예들은 멕시코 연안에 천연두를 옮겨왔고, 여기서 퍼지기
시작한 천연두는 아스텍족의 거의 절반을 쓰러뜨렸다. 사망자 수는
거의 300만에 육박했고, 이로써 아스텍족은 정복당하기 딱 좋은 상황
에 놓이고 말았다.

제너가 살고 있던 시대에는 천연두가 이 도시 저 도시에 창궐하며 유럽 전역을 휩쓸었고, 도시에서 시골로 갑자기 퍼져나가곤 했다. 해마다 약 40만 명의 사람들이 며칠 또는 몇 주간 고통에 시달리다 죽었고, 그보다 더 많은 사람들이 평생 장님이 되거나 흉터를 떠안은 채 살아가야 했다. 하와이 섬의 원주민이나 남아메리카의 카야포족처럼 천연두에 노출된 적이 없었던 집단에 이 병이 발생했을 경우 열에 여덟아홉은 죽어나갔다.

중국인은 최초로 천연두에 대처할 수 있는 수단을 마련했다. 그들은 관찰을 통해 천연두를 앓다가 살아난 사람들이 다시는 그 병에 걸리지 않는다는 사실을 알게 되었다. 기원전 1세기경 중국인 의사들은 천연두 환자의 상처 딱지를 가루로 만들어 흡입하게 하는 방법을 생각해냈다. 그렇게 해서 천연두를 경미하게 앓고 나면 천연두에 대한 면역성이 생겼다. 이와 비슷하게 아프리카, 인도, 소아시아에서는 천연두 환자의 상처에서 추출한 물질을 피부의 생채기에 집어넣는 방법을 이용했다. 접종을 받은 사람들은 8~9일 뒤면 대부분 가벼운 천연두 증상을 보였고, 곧 회복되었다. 하지만 이런 방법은 안전하지 않았다. 접종을 받은 뒤 천연두를 심하게 앓는 사람이 많았고, 20명 가운데 1명은 사망했다. 게다가 접종을 받은 사람들은 보균자가 되어 심심치 않게 새로운 감염자를 만들곤 했다.

인두접종은 인위적으로 천연두에 감염시켜 면역성을 얻게 하는 방법을 일컫는다. 이 방법은 18세기 초에 메리 워틀리 몬터규Mary Wortley Montagu 부인의 단호한 의지 덕분에 영국에서 대중화되었다. 콘스탄티노플 주재 영국대사의 아내인 몬터규 부인은 미모가 대단히 뛰어났으나 스물여섯에 천연두에 걸리는 바람에 평생 흉터를 안고 살아야 했다. 두 해 전에는 천연두에 걸린 형제 하나가 목숨을 잃기도 했다.

터키에서 몬터규 부인은 많은 사람들이 인두접종을 통해 천연두를 예방한다는 사실을 알았다. 그녀는 친구들에게 편지를 보낼 때 매년 가을 터키에서 나이 든 여자들이 많은 사람들에게 접종을 해주는 광경을 생생히 묘사하곤 했다. 마침내 사랑스런 작은 아들에게도 인두접종을 시키리라 결심한 몬터규 부인은 남편이 멀리 집을 떠날 때까지 기다렸다가 대사관 소속 목사의 격렬한 반대에도 불구하고 이 일을 실행했다. 1721년 영국으로 돌아온 몬터규 부인은 저명한 의사들이 보는 앞에서 딸에게도 인두접종을 시켰다.

곧 사형수 6명에게 인두접종을 하는 실험이 실시되었다. 사회적 지위가 높은 몬터규 부인이 이 실험을 공개적으로 옹호하자 인두접종은 곧 세상에 널리 알려지게 되었다. 사형수들은 이 실험에서 살아남을 경우 자유를 보장받기로 하고 인두접종을 받았다. 이들이 살아남아 자유를 얻자 영국의 왕족과 귀족들도 인두접종을 받게 되었다. 어린 제너가 시련을 견뎌야 했던 18세기 중엽, 인두접종은 이미 유럽과 미국 전역에 널리 보급되어 있었다. 인두접종은 천연두의 위험이 커질 때마다 크게 성행했다. 그러나 인두접종을 통해 많은 사람들이 살아났음에도 불구하고, 천연두의 재앙을 저지하는 데는 한계가 있었다. 미국도 건국 초기인 1775~1782년 동안 천연두의 창궐로 큰 고통을 겪었다.

어린 제너는 천연두의 공포에서 벗어나자 예전처럼 고향인 글로스터셔 주의 풀밭을 돌아다니며 자연을 관찰했고, 식물과 동물 표본, 여러 종류의 화석을 모았다. 그는 열세 살에 학교를 떠나 지방의 외과의겸 약제사에게서 견습을 받았다. 제너는 상당한 재능을 보였던 게 분명하다. 왜냐하면 1770년에는 런던으로 가 위대한 외과의이자 유능한 해부학자이며 박물학자였던 존 헌터 밑에서 공부했기 때문이다. 헌터 역시 이 의지가 강한 젊은이에게서 무엇인가를 본 게 틀림없다. 그는 다른 두 명의 유망한 제자와 함께 제너를 선택해 자신과 함께 기숙하고 연구할 수 있게 했다. 그리고 나중에는 제임스 쿡 선장의 항해 때 조지프 뱅크스가 수집한 동물표본을 관리하는 일에 추천했다.

하지만 런던에서 마음이 편하지 않았던 제너는 20대 중반에 고향 버클리로 돌아갔다. 버클리는 장이 서는 평화로운 도시였다. 그는 거기서 의사로 일하면서, 말을 타고 시골을 돌아다니거나 다른 독신자들과 함께 술을 마시는 생활을 즐겼다. 끊임없이 들끓는 호기심과 평생에 걸친 헌터와의 우정이 없었다면 그는 버클리에 편안하게 안주할 수 있었을 것이다. 헌터는 과학과 관련된 질문과 요구사항들이 넘쳐나는 편지를 수도 없이 보냈다. 이를테면 돌고래의 화석을 가져다줄 수 있는지, 겨울 동안 고슴도치의 체중 감소를 연구해줄 수 있는지 같은 것들이었다. 제너는 뻐꾸기가 다른 새의 둥지에 알을 낳고 달아나면, 다른 새의 알에게는 무슨 일이 일어나는지 알아보아야 했다. 그것은 오랫동안 수수께끼로 남아 있던 문제였다. 처음에는 뻐꾸기를 기르게 된 어미 새가 자기 알들을 둥지 밖으로 내다버린다고 생각했다. 그러나 관찰 결과 먼저 부화된 뻐꾸기 새끼가 다른 알들을 둥지 바깥으로 밀어버린다는 것을 알게 되었다. 이 덕분에 제너는 저명한 왕립학회의 회원이 되었다.

그러나 제너가 오랫동안 숙고하던 문제는 끔찍한 천연두와 우두牛痘의 관계였다. 우두는 천연두에 비하면 대단치 않은 병으로, 감염된 암소의 젖을 짜던 여자들이 걸리곤 했다. 제너가 아직 10대의 나이로 대니얼 러들로의 견습

생으로 일하고 있을 때였다. 그는 얼굴이 깨끗하기로 유명한 글로스터셔 주의 젖 짜는 하녀들 중 한 명에게서 자기는 이미 우두에 걸린 적이 있으니 천연두를 두려워할 필요가 없다는 얘기를 들었다. 영국의 시골사람들은 대부분 우두에 걸리면 평생 천연두에 걸릴 위험이 없다고 믿었다. 하지만 대부분의 의사들은 이에 동의하지 않았다. 이 문제는 1780년대가 되기까지 해결되지 않았다. 제너는 우두를 앓은 뒤 몇 년 또는 몇십 년간 천연두에 면역력을 보인 사람들의 사례를 수집했다. 또한 농장을 직접 방문해 젖소가 쉽게 걸리는 병들을 조사했다. 우두와 비슷한 증상을 보이지만 사람에게 옮겼을 때 천연두를 막을 수 없는 병들을 구별하기 위해서였다. 또한 우두에 걸렸던 사람들에게 천연두를 접종했을 때 어떤 증상도 보이지 않은 사례들을 수집했다.

1796년이 되어서야 제너는 자신의 생각을 실험적으로 검증해볼 준비가 되었다. 언제나처럼 헌터가 제너를 부추겼다. 헌터는 이렇게 썼다. "자네는 왜 생각만 하는가? 왜 시험해보려 하지 않는가?"

그해 5월 제너는 젖 짜는 하녀 새러 넬미스의 우두를 치료했다. 그리고 5월 14일 새러의 손에 난 농포에서 추출한 고름을 제임스 핍스

라는 여덟 살짜리 소년의 팔에 난 상처에 옮겼다. 물론 부모의 허락을 받은 뒤였다. 7일 뒤 제임스는 겨드랑이에 불쾌감을 느꼈다. 그로부터 이틀 뒤 그 아이는 경미한 두통을 호소했고, 오한과 함께 식욕을 잃었으며 밤에도 잠을 이루지 못했다. 하지만 다음 날이 되자 아이는 완전히 건강해졌다. 한 달이 조금 더 지난 7월 1일 제너는 결정적인 시험을 했다. 그는 제임스의 양팔에 천연두 고름을 접종했다. 며칠 후 제임스의 몸에 물집이 생겼지만 병이 걸린 징후는 보이지 않았다. 어쩌다가 우두에 걸린 덕에 천연두에 대한 면역성을 얻은 사람들과 조금도 다르지 않았다.

> 이런 접종법을 통해 결국 인류의 가장 무서운 적인 천연두가 소멸되리라는 것은 틀림없다. 논란의 여지를 인정하기에는 너무나 명백한 사실이었다.
> —에드워드 제너, 1801년

제너는 인류에게 줄 커다란 축복의 선물을 발견했다고 확신했다. 드디어 인류를 괴롭힌 끔찍한 질병을 평생 동안 예방할 수 있는 안전한 접종법을 발견한 것이다. 그는 이렇게 썼다.

접종법을 발견한 것은 대단한 성과였다. 이를 이용해 세상의 큰 고통 가운데 하나를 없앨 수 있는 가능성이 눈앞에 펼쳐지자 내 기쁨은 한이 없었다. 나는 좋아하는 초원을 거닐며 때로 즐거운 몽상에 빠져 있는 나 자신을 발견하곤 했다.

그는 왕립학회의 친구들에게 논문을 검토해달라며 보냈지만 분통 터지게도 그들은 논문을 내팽개쳤다. 동물의 질병을 이용한 접종법처럼 간단한 방법으로 천연두같이 복잡하고 끔찍한 질병을 예방할 수 있다는 생각을 13가지 사례 연구와 단 1회의 접종실험만으로 지지할 수는 없다는 것이었다.

제너는 포기하지 않았다. 하지만 그는 우두에 걸린 환자가 나타날 때까지 2년을 기다려야 했다. 그는 두 명의 소년에게 '신선한' 고름을 접종을 했다. 우두의 특징적인 농포가 생기자 제너는 감염성 독소를 추출했고, '팔에서 팔로' 다섯 명을 더 접종시켰다. 그런 다음 첫 번째와 다섯 번째 대상자에게 천연두를 접종시켰다. 제임스 핍스의 경우처럼 대상자들은 며칠 동안 국부적인 반응을 보였지만, 천연두의 증상은 보이지 않았다. 그러나 이 대상자 가운데 한 명인 존 베이커는 회복되는 듯하더니 곧 사망하고 말았다. 몇 년 뒤 제너는 이 소년의 죽음을 은폐했다는 이유로 심한 비난을 받았다. 그는 당시 이렇게 썼다. "그 소년은 접종에 부적합했다. 빈민 수용소에서 전염성 열병을 옮았던 것으로 생각된다."

이전에 왕립학회에서 자신의 논문을 거부했기 때문에, 제너는 1798년에 개인적으로 연구 결과를 발표했다. 75쪽짜리 소책자 「우두 접종의 원인과 결과에 관한 연구*An Inquiry Into The Causes And Effects of The Variolae Vaccinae*」는 오늘날에도 의학사에서 가장 유명한 논문 가운데 하나로 남아 있다. 이 논문은 '종두법'이라는 새로운 방법으로 엄청난 관심과 논란을 불러일으켰다. 개별적으로 시험을 해본 최초의 의사는 런던 천연두접종병원의 원장 윌리엄 우드빌이었다. 그는 1799년 상반기에 600명의 대상자에게 예방접종을 실시했는데 놀랍게도 대상자의 거의 3분의 2가 다양한 병변을 일으켰다. 하지만 그는 자신의 개인 진료

> 그는 기존의 지식과 양립할 수 없으며 또한 신뢰하기 어려운 사실들을 학구적인 집단에 제시하여 자신의 평판을 위험에 빠뜨리는 일은 하지 말아야 할 것이다.
>
> —조지프 뱅크스, 1798년

실에서 접종받은 대상자들에게는 천연두 증상이 나타나지 않는다는 사실을 알았고, 그 뒤에야 병원에서 접종하는 우두가 천연두에 오염되어 있다는 제너의 주장을 받아들이게 되었다.

종두법을 가장 격렬하게 비난한 사람들은 영국의 성직자들이었다. 많은 성직자들이 종두법을 하느님의 뜻에 반하는 행위로 보았고, 동물의 독소를 사람의 몸에 접종시키는 것을 혐오스럽게 생각했다. 우두접종을 받은 환자의 팔에 젖소의 뿔이 자라는 모습을 묘사한 노래와 그림들 때문에 이런 두려움은 더욱 커졌다. 가장 영향력 있는 비판자는 정치경제학을 창시한 『인구론An essay on the Principle of Population』의 저자 토머스 로버트 맬서스Thomas Robert Malthus였다. 그는 얼음처럼 냉혹한 성격을 가진 목사로 천연두 같은 전염병이 가난한 사람들의 수를 제한하는 자연적인 방법 가운데 하나라고 주장했다.

모든 인류의 친구들은 이 발견을 기쁜 마음으로 바라보아야 할 것이다. 이로써 인간을 괴롭혔던 또 하나의 질병이 자취를 감추고 있다.

─토머스 제퍼슨, 1800년

온갖 방해와 비난이 있었지만 곧 우두접종은 천연두를 예방하는 데 효과적일 뿐 아니라 인두접종보다 훨씬 더 안전한 것으로 밝혀졌다. 물론 제너가 확고히 믿었듯이 그 효과가 평생 동안 지속되는 것은 아니었다. 우두접종은 각국에 놀라운 속도로 퍼져나갔다. 다른 이들도 자신들의 공헌을 주장했지만, 대영제국 의회는 제너를 '종두법의 창시자'로 인정하고 1806년까지 그에게 총 3만 파운드를 주기로 결정했다. 1807년 바이에른 주는 종두법을 의무화한 최초의 지역이 되었다. 대영제국은 1853년이 되고 나서야 그 뒤를 따랐다. 종두법이 점점 널리 퍼지자 이에 대한 반대도 한층 조직화되었다. 1867년에는 종두법반대연맹이 창설되었다. 그들은 "태어난 지 몇 주 안 된 건강한 아기의 팔을 날카로운 도구로 째서 그 안에 젖소에게서 나온 더러운 물질을 집어넣는다고 생각해보라."라고 공격의 날을 세웠다.

　제너는 비전을 제시한 몽상가였다. 나중에 파스퇴르와 코흐가 우두 접종이 어떤 식으로 작용하며 다른 질병들을 없애기 위해 이 아이디어를 어떻게 이용할지 이해하기까지 60년이 걸렸다. 그리고 제너의 '바이러스'가 초超현미경 수준의 감염성 입자들로 구성되어 있다는 사실은 그로부터 80년 뒤에야 발견되었다.

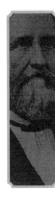

# 크로퍼드 롱과 호레이스 웰스
## ― 수술실에서 비명이 사라지다

1843년 1월, 스물다섯 살의 의대 졸업생 조지 윌슨은 감염된 다리를 절단하는 수술을 받았다. 그는 당시의 다른 사람들과 마찬가지로 수술하지 않으면 죽을 수밖에 없었기 때문에 수술을 받았다. 언제나 그랬듯이 마취제 없는 수술이었다. 하지만 그는 대부분의 환자들과 다르게 자신이 수술대 위에서 경험한 것을 글로 남겼다. 사실 윌슨은 운이 없었다. 그가 수술을 받고 나서 1년 뒤에 마취제가 탄생했기 때문이다.

최근에 일부 외과의들이 마취제는 사치품일 뿐이며 잠깐의 고통은 최상의 강장제라는 말을 했다. 나는 놀라움과 슬픔이 뒤섞인 복잡한 심정으로 그 얘기를 들었다. 내 생각에, 그들은 수술을 받은 경험이 없는 것 같다……

수술의 고통에 대해서는 말하지 않겠다. 내가 겪은 괴로움은 너무도 커 말로 표현할 수조차 없다. …… 이제 특정한 고통에 대해서는 잊었다. 하지만 수술실에서 겪은 어두운 감정의 소용돌이와 거대한 암흑의 공포, 그리고 신과 인간에게서 버려졌다는 느낌은 나를 절망으로 이끌었고, 내 정신을 휩쓸고 지나갔으며, 내 마음을 뒤덮었다. 아무리 잊고 싶어도 그때의 일은 결코 잊지 못할 것이다……. 수술 전에 에테르나 클로르포름으로 마취를 했다면, 나는 이런 모든 수난에서 벗어날 수 있었을 것이다.

외과수술은 까마득한 선사시대부터 시술되어왔지만, 19세기 중반까지도 사람들이 경험할 수 있는 가장 끔찍한 악몽 가운데 하나였다. 누구든 상처가 나거나 뼈가 부러지거나 패혈증에 감염되거나 담석이나 종양이 생기면 두려운 선택의 순간을 맞이할 수 있었다. 선택은 오직 두 가지뿐이었다. 그 병으로 죽든가, 아니면 외과의사의 칼과 톱으로 말로 다할 수 없는 고문을 당하든가. 그러나 그런 고문을 견뎌낸다 해도 결과는 불확실했다.

고대 수메르, 이집트, 그리스, 중국을 포함한 많은 문화권에서는 양귀비, 독미나리, 맨드레이크, 흰독말풀 같은 식물들로 약을 조제했다. 이런 약은 환자의 고통을 완화하거나 잠을 유도했지만 수술에서 이런 방법을 쓸 때는 그 효과를 예측하기 힘들었을 뿐 아니라 이따금 쓰였을 뿐이었다. 오랜 세월 동안 약, 얼음, 알코올, 경頸동맥 압박, 최면술 등 수많은 진통제가 개발되었지만 효과가 대단치 않다는 사실이 밝혀지곤 했다. 그리하여 외과의들은 수술의 고통을 막는 것은 불가능하거나 미래 세대를 위한 꿈에 불과하다고

외과수술의 고통을 제거하는 것은 우리 시대에는 찾을 수 없는 키메라 같은 것이다.

—앨프레드 벨포, 1839년

결론을 내리게 되었다. 많은 사람들이 수술 대신 죽음을 택했다. 외과학은 환자가 고통과 쇼크로 죽기 전까지 몇 분간 할 수 있는 일 이상으로 발전할 수 없었다.

사람들은 수술의 고통을 막기 위해 할 수 있는 일은 아무것도 없다고 믿게 되었다. 이 때문에 의사들이 근 50년간 분명한 실마리를 보고도 그것을 무시했던 것이리라. 1799년, 정력적인 영국의 연구가 험프리 데이비Humphry Davy가 발견된 지 얼마 안 된 아산화질소의 특성에 대한 책을 출간했다. 이 책은 사람들 사이에서 널리 읽혔는데 험프리 데이비는 이 가스를 직접 들이마셔본 경험을 근거로 이 가스가 외과수술의 고통을 줄이는 데 쓰일 수 있을 것이라고 말했다. 1818년에는 그의 위대한 제자 마이클 패러데이Michael Faraday가 황화에테르의 증기에 관해 비슷한 관찰 사실을 발표했다. 패러데이의 이야기는 유명한 스위스의 의사 파라켈수스가 거의 3세기 전에 말한 사실과 맞아떨어졌다.

사람들이 아산화질소와 에테르의 마취 효과를 몰랐다고 말하기는 어렵다. 19세기 전반에만 하더라도 아산화질소와 에테르가 놀이와 오락을 위해 널리 쓰이고 있었기 때문이다. 유행을 좇는 영국의 파티 참가자들부터 스릴을 느끼려는 미국의 대학생들까지 누구든 플라스크에 든 에테르나 부대에 가득 든 아산화질소를 구할 수만 있다면, 즐거움을 몸소 체험해볼 수 있었다. 이런 가스들을 흡입하면 정서적 해방감을 느낄 수 있었고 많은 양을 흡입하면 단번에 정신을 잃는 경험도 할 수 있었다.

> 광범위한 작용을 하는 아산화질소가 육체적 고통을 없앨 수 있다는 사실이 밝혀짐에 따라 아산화질소를 외과수술에 효과적으로 사용할 수 있는 가능성이 생겼다.
>
> —험프리 데이비, 1799년

에테르를 수술에 이용할 수 있는 가
능성을 최초로 발견한 미국인은 조지
아 주 제퍼슨의 크로퍼드 롱Crawford
Long(1815~1878)이었을 것이다. 그는
타고난 시골 의사였다. 몇 명의 젊은
친구들이 아산화질소를 구해달라고 하
자 롱은 쉽게 만들어낼 수 있는 에테
르를 대신 주었다. 롱과 친구들은 에테
르에 취해 몇 번 소란스런 모임을 즐
겼는데, 여기저기 부딪혀도 아무런 통
증을 느끼지 못했다. 멍이 들거나 살

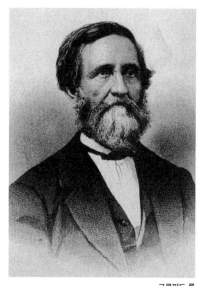

크로퍼드 롱

갖이 벗겨져도 에테르 기운이 사라질 때까지는 그 사실을 전혀 몰랐
다. 크로퍼드 롱은 이 사실을 매우 신기하게 여겼다.

어느 날 함께 어울려 에테르를 흡입하곤 했던 제임스 베너블이 목
에 난 종양을 제거해달라고 부탁했다. 베너블은 롱에게 수술의 고통
이 몹시 두렵다고 말했다. 롱은 에테르로 그 문제를 해결할 수 있을지
모른다고 생각했다. 1842년 3월 30일, 그는 수건에 에테르를 적셔 베
너블에게 들이마시도록 했다. 베너블이 정신을 잃자 롱은 종양을 제
거했다. 베너블은 몇 분 뒤 깨어났고, 전혀 통증을 느끼지 못했다. 이
같은 성공에 매우 만족한 롱은 그 뒤 몇 차례 위험하지 않은 수술에
에테르를 써보았다. 그러나 그는 놀랍게도 에테르 병과 함께 이 위대
한 발견을 선반 위에 그냥 올려두고, 한동안 실험에 대한 발표도 하지
않았다. 그의 실험은 1849년이 되어서야 《남부 의학 및 외과학 저널

*Southern Medical and Surgical Journal*》에 짧은 촌평 형태로 발표되었다. 그는 나중에 이렇게 세월을 보낸 이유는 좀 더 많은 실험을 할 시간이 필요했기 때문이라고 설명했다. 하지만 이런 이유보다는 고통 없이 외과수술을 할 수 있는 자신의 신비로운 능력이 알려지면 미신을 신봉하는 그 지역 주민들 사이에서 오히려 평판이 떨어지지나 않을까 우려했기 때문이었을 것이다.

롱의 머릿속을 떠돌던 아이디어는 코네티컷 주 하트퍼드의 젊은 치과의사 호레이스 웰스Horace Wells(1815~1848)의 주의를 끌었다. 1844년 12월 웰스와 그의 아내 엘리자베스는 가드너 콜튼이 무대에 올린 아산화질소 순회공연을 보러 갔다. 사람들은 돈을 내고 '웃음가스'를 마신 친구들과 이웃들이 우스운 일을 벌이는 것을 보며 즐거워했다. 웰스와 그의 지인 샘 쿨리Sam Cooley도 이 일을 자원했다. 가스를 들이마신 사람들은 비틀거리거나 고함을 지르거나 과장된 몸짓을 했다. 관중들은 돈이 아깝지 않을 만큼 충분한 즐거움을 맛보았다.

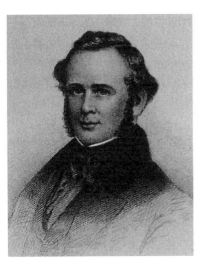

호레이스 웰스

그런데 가스의 효과가 사라지고 정신을 차린 웰스가 보니 쿨리의 바지에서 피가 흘러나오고 있는 것이 아닌가. 쿨리는 아산화질소에 취해 있는 동안 자기도 모르게 상처를 입었는데 아무런 통증도 느끼지 못했다. 웰스도 다른 치과의사들처럼 많은 사람들이 치과의사의 드릴과 집게가 무서워서 계속 치료를 미루고 치아가 썩어가도록 방치해둔다는 사실을 잘 알고 있었다. 웰스 자신도 같은 이유로 아픈 사랑니를 그대로 놔두고 있었다. 쿨리가 아산화질소에 취해 다친 정강이의 통증을 느끼지 못했다면 이를 뽑을 때도 같은 효과가 있지 않을까?

공연이 끝나자마자 웰스는 콜튼에게 그 가능성을 물어보았다. 대답은 간단했다. "글쎄요, 모르겠는데요." 웰스는 콜튼이 떠나기 전에 한번 시험해보기로 마음먹었다. 그의 학생이었던 존 리그스가 웰스의 사랑니를 뽑기로 했다. 콜튼도 기꺼이 협조했다. 다음 날인 1844년 12월 11일, 웰스는 가죽부대에 든 아산화질소를 흡입하고는 곧 고개를 떨어뜨렸다. 리그스가 이를 뽑는 동안에도 웰스는 깨어나지 않았다. 몇 분 뒤 의식을 되찾은 웰스는 신이 나서 말했다. "이건 역사상 가장 커다란 발견이야. 나는 핀으로 찌르는 정도의 통증도 느끼지 못했다고!"

롱과 달리 웰스는 이 발견을 그냥 묻어두려 하지 않았다. 웰스는 곧 진료실에서 이 가스를 이용하기 시작했다. 그는 몇 주 동안 환자들의 이를 뽑느라 눈코 뜰 새 없이 바빴다. 소문이 퍼지자 웰스는 그의 동료 몇몇에게 아산화질소를 제조하고 이용하는 방법을 가르쳐주었다. 몇 달도 안 되어 환자들이 각지에서 줄지어 찾아왔다. 아픈 이를 고통 없이 제거하기 위해서였다. 웰스는 잠을 유발하는 이 가스가 단단히 박혀 있는 이를 뽑아낼 때 효과를 발휘하는 것처럼 외과수술을 할 때도 고통을 없애줄 수 있으리라고 생각했다. 그는 먼저 유명한 외과의들의 관심을 끌기로 했다. 그는 누구에게 접근해야 하는지 잘 알고 있었다. 바로 존 콜린스 워런John Collins Warren이었다. 워런은 보스턴에 있는 매사추세츠종합병원의 외과과장으로 매우 존경받는 의사였다. 웰스는 워런과 접촉하는 데 윌리엄 모턴William Morton(1819~1868)이 도움을 줄 수 있다는 것도 알고 있었다. 모턴은 보스턴에서 공부했고 보스턴 의료계의 연줄을 가지고 사업을 한 적도 있었다. 하지만 모턴과 접촉한 것은 웰스가 저지른 첫번째 실수였다. 그의 아내가 나중에 '이루 말할 수 없는 불행'이라고 표현한 일은 그렇게 시작되었다.

윌리엄 모턴은 세련된 사기꾼이었다. 웰스는 눈치 채지 못했지만 모턴은 매력과 자신감을 무기로 자신의 교육, 재산, 배경에 관해 거짓말을 해댔다. 그는 별 어려움 없이 여러 사업 파트너에게서 돈과 신용을 얻어냈고, 젊고 아름답고 부유한 미인들의 마음을 사로잡았다. 그들은 돈을 다 뜯기거나 마음에 상처를 입은 후에야 모턴이 얼마나 저속하고 정직하지 못한 인간인지 깨달았다.

모턴은 웰스에게서 치과 실습을 받기 전, 몇몇 도시들을 토네이도처럼 휩쓸고 지나갔고, 뒤에 남겨둔 문제들도 언제나 손쉽게 모면했다. 그는 매사추세츠 주의 우스터에서는 돈을 횡령했고, 뉴욕 주의 로체스터에서는 수표를 위조하고 장부를 조작했으며, 신시내티에서는 사업 파트너에게 사기를 치고 약혼녀를 농락했다. 뉴올리언스에서도 똑같은 짓을 벌였다. 그는 운 좋게도 충분한 유산을 상속받아 코네티컷 주로 돌아올 수 있었다. 이로써 모턴은 명성을 향한 계단에 첫발을 내디딘 셈이었다.

코네티컷에 자리를 잡는 모턴은 웰스에게서 치과학을 배우고 엘리자베스 휘트먼과 결혼했다. 그리고 자신을 탐탁지 않게 여기는 처가의 환심을 사기 위해 보스턴에서 의학을 공부하기 시작했다. 모턴은 그전에 웰스와 동업을 한 적이 있었는데, 결국 실패로 끝났다. 웰스는 모턴에게 속았지만 여전히 그의 친구로 남아 있었다.

웰스와 모턴은 뛰어난 명사 워런을 만났다. 워런은 의과대학의 독재자라는 평판에도 불구하고 웰스의 제안을 관대하게 받아주었고 곧 공개 강의와 시술을 준비했다. 워런이

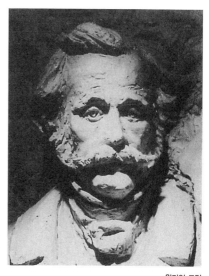

윌리엄 모턴

승인했다는 것은 많은 관중들이 이 행사에 참가한다는 걸 의미했다. 공개시술은 1845년 1월 말에 열렸다. 마땅한 외과 환자가 없자, 한 학생이 아픈 이를 뽑아달라며 자원했다. 웰스는 적당하다고 생각되는 양의 아산화질소를 투여하고 나서 이를 제거했다. 그런데 이가 뽑히는 순간 그 학생이 신음인지 비명인지 모를 소리를 냈다. 웰스가 보스턴에서 구한 아산화질소가 순수하지 않았을지도 모르고, 투약량을 잘못 판단했을 수도 있다. 자원했던 학생은 나중에 고통을 느끼지 못했다고 말했지만 상황을 되돌릴 수는 없었다. 관중들은 야유를 보냈다. 자존심에 상처를 입은 웰스는 수술실을 서둘러 빠져나갔다. "사기꾼."이라는 외침이 해부용 칼처럼 그의 가슴을 날카롭게 파고들었고, 이 충격은 몇 달간 그를 따라다녔다. 그는 계속 아산화질소를 사용해 환자들을 치료했지만, 그것을 외과수술에도 활용하겠다는 꿈은 버리

고 말았다.

하지만 모턴은 그렇게 쉽게 단념하지 않았다. 아산화질소 대신 에테르로 실험을 하기 시작한 것이다. 에테르도 아산화질소처럼 파티와 대중공연에 널리 쓰이고 있었다. 모턴은 오랜 세월 동안 수없이 말을 바꾸었기 때문에 실제로 그가 얼마나 실험을 많이 해보았는지는 확실치 않다. 개나 농장에 있는 다른 동물들 아니면 자기 자신에게 실험을 해보았을지도 모른다. 어쨌든 1846년 늦여름, 그는 외과수술에서 이 물질을 시험하게 된다. 하지만 그전에 보스턴에서 가장 뛰어나고 별난 과학자 찰스 잭슨Charles Jackson(1805~1880)의 머리를 빌려야겠다고 마음먹는데, 이 일은 모턴이 저지른 가장 큰 실수로 드러난다. 모턴은 나중에 이 일을 해결하기 위해 온 여생을 바치게 된다.

찰스 잭슨은 의사이자 화학자, 지질학자로 다방면에 박식했지만 속물이었다. 그는 유서 깊은 부유한 가문에서 태어나 하버드와 파리에서 공부했다. 그는 프랑스의 세련되고 엘리트적인 학계와 잘 맞았지만 마지못해 보스턴으로 돌아왔다. 여기서 그는 물리학자·외과의사·과학자로 이루어진 영향력 있는 그룹의 일원이 되었고, 아내의 집안 쪽으로는 저명한 사상가 랄프 왈도 에머슨Ralph Waldo Emerson과도 연결되어 있었다.

잭슨은 과학 분야의 자문을 해주며 생계를 꾸려나가고 있었다. 잭슨이 천재라는 데는 아무도 이견이 없었다. 그도 그럴 것이 그는 과학의 거의 모든 분야를 알고 있는 것처럼 보였고, 지식을 자랑하기를 좋아했으며, 부싯돌에서 번쩍이는 불꽃처럼 금세 아이디어를 만들어내곤 했던 것이다. 사실 그는 아이디어가 너무 많아서 아이디어의 대부분을 구체화할 시간조차 없었다. 일례로 잭슨은 전신電信의 우선권과 관련해 새뮤얼 F. B. 모스와 법적 분쟁을 벌였지만 뼈아프게도 패소하고 말았다. 유럽에서 미국으로 돌아오는 배에서 잭슨과 모스는 전신에 관한 아이디어를 화제로 이야기를 나누었다. 모스는 미국에 도착하자마자 이 아이디어에 매달렸고 몇 년간 힘들게 노력한 끝에 이 아이디어를 현실화시켰다. 잭슨은 이 아이디어를 현실화하기 위해 조금도 노력하지 않았지만 그 아이디어로 생긴 영예와 부는 오로지 자신의 몫이라고 확신했다.

모턴과 잭슨의 운명적인 만남은 1846년 9월 30일에 이루어졌다. 모턴은 잭슨에게 고무 가스부대를 빌려달라고 부탁했다. 그런 다음 공기를 진통제라고 속여 치과 환자들을 진정시키는 방법에 관해 얘기했다. 모턴의 말에 따르면, 그는 잭슨을 교묘하게 속여 에테르를 수술용 마취제로 쓸 수 있다는 자신의 아이디어를 확인받고, 에테르를 조제하고 처치하는 방법에 관한 얘기를 들었던 것 같다. 하지만 잭슨의 말에 따르면, 모턴이 어떻게 통증 없이 치과 수술을 할 수 있는지 물어와서 아산화질소에 관해 토론을 했고 그 과정에서 에테르가 열쇠가 될 수 있으리라는 점에 뜻을 모았다고 한다. 모턴은 자기가 잭슨에게 에테르에 관해 몇 가지 유용한 정보를 제공했지만 잭슨은 그것이 무슨 의미가 있는지도 모르고 있었다고 말했다. 그러나 잭슨의 말에 따르면 모턴은 에테르가 액체인지도 몰랐고, 당연히 그것을 처치하는 방법도 모르고 있었다.

둘 사이에 어떤 일이 있었든 잭슨과의 만남 이후 모턴은 기세 좋게 행동에 나섰다. 그날 밤 모턴은 친구 이븐 프로스트를 설득해 마취제를 사용하여 치과 수술을 해주기로 했다. 모턴은 성공을 확신하며 신문기자들을 초청했다. 에테르 냄새를 맡은 프로스트는 이가 뽑히는 것도 몰랐다. 모턴은 금맥을 찾을 지도를 발견했다고 생각했다. 신문기사와 광고 덕에 그는 곧 통증 없는 치과 치료로 환자들의 이를 뽑아대기 시작했고, 큰 돈을 벌어들였다. 하지만 이것은 시작에 불과했다.

에테르를 치과 진료실에서 외과 수술대로 옮기는 데 공을 세운 사람은 헨리 비걸로Henry Bigelow였다. 그는 매사추세츠종합병원 외과 소속의 젊고 의욕적인 의사였다. 그는 모턴의 실험에 관한 신문기사를 읽고 나서 에테르를 이용한 치과수술을 수십 차례 관찰했고, 동료들을 끌고 모턴의 진료실로 가보기도 했다. 모턴은 비걸로를 통해 워런과 접촉할 수 있었다. 워런은 2년 전에 웰스를 위해 그랬던 것처럼 모턴에게 공개시술을 주선해주었다. 모턴은 공개시술을 허가하겠다는 편지를 10월 15일에 받고는 깜짝 놀랐다. 수술이 다음 날 아침 10시로 잡혀 있었던 것이다.

모턴이 환자를 성공적으로 마취시키는 것에만 관심이 있었다면 에테르가 든 플라스크와 손수건만 준비하면 되었을 것이다. 하지만 그는 다른 속셈이 있었다. 의사들은 의학적 진보를 개인적으로 독점하지 않는 것이 관례였지만 모턴은 마취제에 대한 특허를 얻기로 결심했다. 그는 변호사를 고용해 마취제 사용에 관한 개념을 자신의 것으로 만들려면 어떻게 해야 하는지 조언을 들었다. 그리고 밤새 오렌지 오일과 에테르를 섞어 진짜 마취 성분이 무엇인지 감추고, 두 명의 기술자에게 에테르를 주입하는 새로운 기구를 만들도록 채근했다. 수술실에 25분 늦게 도착한 것도 이 때문이었다. 모턴은 자신도 몇 분 전에 처음 본 이 새로운 기구를 이용해 외과수술 환자에게 에테르를 투약해야 했다. 모턴만큼 무모한 남자가 아니었다면, 그처럼 위험한 일은 하지 않았을 것이다.

워런 박사는 조바심이 난 관중들에게 냉소적인 투로 모턴이 다른 바쁜 일이 있는 게 틀림없다고 말하고 수술 준비를 시작했다. 얼마 후 마침내 모턴이 모습을 드러냈다. 워런은 참을성이라곤 눈곱만큼도 없는 사람이었지만 조용히 물러나 모턴에게 시작해달라고 했다. 가능하면 수술을 받는 환자가 고통스럽지 않기를 바랐기 때문이다. 모턴은 특유의 침착성으로 새로운 장치의 비커 안에 비밀 화합물을 부은 뒤 밸브를 열었다. 왼쪽 목과 턱 일부에 종양이 퍼져 있는 젊은 남자 환자는 에테르가 섞인 공기를 들이마시고는 몇 분 뒤 깊은 잠에 빠졌다. 모턴은 뒤로 물러나 워런에게 다음 일을 맡겼다. 워런은 평소대로 정확하고 빠르게 수술을 했다. 수술이 끝나자 워런은 관중들을 향해 말했다. "신사 여러분, 이것은 사기가 아닙니다." 직접적으로 표현하지는 않았지만 2년 전에 있었던 웰스의 실패를 빗댄 것이다.

모턴은 집으로 돌아가 하루 종일 소식을 기다리고 있던 아내에게 성공했다고 말했다. 하지만 나중에 그의 아내는 모턴이 의기양양하기보다는 "가슴 깊이 상처를 입고 …… 좌절한 것처럼 보였다."고 말했다. 어쩌면 그는 녹초가 되었던 것이리라. 또는 유명세가 그의 과거로부터 유령을 불러냈던 것인지도 모른다. 아니면 자신의 발견이 손아귀에 쥐고 있기에는 너무 거대하고 중요하며 근사하다는 사실을 깨달았는지도 모른다.

워런과 다른 외과의들 그리고 매사추세츠종합병원의 지지와 후원 아래 에테르를 마취제로 이용하는 방법은 놀랄 만큼 빠르게 세계 곳곳으로 전파되었다. 이 과정에서 많은 사람들이 마취제의 사용을 반대했다. 어떤 외과의들은 진심으로 수술 시 환자의 의식이 깨어 있어야 하며 고통이 치유를 촉진한다고 믿었다. 한 의사는 이렇게 썼다.

고통은 자연의 현명한 선물이다. 환자는 의사가 수술을 하고 있는 동안 고통을 느껴야 한다. 그러는 편이 더 효과적이며 환자도 더 빨리 회복된다.

영국의 의사 제임스 심슨과 존 스노가 마취제를 써서 출산의 고통을 줄이자 많은 성직자들이 분개했다. "네가 수고하고 자식을 낳을 것이며……"라는 성서 말씀을 무시했다는 것이다.

하지만 곧 마취제의 시대가 왔다. 마취제는 1년도 안 되어 캘리포니아에서 일본까지, 스톡홀름에서 리우데자네이루까지 널리 퍼져나갔다. 새로운 물질도 연구되었다. 곧 클로르포름이 등장했고, 뒤를 이어 시클로프로판과 일군의 새로운 화학물질이 모습을 드러냈다. 20세기 중반까지 일부 지역에서는 에테르를 천에 적셔 환자에게 흡입시키는 마취법을 계속했다. 하지만 마취가 좀 더 편리하고 안전하게 이루어지기를 바라는 목소리가 커짐에 따라 마취제의 투약과 측정을 위해 더 세련된 기구와 과정이 속속 개발되었다. 오늘날은 마취로 인해 사망하는 환자가 25만 명당 1명도 안 된다. 워런이 예언했듯 마취제는 인류에게 내려진 진정한 축복이었다.

하지만 발견자들에게는 오히려 저주에 가까웠다. 네 명 가운데 롱이 가장 나았다. 롱은 자신이 1842년 외과수술에서 에테르로 마취를 시도했다는 사실을 인정받는 것 외에는 아무것도 원하지 않았다. 그는 남북전쟁과 미국 재건기의 어려운 시절에도 계속 의사로 일했다. 그러다 1878년 6월 16일 마취제를 사용해 어떤 산모의 출산을 도운 직후 갑자기 죽었다.

모턴, 잭슨, 웰스는 새로운 시대의 지평으로 올라서기보다는 우선권과 소유권을 두고 격렬하게 싸우는 길을 택했다. 그들은 위대한 발견에서 각자의 역할을 한 과학자들이라기보다는 훔친 물건을 두고 다투는 도둑들처럼 행동했고, 끝없는 논쟁에 매달려 여생 동안 증오만을 키웠다. 이 싸움은 몇십 년간 신문, 학계, 과학저널과 의사당에서 계속되었다.

웰스가 먼저 행동을 개시했다. 그는 모턴이 마취제를 자기 것이라고 주장한 순간부터, 마취제를 발견한 공로가 자신의 것임을 알리기 위해 싸워야 한다고 생각했다. 그는 건강이 좋지 않았고 일에서도 어려움을 겪었다. 그러나 프랑스에는 짧은 기간 동안이나마 자신을 이 위대한 선물의 창시자로 여기는 사람들로부터 애정과 환대를 받으며 명성을 누렸다. 하지만 웰스는 클로로포름으로 실험을 하다가 곧 중독되고 말았다. 그의 아내는 남편이 풀이 죽어 있다는 것은 알고 있었지만 왜 그렇게 빨리 변해 가는지는 눈치 채지 못했다. 1848년 1월 21일, 웰스는 뉴욕의 거리에서 체포되었다. 클로로포름에 중독되어 한 매춘부에게 황산을 뿌리다가 현장에서 붙잡혔던 것이다. 감옥에서 일주일을 보내고 정신이 맑아진 웰스는 자신이 무슨 짓을 저질렀는지 깨달았다. 웰스는 경악해서 아내에게 편지를 썼다. "나는 더 이상 아무것도 할 수 없소. 내 손은 너무 떨리고 온몸은 고통 속에 요동치고 있소. 머릿속은 불길이 치솟는 듯하오." 그는 다음 날 죽은 채로 발견되었다. 손을 써서 클로르포름 한 병과 면도날을 구한 다음 독방에서 마취제를 마시고 다리의 동맥을 절단해 과다출혈로 죽은 것이었다.

모턴도 뉴욕에서 돌연사했다. 그는 공개시술에 성공한 뒤 에테르를 이용한 마취제에 대한 특허권을 따냈다. 이 마취제는 '레테온'이라고 불렸다. 그는 미국 전역에 사용 허가권을 팔기 위해 노력했지만 특허권은 소용없는 것으로 드러났다. 마취제에 대한 요구는 엄청났고 그 인도주의적 가치도 너무나 분명했다. 오래지 않아 의사와 병원, 더욱이 정부까지 나서서 모턴의 특허권을 무시하고 에테르를 마음대로 사용하게 했다. 모턴은 의회로부터 마취제의 발견자라는 것을 인정받고 자신이 합당하다고 생각하는 만큼 돈을 얻기 위해 몇 년 동안이나 노력했다. 신문기사, 로비활동, 뇌물 등 할 수 있는 모든 수단을 동원했고, 치과 운영과 가족, 농장도 내팽개쳤다. 1868년 6월 모턴은《애틀랜틱 먼슬리Atlantic Monthly》지의 4쪽짜리 기사에 격노했다. 기사를 쓴 사람은 잭슨을 마취제의 진정한 발견자로 인정하면서 모턴을 '의학 지식은 물론이고 과학 지식조차 거의 없는 치과의사'로 몰아세우고 있었다. 그 기사에 따르면, 모턴은 그저 잭슨의 지시에 따라 움직인 것뿐이었다. 모턴은 언론에 다시 한 번 자신의 얘기를 전하기 위해 뉴욕으로 갔다. 때는 7월이었고, 숨이 막힐 정도로 더운 날씨였다. 그는 안절부절못했고, 이성을 잃은 듯한 모습이었다. 1868년 7월 15일, 저녁식사를 마친 뒤 모턴은 아내와 함께 마차를 타고 마부에게 맨해

튼 북쪽 끝의 한 호텔로 데려다달라고 했다. 그런데 마차가 센트럴 파크에 도착하자 모턴은 갑자기 마차에서 뛰어내려 물웅덩이에 머리를 처박았다. 의사와 경관이 달려와 겨우 끌어냈지만 모턴은 병원에 도착하기 전에 죽었다. 의사는 사인을 뇌충혈로 진단했다. 그때 모턴의 나이는 마흔여덟이었다.

비극의 세 번째 주인공은 잭슨 박사다. 그는 돈을 벌려는 모턴을 혐오했음에도 불구하고 자신도 특허출원을 했다. 또 모턴에게 마취제 발견의 우선권을 주장하지 않겠다고 약속하고도 그 약속을 지키지 않았다. 잭슨은 프랑스 과학아카데미에 마취제 발견에 대한 우선권을 호소했다. 그는 모턴처럼 마취제의 유일한 발견자가 되는 영광을 얻기 위해 여생을 바쳤다. 1850년 프랑스 과학아카데미는 일종의 신중한 타협안을 발표했다. 이에 따라 잭슨은 '관찰과 실험'에 대한 공로를, 모턴은 이 기술을 외과수술에서 현실화한 공로를 인정받게 되었다. 잭슨도 모턴도 반쪽짜리 권리에 만족하지 못했다. 둘 다 보다 많은 권리를 원했고 우선권의 인정과 증명을 위해 편집광적으로 경쟁했다. 잭슨은 웰스나 모턴의 죽음에도 전혀 구애받지 않았다. 1873년, 잭슨은 발작을 일으켜 제대로 말을 하지 못하게 되었다. 그는 스스로를 돌볼 수 없는 처지가 됐지만 누구에게도 도움을 받으려 하지 않았다. 마침내 잭슨은 강제로 정신병원에 끌려가 거기서 7년을 보냈다. 잭슨이 죽자 동료 하나가 그의 죽음을 이렇게 묘사했다. "한때 별처럼 빛났으나 정신의 혼란을 맞은 잭슨에게 죽음은 오랜 암흑 뒤의 안식이었다."

마취제의 발견으로 수백만 명의 남자와 여자, 어린아이가 고통의 재앙에서 벗어났다. 마취제는 통증과 외상의 장벽에서 수술을 해방시켰고, 생명을 구하고 생명을 연장하는 방법들을 개발하는 데 도움을 주었다. 마취제는 인류에게 커다란 선물이었다. 하지만 마취제를 세상에 등장시킨 웰스, 모턴, 잭슨에게는 단지 고통만을 가져다주었을 뿐이었다. 마취제는 그것을 발견한 결함 많은 인간들보다 훨씬 더 위대했다.

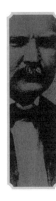

# 이그나츠 제멜바이스
## — 수많은 산모의 생명을 구한 소독법

이그나츠 제멜바이스Ignaz Semmelweis(1818~1865)는 젊은 시절부터 고뇌에 빠진 사람처럼 보였다. 특히 콧수염과 슬픈 눈은 시인의 분위기를 풍겼다. 제멜바이스는 의사로 살아갈 운명을 타고났다고는 할수 없었다. 그의 조상은 헝가리에 정착한 독일계였고, 아버지는 제국의 수도 빈에서 자신을 알리기 위해 애쓴 무식한 식료품 장수였으며, 그 자신은 법학을 공부하다 갑작스레 의학으로 진로를 바꾸었다. 그는 어디를 가든 아직 준비도 안 되고 원하지도 않는 사람들의 눈앞에 전혀 새롭고 혁신적인 사고idea의 피 묻은 깃발을 흔들어대는 성가신 존재로 취급되었다.

제멜바이스는 스물다섯 살에 의학박사 학위를 받았다. 그가 우선 지원한 두 개의 자리는 다른 지원자에게 돌아갔다. 그는 세 번째로 선택한 자리를 받아들여 산과학 분야에 들어서게 되었다. 1844년 여름

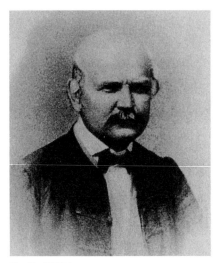
이그나츠 제멜바이스

빈종합병원에서 산과조수로 일하기 시작한 제멜바이스는 세계에서 가장 바쁜 산과 병동의 하나인 그곳에서 가난한 산모들의 출산을 도왔다. 그의 직속상사는 산과학 교수 요한 클라인Johann Klein으로 보수적인 빈 의학계의 충실한 일원이었다. 이는 제멜바이스에게는 꽤나 불운한 일이었다.

제멜바이스는 사망한 여자들의 시체를 부검하는 일도 했다. 시체는 끝없이 밀려들었다. 병원에 있는 두 개의 산부인과 병동에서는 해마다 600~800명이 죽어나갔다. 제멜바이스는 아기를 낳으러 왔다가 부검대에 오르게 된 불운한 여인들의 시체를 다루었다. 그 과정에서 그는 산욕열을 설명해온 30여 가지의 이론을 모두 부정하게 되었다.

산욕열은 고대로부터 내려온 끔찍한 병이었다. 히포크라테스는 기원전 400년경 산욕열로 목숨을 잃은 치명적인 사례들을 생생히 묘사했다. 그로부터 2250년가량이 지났지만 의사들은 여전히 산욕열을 유행병으로 여기고 있었다. 산욕열은 천연두나 장티푸스처럼 계절에 따라 창궐하거나 사라지는, 예방할 수 없는 질병이라는 것이었다. 어떤 박식한 의사는 독기毒氣가 원인이라고 생각했다. 눈에 보이지 않게 퍼지는 독성이 출산으로 쇠약해진 산모를 병들게 한다는 것이었다. 다른 의사들은 산욕열이 영양 부족이나 정액, 우유 또는 변비에 의해 생긴다고 믿었다.

산욕열은 출산 후 곧바로 산모의 목숨을 빼앗아갈 수도 있는 병으로 고열과 땀, 오한을 동반한다. 복부는 심한 통증과 함께 부풀어 오르고, 질에서는 악취가 나는 분비물이 나오고, 손과 발에 이상한 보랏빛 반점들이 퍼진다. 맥박이 약하게 뛰면 이는 죽음이 다가왔다는 징후다. 간혹 이때쯤 다행히도 산모를 괴롭히던 고통이 누그러지기도 한다.

제멜바이스는 여자들의 복부를 열어보고는 장기가 고름으로 뒤덮여 있다는 사실을 알게 되었다. 그의 병동에서 해마다 열 명의 산모 가운데 한 명이 산욕열로 목숨을 잃었다. 다른 병원에서는 산욕열로 네 명당 한 명이 죽기도 했다.

제멜바이스는 이후 몇 년 동안 죽은 산모들을 예리하게 관찰했다. 그런데 두 산과 병동의 사망자 수가 열 배나 차이가 나는 것이 아닌가. 두 병동은 크기가 같았고 하루씩 번갈아가며 새 환자를 받아들였으며, 하루에 분만되는 신생아도 열 명꼴로 거의 똑같았다. 제1병동에서는 산과 전문의들과 학생들이 분만을 맡고 있었는데, 한 해에 600~800명의 임산부가 죽었다. 그러나 산파들이 맡고 있는 제2병동에서는 한 해에 60명이 죽었다. 제멜바이스는 유행병이나 독기가 왜 하루걸러 한 번씩 나타나는지 의아했다. 그 다음에 그는 이 이상한 유행병이 오로지 병원 내에서만 맹위를 떨친다는 사실을 발견했다. 아이를 집에서 출산하거나 길 한가운데서 낳은 산모들이 생존할 확률이 훨씬 더 높았던 것이다.

제멜바이스는 임산부가 산욕열로 4~5일 내에 죽을 가능성과 분만시 조직 손상의 정도에는 어떤 상관관계가 있는지 눈여겨보기 시작했다. 산욕열이 유행병이나 독기 때문이라면 특히 그의 병동에 있는 쇠약한 산모들만 표적이 될 리는 없었다. 그는 대부분의 이론들을 폐기했다. 그렇다면 대체 원인은 무엇인가?

제멜바이스는 절친한 친구인 병리학자 야코브 콜레치카의 죽음을 통해 중요한 실마리를 얻게 된다. 제멜바이스가 병원에 없었을 때 콜레치카가 평상시처럼 부검을 하다가 손가락을 찔렸는데, 며칠 뒤 심한 염증으로 사망했던 것이다. 친구의 돌연한 죽음으로 낙심한 제멜바이스는 그의 검시 보고서를 꼼꼼히 들여다보고는 콜레치카의 급성 감염증과 산욕열이 동일한 과정을 거쳐 동일한 증상을 일으켰으며, 부검 결과 역시 같다는 사실을 알게 되었다. 문득 이 두 가지가 같은 것이 아닐까라는 생각이 들었다.

제멜바이스는 당시의 다른 의사들처럼 병원성 세균에 관해서는 아무것도 몰랐다. 하지만 그는 감염을 이해할 만한 직관력과 통찰력이 있었다. 감염된 해부용 칼 때문에 사람이 죽을 수 있다면, 의사들의 손이나 옷도 똑같은 결과를 불러오지 않을까? 그의 뇌리에는 의사들과 학생들이 해부대를 떠나 곧장 산과 병실로 달려오는 모습이 떠올랐다. 그때마다 의사들은 피가 묻은 재킷을 입은 채 손에는 부패하기 시작한 시체의 '미소微小 분자'를 묻혀왔던 것이다. 콜레치카를 죽인 건 바로 시체의 미소 분자였다. 그는 자신을 비롯한 동료의사들이 자궁을 조사하기 위해 다루던 시체들에서 매일 감염원과 죽음을 옮겨왔다는 것을 깨달았다. 이것은 젊고 열정적인

사실은 시체의 미소微小 분자라는 전염원이 학생들이나 의사들의 손에서 발견된다는 것이다.

―이그나츠 제멜바이스, 1847년

제멜바이스의 삶을 변화시킬 만한 커다란 깨달음이었다.

놀랍게도 제멜바이스는 보수적인 클라인 교수의 허락을 받아 한 가지 변화를 도모할 수 있었다. 의사와 학생들이 소독액으로 손을 깨끗이 씻고 해부실의 악취까지 모두 몰아낸 다음 환자와 접촉하도록 한 것이다. 제멜바이스는 병실 문 앞에 이런 팻말을 걸어놓았다.

검사를 목적으로 병실에 들어오는 모든 학생과 의사들은 염소화석회 소독액에 손을 씻어야 합니다. 이 소독액은 병실 입구 근처의 수반에 있습니다. 이 정도로 소독하면 충분하리라 생각합니다. 검사 후 다른 검사로 넘어갈 때는 비누와 물로 손을 씻으십시오.

정말 그 정도로 충분했다. 제멜바이스의 상세한 통계자료에 따르면, 1847년 4월에는 제1병동에 입원한 여성 가운데 18.3퍼센트가 사망했다. 병동 앞 경고문은 5월에 나붙었고, 다음 12개월 동안 감염으로 인한 사망률은 1.2퍼센트로 뚝 떨어졌다. 이는 유례를 찾아보기 힘든 놀라운 수치였다. 소독을 부지런히 하는 것만으로도 산욕열의 재앙을 거의 완벽할 정도로 막아냈던 것이다.

대단한 일이었다. 제멜바이스는 그동안 자세하게 관찰하고 사소한 것도 놓치지 말며, 관찰과 기록된 것을 믿고, 검증이 가능한 가정을 세우라고 배워왔던 과학적 방법을 이용하여 모순된 이론을 바로잡고, 인과관계를 추정했다. 그는 단순한 한 가지 변화가 시체로부터 환자에게로 전파되는 감염 경로를 차단할 수 있으리라 정확히 예상했고, 이 사실을 논박할 수 없는 통계로 증명했다. 제멜바이스는 한 해에만

350명의 목숨을 구했다. 그는 유럽의 모든 산부인과 병원에 이 발견을 적용한다면, 수십만 명의 목숨을 구할 수 있으리라고 생각했다.

제멜바이스는 사람들에게 영웅으로 환호를 받아야 마땅했지만 그렇지 못했다. 적어도 1848년에는 그럴 수 없는 상황이었다. 루이 파스퇴르가 발효와 부패에 작용하는 미생물의 역할을 이해할 수 있도록 실마리를 던져준 것은 그로부터 12년 뒤의 일이었고, 조지프 리스터 Joseph Lister가 수술 환자를 감염증으로부터 보호하기 위해 소독약의 사용을 주장한 것은 15년 뒤의 일이었기 때문이다. 게다가 전통 의학의 반동적인 수호자 요한 클라인 아래에서 무엇을 바랄 수 있었겠는가.

처음에는 진전이 있는 듯했다. 병원 내에서 가장 영향력 있는 젊은 의사 카를 폰 로키탄스키Karl von Rokitansky, 요제프 슈코다Josef Skoda, 페르디난트 폰 헤브라Ferdinand von Hebra가 그의 견해를 지지했다. 그러나 제멜바이스는 웬일인지 자신의 발견을 세상에 발표하지 않았다. 이에 관해 처음으로 글을 쓴 사람은 헤브라였다. 이 글은 빈에서 발간되는 한 의학 저널에 실렸다. 로키탄스키가 그 뒤를 이었고, 슈코다는 오스트리아 과학아카데미에 그간의 경과를 알려 학회 저널에 제멜바이스의 이야기가 실리게 되었다. 이에 따라 제멜바이스의 성과는 유럽 전역과 멀리 미국에서까지 관심을 끌기 시작했다.

그러나 제멜바이스의 새로운 견해는 완강한 반대에 부딪혔다. 소독법은 기존에 확립되어 있던 관찰과 이론에 흠집을 냈고, 눈으로 볼 수 있는 메커니즘을 제시하지 못하면서도 변화를 요구하고 있었다. 제멜바이스의 견해를 수용하는 것은 대부분의 개업의들에게 비싼 대가를 요구하는 일이었다. 고의는 아니라고 하더라도 많은 산모를 고통스런 죽음으로 몰아넣은 사실을 인정해야 한다는 뜻이었기 때문이다. 대부분의 의사들은 제멜바이스의 새로운 주장을 받아들일 수가 없었다. 이런 끔찍한 자백을 피하는 가장 손쉬운 방법은 그 같은 견해나 제멜바이스라는 사람에게서 결점을 찾아내 새로운 견해에 대한 거부를 정당화하는 것이었다. 1849년 3월, 클라인 교수는 점점 더 큰 논란을 일으키는 자신의 조수를 제거할 만한 지원세력이 충분히 확보되었다고 생각했다. 로키탄스키, 슈코다, 헤브라의 압력에도 아랑곳하지 않고 클라인은 계약기간이 만료되자 제멜바이스를 재임용하지 않았다.

논쟁은 1850년 5월에 절정에 달했다. 처음으로 제멜바이스는 빈의학협회에서 공개적으로 자신의 이론을 방어했다. 반대편의 중심인물은 박식한 내과의 에두아르트 룸페Eduard Lumpe였다. 룸페는 산욕열이 계절에 따라 번창하거나 수그러들기 때문에 어떤 외부의 영

> 우리는 염소 소독에 관한 이 이론이 오래전에 사라졌다고 생각했다. 대부분의 산부인과병원에서 드러나는 경험과 통계학적 증거들은 이를 부인하고 있다. 독자들은 지금에 와서 다시 등장한 이 이론에 미혹되지 말아야 할 것이다.
> ─익명의 사설, 《빈 주간 의학》, 1856년

향에 기인하는 것으로 보아야 한다는 과거의 주장에 의존했다. 제멜바이스가 잘해나갔기 때문에 그의 친구들은 승리가 코앞에 다다랐다고 믿었다. 하지만 제멜바이스는 그렇게 생각하지 않았던 게 분명하다. 룸페는 자신의 견해를 책으로 출판했지만, 제멜바이스는 그러지 않았다. 룸페를 비롯한 비판자들이 빈에 남아 끈질기게 제멜바이스와 그의 주장을 비판하자 제멜바이스는 충동적으로 논쟁터를 버리고 고향 헝가리로 도망쳤다. 친구들은 충격과 상처를 받은 채 논쟁에서 물러났다. 로키탄스키와 슈코다는 그 뒤 제멜바이스와 연락을 끊었다.

헝가리로 돌아간 제멜바이스는 점차 사람들에게서 잊혀져갔다. 그는 페스트에 있는 작은 병원의 산과과장이 되었고, 사망률을 1퍼센트 이하로 낮추었다. 또 페스트대학에서 산과학을 가르쳤다. 제멜바이스는 8년 동안이나 공개적인 발언을 전혀 하지 않았다. 마침내 다시 입을 열어야겠다고 결심했을 때는 그의 이론을 지지하는 의사나 과학자가 한 명도 없었다. 이제는 제멜바이스 스스로가 불같은 혀를 지닌 전도사로 변해야 했다.

> 나는 운명적으로 이 책에서 다루어진 진실을 밝힐 책임을 부여받았다. ……
> 나는 내 앞에 어떤 일이 예비되어 있든 내 양심에 따라 그것을 견뎌낼 것이다.
> —이그나츠 제멜바이스, 1860년

1860년, 제멜바이스는 산욕열에 관한 책을 출간했다. 이 책은 두껍고 장황하며 때론 독설조차 마다하지 않는 내용을 담고 있었다. 이 책과 지도적인 산과 전문의들에게 보내는 일련의 공개서한에서 제멜바이스는 자신의 견해에 부정적인 사람은 누구든 가리지 않고 공격했다. 그 대표적인 예가 빈대학의 요제프 스파에트Josef Spaeth 교수에게 가한 신랄한 비난이다.

1847년 이후 수천수만 명의 산모와 영아가 …… 사망했소. ……그리고 교수 양반, 당신은 이 대학살의 공범자였던 것이오. ……나는 두고 볼 것이오. 그리고 산욕열과 관련하여 계속 위험한 실수를 저지르는 자는 누구든 나를 강력한 적으로 만나게 될 것이오.

제멜바이스는 자신이 발견한 위대한 진실과 뒤늦게 떠맡게 된 예언자의 역할에 완전히 압도당한 듯하다. 마침내 그는 미쳐버렸다.

제멜바이스의 전기 작가들의 말대로라면, 그의 죽음은 매우 아이러니하다. 그가 미쳤다는 것은 분명했고, 1865년 7월 중순에 이르자 그의 상태는 아내 마리아가 감당할 수 있는 정도를 넘어섰다. 마리아는 제멜바이스를 기차에 태워 빈에 있는 헤브라에게 데리고 갔다. 헤브라는 그를 사설 정신병원에 입원시켰는데, 제멜바이스는 거기서 2주 뒤에 죽었다. 전해지는 이야기에 따르면, 그는 심각한 감염증 때문에 죽었다. 이 감염증은 그가 마지막으로 환자들을 치료하는 동안 실수로 입은 상처로 인한 것이었다. 결국 제멜바이스는 자신이 그토록 열심히 살리려고 노력한 수천 명의 산모들이나 친구 콜레치카와 같은 이유로 죽은 것이었다.

그러나 의사이자 의학사가인 셔윈 널랜드에 따르면 진실은 조금 다르다. 제멜바이스가 죽은 뒤 부검이 실시되었고, 한 세기 뒤에 그의 유골에 대한 X선 검사가 이루어졌다. 검사 결과는 우리가 알고 있는 것과는 다른 이야기를 들려준다. 널랜드는 이 검사에 따르면 제멜바이스가 규율을 잡으려는 정신병원의 간호사들에게 심하게 구타를 당한 것으로 보인다고 주장한다. 제멜바이스는 치료 중 입은 상처 때문에 죽은 것이 아니라 맞아죽었다는 것이다. 만약 이것이 사실이라면 제멜바이스를 죽음으로 몰아간 심한 구타는 기존 의학계에 대해 그가 감행한 길고도 불행한 도전의 궁극적 결과로 볼 수 있을 것이다.

제멜바이스는 죽고 나서 명예를 회복했다. 어쩌면 그 이상이었다. 파스퇴르의 매균설이 승리하게 되자 의사들은 더 이상 자신들이 질병의 전파에 일조하고 있다는 사실을 무시할 수 없게 되었다. 미국에서는 올리버 웬들 홈스Oliver Wendell Homes가 제멜바이스의 발견을 근거로 의사들이 산욕열을 옮긴다는 연구 결과를 발표하고, 산욕열을 막기 위한 조치들을 취해나갔다. 스코틀랜드에서는 조지프 리스터가 소독법을 실시함으로써 외과수술에 일대 혁명을 가져왔다. 19세기 말에는 제멜바이스가 고안한 것과 비슷한 소독법이 전 세계의 거의 모든 병원에서 실시되었다.

오늘날 선진국의 경우 병원에서 산모가 사망할 확률은 1만분의 1이다. 이는 인류 역사에서 유례가 없을 정도로 안전한 수준이다. 이 같은 진보는 홈스나 리스터, 파스퇴르 등 설득력 있는 의학의 개척자들이 노력한 결과라고 할 수 있지만, 다른 누구보다도 이그나츠 제멜바이스를 빼놓을 수 없을 것이다. 비록 제멜바이스는 성격적 결함 때문에 좌절하고 말았지만 인간의 생명을 구한 의학의 선구자라고 할 만하다. 그는 시대를 앞질러 깨달은 이 위대한 진리의 짐을 최선을 다해 떠맡았던 것이다.

# 루이 파스퇴르와
# 로베르트 코흐
## ― 박테리아, 보이지 않는 적을 발견하다

 

세균이 병을 일으킨다. 이 간단한 개념은 우리가 가진 사고의 일부를 이루고 있고, 중력의 존재만큼 자명해 보인다. 세균이론은 우리 삶의 배경 뒤로 모습을 감추고 있기 때문에 엘리베이터에서 흘러나오는 경음악이나 집안의 벽지처럼 늘 의식하고 살기는 어려운 일이다. 우리가 병원성 미생물 때문에 손을 씻고, 양치질을 하고, 염소로 소독을 하고, 상처에 살균제를 바른다는 것은 어쩌다 생각날 뿐이다. 이와 비슷하게 소아의 예방접종, 항생제 처방, 주사 전에 알코올에 적신 솜뭉치로 피부를 닦는 것과 같은 기본적인 의료 처치는 중대한 개념에서 파생된 필수적인 조치라기보다는 의례적인 행위처럼 보인다. 그러나 놀랍게도 이 명백하고도 중대한 진리는 인류 역사의 대부분 동안 알려지지 않았고, '질병의 세균이론the germ theory of disease'으로 등장하자마자 격렬한 논쟁을 불러일으켰다. 특히 내과의들은 수천수만

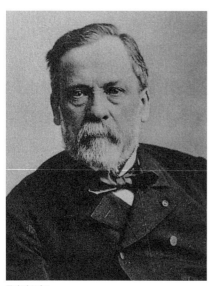

**루이 파스퇴르**

명의 시체가 산처럼 쌓이고 난 뒤에야 세균이론을 마지못해 천천히 받아들였다.

고대 의학이론의 불가해한 매듭을 끊고 미생물이 질병의 제1차적 원인임을 증명한 사람은 의학계에서는 국외자에 해당하는 인물이었다. 그 칼을 휘두른 사람은 화학자 루이 파스퇴르Louis Pasteur(1822~1895)였다. 그는 결정crystal에 관한 연구로 과학자의 길을 내디뎠고 곧이어 식초와 포도주의 발효, 누에와 양의 질병을 연구하면서 의학분야로 뛰어들었다. 그리고 죽기 전에 세계적인 의학 영웅이 되었다.

파스퇴르는 생전에 이미 천재로 인정받았다. 한 동시대인은 그를 '과학계에 몸담았던 사람들 가운데 가장 완벽한 사람'으로 칭송했다. 하지만 어린 시절에는 그런 모습이 두드러지지 않았다. 파스퇴르의 아버지는 나폴레옹 군대에서 퇴역한 뒤 성실하고 근면하게 일하는 무두장이였고, 어머니는 활기가 넘치는 여성이었다. 파스퇴르는 쥐라 산맥과 경계를 이루고 있는 조용한 프랑스 시골에서 자랐는데 공부를 잘하기는 했지만 특출나지는 않았다. 일찍부터 두드러진 재능을 보인 분야가 있다면 그건 미술이었다. 순종적이었던 어린 파스퇴르는 공부를 중시하던 아버지의 강력한 권고에 따라 그 지역에서 받을 수 있는 최상의 교육을 받았다. 그 뒤 몇 번 진로를 잘못 잡았지만 파리의 고등사범학교에 입학해서 최고의 과학교육을 받게 되었다.

파스퇴르가 실험적 방법의 중요성을 깨달은 것은 그곳에서였다. 장 바티스트 뒤마Jean Baptiste Dumas와 앙투안 제롬 발라르Antoine Jerome Balard는 파스퇴르에게는 잊을 수 없는 은사였다. 파스퇴르의 잠재적 능력을 처음으로 발견한 사람들은 부모가 아니라 바로 뒤마와 발라르였다. 파스퇴르를 도운 또 한 명의 과학자는 나이가 지긋한 물리학자 장 바티스트 비오Jean Baptiste Biot였다. 그는 자신보다 50살이나 어린 파스퇴르에게서 동류 정신을 발견했다. 비오는 죽기 전에 파스퇴르에게 "나는 네 아버지만큼이나 너를 아꼈다."라고 말했다.

파스퇴르는 남들은 보지 못하는 흔적을 꿰뚫어보는 통찰력으로 숨겨져 있는 연결고리들을 하나하나 쫓다가 발견을 이룬 것으로 보인다. 그는 결정에 관한 연구를 통해 발효에 흥미를 갖게 되었고, 이런 연구를 통해 미생물이 발효와 부패를 일으킨다는 확신을 얻었다. 그리고 이런 확신은 파스퇴르에게 누에와 양의 병원病原으로서 미생물을 연구하는 계기를 만들어주었다. 그리고 이 같은 연구를 통해 인간의 질병을 무찌르는 데 필요한 확신과 방법을 얻게 되었다.

파스퇴르는 포도주통 바닥에 남아 있는 침전물〔酒石〕처럼 편광을 회전시키는 결정이나 용액에 관해 연구했는데 이때 처음으로 다른 모든 사람들이 간과한 것에 주목했다. 그것은 편광을 시계방향이나 시계반대방향으로 회전시키는 결정의 비대칭성이었다. 그는 연구를 통해 이런 비대칭적 화학물질이 살아 있는 유기체의 산물이라는 결론을 내렸다. 파스퇴르는 이제 겨우 날개를 편 애송이 과학자에 불과했지만, 이로써 분자의 3차원적 구조를 다루는 입체화학의 토대를 마련하게 되었다.

　파스퇴르는 초기에 프랑스 릴대학의 과학교수로 재직했다. 릴은 산업과 농업의 중심지로 과학은 지역 경제와 프랑스를 위해 실용적인 이익을 가져다주어야 한다는 기대가 널리 퍼져 있는 곳이었다. 애국적이고 근면한 파스퇴르는 이 같은 기대에 완전히 부합하는 인물이었다. 파스퇴르는 아내 마리와 자녀들도 순순히 받아들일 수밖에 없을 정도로 평생을 연구에만 몰두했다. 릴 시절 파스퇴르는 한 가지 문제에 집중했다. 그것은 왜 사탕무즙이 때때로 술로 발효되지 않고 그냥 시어버리는가 하는 것이었다. 파스퇴르는 이 문제에 뛰어난 관찰력과 불도그 같은 끈기, 갈고 닦은 실험적 재능을 쏟아 부었다.

　당시 급성장하던 화학분야의 연구자들은 발효는 엄연한 화학적 반응이라고 주장했다. 그들은 당이나 녹말이 포도주나 맥주 같은 알코올로 발효되거나, 알코올이 식초의 아세트산으로 변할 때면 언제나 나타나는 효모나 다른 유기체들을 무시했다. 하지만 파스퇴르는 현미경을 통해 군집하고 있는 미생물들을 보았고 자신이 본 것을 믿었다. 그는 직관적으로 미생물들의 대사 과정이 알코올이나 아세트산, 다른 연구자들이 놓친 한 무더기의 유기적 화학물질을 만들어낸다는 것을 깨달았다. 포도주나 맥주가 제대로 만들어질 때는 단 한 종류의 유기체만을 발견할 수 있었다. 하지만 사탕무즙이나 포도주, 식초가 끈적끈적해지거나 탁해지거나 썩은 내를 풍길 때는 다른 미생물들이 발견되었다. 그것은 평범한 효모와는 다른 종류로 쭈그러든 박테리아들이었다.

　파스퇴르는 또 한 번 다른 사람들이 간과한 것을 보았다. 예를 들어 버터가 고약한 냄새를 풍길 때면 어김없이 발견되는 쭈그러든 벌레

모양의 박테리아가 현미경으로 살펴보면 운동성을 상실하다가 결국 멈추어버리는 것에 주목했다. 그리고 슬라이드의 가장자리에 있는 박테리아들이 제일 먼저 운동성을 잃는다는 걸 알았다. 그는 박테리아에게는 산소가 양분이 아니라 독이 될지도 모른다는 의심을 품었고 세심한 관찰을 통해 혐기성嫌氣性의 세계를 발견했다. 이 세계는 공기가 없을 때 번성하는 미생물들의 지하세계였고, 이 미생물들의 대부분은 부패나 분해, 질병에 관여하고 있었다.

파스퇴르는 발효와 부패에 관한 연구를 끝마치기 전에 모든 문제를 해결했다. 그는 유익한 효모와 다른 종류의 미생물들을 분리·추출·배양하는 방법을 개발했다. 잡초처럼 자라나는 이런 미생물들이야말로 수천 년 동안 맥주와 포도주 양조업자들을 의문과 좌절에 빠뜨려왔던 것들이었다. 파스퇴르는 각각의 미생물 종에는 고유한 생존방식이 있다는 사실을 발견했다. 미생물 종들은 저마다 살아가기 위해 필요한 것, 만들어내는 화학물질, 선호하는 온도가 달랐다. 미생물들은 종에 따라 산소가 있으면 잘 자랄 수도, 죽어버릴 수도 있었다. 파스퇴르의 연구 덕분에 포도주와 맥주 양조업자들, 발효산업 관계자들은 역사상 최초로 양조과정과 그 과정의 산물을 제어할 수 있게 되었다. 이 연구의 부산물 중 하나가 포도주나 우유 같은 제품을 적당한 온도로 가열해 부패를 일으키는 미생물을 죽이는 '저온살균법pasteurization'이다. 지금도 거의 모든 사람들이 이 살균법의 혜택을 누리고 있다.

1857년 서른다섯이 된 파스퇴르는 파리로 돌아와 고등사범학교에서 학생들을 가르쳤다. 고등사범학교는 그가 과학자로서 첫 발걸음을 떼었던 곳이기도 했다. 파스퇴르가 의학에 관심을 갖게 된 것은 큰딸

의 죽음 때문인 것으로 보인다. 큰딸이 그의
곁을 떠나는 것으로도 불행은 그치지 않아서
파스퇴르는 잇달아 자식 셋을 장티푸스로 잃
게 되었다. 그 어떤 권위자에게도 굽히지 않는
강인한 정신의 소유자였던 파스퇴르는 점차
다른 과학자들에게 위협적인 존재가 되어가고
있었다. 파스퇴르는 상대가 누구든 견해가 옳
지 못하다고 생각하면 맞서 싸웠다. 예를 들면 끝까지 미생물의 자연
발생설을 고집하는 과학자들의 입을 봉해버리기 위해서 일련의 기나
긴 실험을 한 적도 있었다. 하지만 파스퇴르는 자식들의 죽음으로 통
제 불능의 상태에 빠졌고, 거의 정신이 마비될 정도였다. 그는 아내에
게 이렇게 썼다. "우리의 사랑스런 아이들이 하나하나 모두 죽어버리
게 될 것이오." 몇 년 뒤 그는 황제 나폴레옹 3세에게 감염성 질환의
원인을 찾아내기로 마음먹었다고 말했다.

1864년 파스퇴르는 누에의 질병을 조사하다가 자신이 원하던 이 목
표에 한걸음 다가가게 되었다. 그 무렵 재앙과도 같은 질병이 퍼져 프
랑스의 견사 생산량이 6분의 1로 감소되었다. 파스퇴르와 그의 동료
들은 거의 6년 동안 관찰과 실험을 반복하며 이 질병의 원인과 치료
법을 연구했다. 그리고 마침내 두 종의 서로 다른 미생물이 서로 다른
두 가지 질병을 일으키고 이 때문에 누에들이 죽는다는 사실을 밝혀
냈다. 그는 간단하고 효과적인 방법을 개발해 농부들이 질병의 징후
를 보이는 누에알을 쉽게 선별해낼 수 있게 했다. 파스퇴르가 프랑스
의 견사산업을 구했던 것이다. 그는 이 연구를 통해 미생물들이 동물

과 인간들을 괴롭히는 질병의 원인으로 작용하고 있다는 믿음을 굳혔다. 그는 곧 이 믿음을 사실로 증명하게 된다.

불행히도 딸아이를 잃은 슬픔과 고된 연구의 세월들이 그에게 대가를 요구했다. 1868년 마흔여섯이 된 파스퇴르에게 발작이 찾아왔다. 다시 말을 할 수 있게 되기까지는 몇 개월이 걸렸고 그는 죽을 때까지 다리를 절어야 했다.

사실 미생물이 질병을 일으킨다고 생각한 최초의 인물은 파스퇴르가 아니었다. 기원전 1세기에 로마의 대학자 바로Varro가 이런 생각을 했고, 1546년에는 이탈리아의 의사 지롤라모 프라카스토로Girolamo Fracastoro가 육안으로는 볼 수 없는 아주 작은 유기체가 질병을 옮긴다는 이론을 제시했다. 그는 이런 유기체를 '종자seminaria'라고 불렀다. 1600년대에는 네덜란드의 위대한 현미경학자 안토니 반 레벤후크Antony van Leeuwenhoek가 박테리아와 단세포의 극미極微동물을 포함하여 다양한 형태의 미생물들을 생생하게 기술했다. 1684년 이탈리아의 프란체스코 레디Francesco Redi는 '다른 살아 있는 동물 안에 있는 …… 살아 있는 동물'을 관찰했고, 역시 이탈리아인인 아고스티노 바시Agostino Bassi는 파스퇴르에 앞서 누에의 병이 기생 곰팡이에 의해 일어난다는 것과 이 병은 특정한 화학물질로 치료할 수 있다는 사실을 보여주었다.

하지만 의사들 대부분은 체액의 조화 같은 불가사의한 기질적 영향과 계절의 변화, 공기 중의 독기, 분명치 않은 발병물질 같은 불가항력적인 외부요인 때문에 병에 걸린다는 믿음을 고집하고 있었다. 개업의들은 각자 선호하는 이론에 따라 치료법을 선택했는데 당시 사용되었던 가장 좋은 치료제는 한두 가지의 유익한 약초 정도에 불과했다. 의사들이 많이 사용하던 사혈이나 하제를 이용한 치료는 득보다는 실이 많았다.

앞 장에서 상세하게 다루었듯이, 세균이 감염을 일으킨다는 개념이 없었을 때는 수술도 출산도 악몽이나 다름없었다. 발효와 부패에 관한 파스퇴르의 연구성과에 자극을 받은 조지프 리스터의 소독법이 점차적으로 인정받기 전까지 거의 모든 수술은 사망의 위험을 동반했다. 부러진 뼈가 피부를 뚫고 나오는 개방골절은 적어도 절반 가까이 사망을 불러왔다. 병원에서 아이를 낳는 것보다 거리에서 아이를 낳는 것이 열 배는 더 안전했다. 치명적인 감염증이 세계의 모든 병원을 떠돌며 사람들의 목숨을 빼앗아 가는데도 대부분의 의사들은 이를 어쩔 수 없는 일로 받아들이고 있었다.

파스퇴르는 1873년 한 표 차로 프랑스 의학아카데미 회원이 됨으로써 의학계에 발을 들여놓았다. 그는 의학아카데미를 일종의 공개 토론장으로 이용하여 자연발생설에 강력한 반론을 펼쳤고, 외과의들에게 리스터의 소독법을 받아들이라고 압력을 행사했다. 이것은 길고 고된 투쟁이었다. 파스퇴르는 과학자로서의 명성과 위상이 올라감에 따라 더욱 대담하고 숨김없이 자신의 의견을 개진했고 반대되는 이론에 대해서는 가차 없이 공격을 가했다. 한 외과의는 파스퇴르의 비난에 격노해 결투를 신청했을 정도였다.

파스퇴르는 오늘날 탄저병으로 알려진 끔찍한 질병으로 관심을 돌렸다. 그는 이 분야에서 뛰어난 경쟁자를 만났는데 독일의 젊은 의사 로베르트 코흐Robert Koch(1843~1910)였다. 코흐는 벽지의 의사였지만 박테리아에 관한 뛰어난 연구로 독일의 의학계를 깜짝 놀라게 했다. 1876년 그는 탄저균에 대한 대단히 독창적인 연구결과를 발표했다. 여기서 그는 탄저균의 생활주기를 정확히 추적하여 탄저균은 산소가 있을 때처럼 특정한 상황에서 저항력이 매우 강한 포자를 형성한다는 사실을 보고했다.

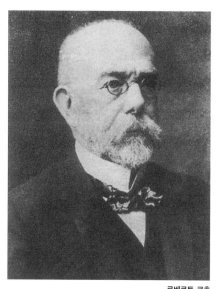

로베르트 코흐

파스퇴르는 이 분야에 뛰어들어 한 가지 뛰어난 실험을 했는데, 이 실험을 통해 카지미르 조제프 다벤Casimir-Joseph Davaine이 1850년에 발견한 막대 모양의 균이 탄저병의 원인이라는 사실을 증명할 수 있었다. 파스퇴르는 탄저병으로 죽은 동물의 피 한 방울을 배양액이 들어 있는 플라스크 안에 넣었다. 탄저균이 증식하자 그는 플라스크 안의 용액 한 방울을 취해 두 번째 플라스크로 옮겼다. 이런 식으로 열두 번을 옮기고 나자 열두 번째 플라스크 안에는 원래 동물의 피는 분자조차 남아 있지 않다고 추정할 수 있었다. 그는 열두 번째 플라스크 안에 있던 용액을 다른 동물에 투여했다. 그 동물은 며칠 안에 탄저병으로 죽었다. 원래의 물질은 남아 있지 않았으므로 플라스크를 옮길 때마다 매번 증식을 거듭한 균이 병의 원인일 수밖에 없었다. 의학계가 이를 확신하기까지는 한 세대가 흘러야 했지만 파스퇴르는 이 실험으로 단번에 질병의 세균이론을 증명했다.

코흐와 그의 동료들은 탄저균과 다른 미생물들의 순수한 균주를 추출·착색·분류·배양하는 기술을 개량하고 있었다. 그동안 파스퇴르는 질병을 정복하는 방법을 찾기 위해 힘썼는데 우연히 닭 콜레라에 관해 연구하다가 그 열쇠를 발견하였다. 닭 콜레라는 단 며칠 만에 농장의 닭들을 90퍼센트 이상 몰살시키는 무서운 병이었다. 파스퇴르와 그의 연구팀은 닭 콜레라의 병원균을 플라스크 안에 배양하고 있었다. 연구팀이 여름휴가를 마치고 연구실로 돌아와 닭들에게 배양균을 주사했지만 닭들은 병에 걸리지 않았다. 배양균이 병원체로서의 능력을 상실한 것이었다. 파스퇴르는 이것들을 폐기처분하려다가 한 가지 실험을 해보기로 마음먹었다. 닭들에게 이 배양균을 투여한 다음 치명적인 콜레라균을 다시 투여했던 것이다. 놀랍게도 이 닭들은 병에 걸리지 않았다. 이 닭들에게 닭 콜레라에 대한 면역성이 생긴 것이었다. 이로써 파스퇴르는 85년 전 제너의 천연두백신이 나온 이후 면역법 분야에서 또 한 차례의 진보를 이루어냈다.

파스퇴르는 일생 동안 다른 사람들이 보지 못하고 놓친 것을 찾아냈다. 혐기성 세균이나 약화된 배양균의 접종법 같은 발견은 거의 우연인 것처럼 보인다. 하지만 그는 "관찰의 영역에서 기회는 준비된 정신에게만 찾아온다."고 말하곤 했다. 분명 파스퇴르만큼 준비가 잘된 사람도 찾아보기 힘들 것이다.

현재 미생물학이 유행하고 있다. 미생물학은 모든 것 위에 군림하며, 토론조차 불허하는 교리가 되었다. 누구나 이 미생물학을 거부하지 않고 받아들여야 한다. 그 교주라고 할 수 있는 파스퇴르가 "내가 그렇게 말했소."라고 성스럽게 선언하는 경우는 특히 그러하다.
— H. 로시뇰, 1888년

파스퇴르 연구팀은 약화된 배양균을 이용한 새로운 면역법을 탄저균에도 적용하고자 했다. 1879년 파스퇴르는 탄저균에 대한 효과적인 면역법이 있다는 사실을 프랑스 과학아카데미에 충분히 말했다고 확신했다. 하지만 회의적인 회원들이 더 많았다. 불신을 숨김없이 드러낸 대표적인 인물은 저명한 수의사 로시뇰Rossignol이었다. 로시뇰은 공개적인 실험을 요구하면서 파리에서 남동쪽으로 30마일 떨어진 자신의 농장을 실험 장소로 제공하겠다고 했다. 파스퇴르는 그전까지 종종 의학아카데미의 지원을 받아 그와 비슷한 실험들로 반대자들을 침묵하게 만들곤 했기 때문에 로시뇰의 제안을 거절하기가 힘들었다.

1881년 5월 초 파스퇴르와 그의 동료 에밀 루Emil Roux, 샤를 샹베를랑Charles Chamberland은 양 25마리와 암소 6마리에 약화된 배양균을 접종하고 몇 주 뒤에 2차 접종을 실시했다. 마침내 5월 31일, 로시뇰이 지켜보는 가운데 예방접종을 받은 양들과 함께 예방접종을 받지 않은 양 25마리와 암소 4마리에 탄저균을 주입했다. 신문사의 논설위원이며 저술가이기도 했던 로시뇰은 공개실험이 언론의 주목을 받게 될 것이라고 예상했다. 6월 2일 오후 2시, 파스퇴르가 실험 장소에 도착했을 때는 이미 많은 사람들이 모여 있었다. 그는 신문기자, 수의사, 의사, 농민들 사이를 뚫고 지나가야 했다. 5시가 되자 예방접종을 받지 않은 동물들은 모두 죽은 반면, 예방접종을 받은 동물들은 모두 건강하게 살아있었다. 군중들은 박수갈채를 보냈다. 이 사건을 계기로 파스퇴르의 명성은 한없이 높아졌다.

세계적으로 유행한 감염성 질병 가운데 광견병이 가장 치명적인 질병이었다고 말하기는 힘들지만 광견병은 특히 끔찍한 질병이었다. 광견병에 걸린 개나 늑대에게 물린 희생자는 천천히 진행되는 죽음을 선고받은 것이나 다름없었다. 가장 흔한 희생자는 아이들이었다. 파스퇴르와 그의 동료들은 몇 년 동안 광견병의 예방백신을 찾기 위해 실험을 해오고 있었다.

오늘날 우리가 알고 있듯이 광견병은 현미경으로도 보이지 않는 바이러스에 의해 감염되기 때문에, 병원체를 추출하거나 실험실의 플라스크 안에서는 배양할 수가 없었다. 파스퇴르는 융통성을 발휘해 개나 원숭이, 토끼 같은 동물로 실험을 했다. 마침내 파스퇴르와 루는 광견병에 걸린 토끼의 척수를 2주가량 건조시켜 독성의 강도가 다양한 일련의 백신들을 만들어냈고, 이런 백신들을 동물에게 소량으로 주입해 면역을 유도할 수 있었다.

파스퇴르가 사람에게 이 백신을 투여한 것은 1886년이 되어서였다. 7월 6일 공포에 질린 한 어머니가 아홉 살 난 아들을 데리고 파스퇴르의 실험실을 찾아왔다. 조세프 마이스터라는 이 소년은 이틀 전 미친개에 물려 심각한 상처를 입은 상태였다. 파스퇴르는 의사 두 명과 상의했는데 그들은 손을 쓰지 않는다면 아이는 죽고 말 것이라고 했다. 파스퇴르는 열흘 동안 점차 효능을 강하게 해가며 백신을 13차례 접종했다. 아이는 살아났다. 몇 달 뒤에는 미친개로부터 어린 양들을 보호하려다가 끔찍한 부상을 입은 열다섯 살짜리 양치기 소년을 치료했다. 이 소년 역시 생명을 구했다.

파스퇴르는 광견병의 정복으로 세계적인 명성을 얻었다. 치료를 받기 위해 세계 각지에서 사람들이 몰려들었다. 파스퇴르는 정부와 민간의 지원을 얻어 광견병의 치료와 연구를 위한 기관을 설립할 수 있었다. 파스퇴르연구소는 1888년에 문을 열었는데 곧 광견병의 치료

뿐 아니라 다양한 질병 연구의 중심이 되었다.
루, 일리야 메치니코프Ilya Mechnikov, 알렉
상드르 예르생Alexandre Yersin 같은 많은 젊
은 연구자들이 여기서 일하고 교육을 받았다.

루는 항독소를 개발했고, 메치니코프는 면역에 있어 백혈구의 역할을
알아냈으며, 예르생은 페스트의 원인이 되는 미생물을 발견했다.

　1895년 9월 27일, 파스퇴르는 두 번의 발작을 더 겪은 뒤 아내의 손
을 꼭 쥔 채 영원히 눈을 감았다. 과학적 직관이 특출 나고 어떤 권위
나 반론도 두려워하지 않았던 파스퇴르는 실험을 통해 특정한 세균들
이 감염성 질환의 원인이라는 사실을 밝혀냈다. 그것은 찬란하게 빛
나는 새로운 진리였다. 이 사실이 일단 증명되자 의학과 수술, 공중보
건 분야에는 혁명적인 변화의 바람이 불었다. 한때 유행했던 질병으
로부터 인간을 보호해주는 면역법, 의사들이 특정 감염증을 정확히
진단할 수 있게 해주는 검사들, 환자들을 치료하는 항생제들은 모두
세균이론에서 직접적으로 비롯된 것이다. 세계 각지의 생의학 연구자
들은 오늘날에도 파스퇴르와 코흐, 그 지지자들이 창조하고 완성해낸
실험방법을 이용하고 있다. 파스퇴르는 죽기 전 자신의 사명을 완수
했고 자신의 발견으로 세상을 변화시켰다.

# 빌헬름 콘라트 뢴트겐
## — 인간의 몸을 투시하다

빌헬름 콘라트 뢴트겐Wilhelm Conrad Röntgen(1845~1923)은 쉰 살에 실험실에서 생애 두 번째 결정적인 순간을 맞았다. 자신이 'X선' 이라고 이름 붙인 새로운 종류의 복사선을 발견했던 것이다.

첫 번째 결정적인 순간은 10대 시절, 학교에서 여느 때와 다름없는 평범한 하루를 보내고 있을 때 일어났다. 급우 하나가 어떤 교사를 조롱하는 그림을 그렸다. 교장은 차분하고 말이 없는 뢴트겐을 불렀다. 하지만 뢴트겐은 교장의 권위나 위협, 우선 자신의 이익부터 좇으라는 설득에도 불구하고 그림을 그린 친구의 이름을 말하지 않았다. 화가 잔뜩 난 교장은 그를 학교에서 쫓아냈다. 뢴트겐은 평생을 그랬듯이 자신의 양심에 따라 행동했고, 친구를 배신하는 일을 거절했던 것이다. 이 일로 뢴트겐의 미래는 불투명해졌다. 유럽에 있는 대부분의 대학이 제적당한 학생은 받지 않았기 때문이다. 결국 뢴트겐은 해결

책을 찾아냈다. 시험을 치러 취리히공과대학에 입학한 것이다. 약 40년 뒤 알베르트 아인슈타인Albert Einstein 역시 권위적인 교사들과 갈등을 겪고 취리히공과대학의 입학시험을 치르게 된다.

뢴트겐은 독일의 라인 지방에서 직물 제조업을 하던 프리드리히 뢴트겐과 샤를로테 프로바인의 외아들로 태어났다. 뢴트겐이 세 살 때 그의 가족은 네덜란드의 아펠도른으로 이사했다. 뢴트겐은 수줍음이 많고 말수가 적은 아이였으나 공부하는 것보다는 야외에서 뛰노는 것을 더 좋아했고, 검은 머리에 꿰뚫어보는 듯한 눈빛을 지닌 청년으로 성장했다. 청년 시절에는 아무도 그의 뛰어난 재능에 주목하지 않았지만, 뢴트겐은 다른 위대한 실험가들처럼 손재주가 좋았다. 아마도 이 때문에 취리히공과대학에서 기계공학을 택했던 것이리라.

뢴트겐은 그곳에서 유명한 물리학자 아우구스투스 쿤트Augustus Kundt의 눈에 띄어 조교가 되었다. 1868년에 기계공학으로 대학졸업장을 받고 1869년에 박사학위를 받은 뢴트겐은 쿤트를 따라서 뷔르츠부르크로 갔다. 학계에서 발판을 마련한 그는 6년 연상인 베르타 루트비히와 결혼했다. 베르타 루트비히는 가정을 잘 꾸려나갔고, 조카딸도 데려와 키웠다. 뢴트겐 부부는 조카딸이 여섯 살 되던 해에 양녀로 삼았다. 뢴트겐은 다시 쿤트를 따라 스트라스부르대학으로 갔다. 그리고 마침내 1879년 스승 곁을 떠나 기센대학의 교수가 되었다. 1888년에는 여러 대학에서 온 제안을 거절하고, 뷔르츠부르크대학의 이론물리학 교수라는 영예로운 자리를 받아들였다.

뢴트겐은 처음에는 쿤트를 보조하다가 나중에는 혼자서 실험을 하며 세밀한 실험가로서 두각을 나타냈다. 그는 고집스럽게 혼자서 작

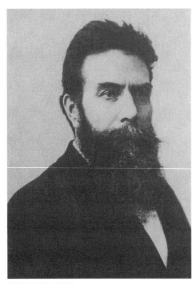
빌헬름 콘라트 뢴트겐

업했다. 셀 수 없이 많은 시간을 실험실에서 보냈고 자기가 쓸 실험장치들을 설계하고 만들었다. 그는 몇 년 동안 직접 만든 실험장치들을 이용하여 극도로 미묘한 현상들을 관찰하고 측정했다. 액체와 고체의 압축률이나 물질의 전기적 특성에 대한 열과 압력의 영향, 기체를 통과하는 편광의 회전(편광의 회전 같은 경우는 위대한 물리학자 패러데이Faraday도 검측하지 못했던 것이다.) 등이 그것이었다.

뢴트겐은 1880년에 회전하는 유리판 같은 유전체誘電體가 두 전하電荷 사이에서 움직이면 자기장이 발생한다는 사실을 증명했다. 그것은 뢴트겐이 이 시기에 이룬 가장 큰 업적이었다. 그는 이 사실을 최초로 증명했으며, 자신의 증명이 맥스웰 방정식의 예상과 일치한다는 것을 보여주었다. 뢴트겐은 1895년 이전의 연구를 거의 50편에 달하는 논문으로 보고했고, 이런 논문들 덕분에 직업적으로나 학문적으로 인정을 받게 되었다. 하지만 이 논문들은 세상에 대대적인 변화를 가져올 만큼 대단한 것은 아니었다.

1895년에 그 모든 것이 바뀌었다. 그해 뢴트겐은 전기와 자기장 연구에서 벗어나 크룩스관으로 실험을 해보기로 마음먹었다. 크룩스관은 두 개의 금속판을 유리가 둘러싸고 있는 형태의 진공관으로, 금속판에 높은 전압을 가하면 음극선이 진공관을 뚫고 공기 중으로 몇 인치 정도 흘러나왔다. 백금시안화바륨을 입힌 종이 같은 적당한 물체를 두면 이 음극선이 형광작용을 일으켰으므로 이런 성질을 이용하면 음극선을 검측할 수 있었다.

뢴트겐은 외부의 빛이나 크룩스관으로부터 나오는 빛에 신경 쓰고 싶지 않았기 때문에 실험실을 완전히 어둡게 한 뒤 크룩스관을 불투명한 판지로 둘러쌌다. 1895년 11월 8일, 크룩스관을 켠 뢴트겐은 원하던 물체를 비추는 빛이 아니라 실험실 반대편에 나타난 밝은 녹색빛을 보게 되었다. 뢴트겐은 크룩스관을 껐다 켰다 하면서 크룩스관에 전류가 흐를 때 녹색빛이 나타난다는 사실을 확인한 뒤 실험실의 불을 켰다. 신비로운 녹색빛은 크룩스관에서 약간 떨어져 있는 테이블 위의 코팅된 종이에서 나온 것이 분명했다. 뢴트겐은 음극선이 공기 중에서 몇 인치 이상 전파될 수 없다는 사실을 알고 있었다. 다른 무엇인가가, 아마도 새로운 종류의 어떤 광선이 크룩스관에서 흘러나와 검은 판지를 뚫고 실험실을 가로질러 멀리 떨어져 있던 코팅 종이에 형광작용을 일으킨 듯했다. 이 같은 발견에 마음을 빼앗긴 뢴트겐은 곧 조사를 시작했다. 이 연구는 곧 그의 인생과 수백만 명의 삶을 변화시키게 될 터였다.

뢴트겐은 이 광선을 'X선'이라고 불렀다. 이 광선의 새롭고 신비로운 성질에 대해서 모른다는 점을 솔직히 인정한 것이었다. 과학사에서 행운이나 우연에 의한 발견을 이야기할 때 빼놓지 않고 등장하는 것이 X선의 발견이다. 만약 주위에 형광물질을 두지 않았다면 어떻게 되었을까? 형광물질을 놓아두었더라도 녹색빛을 쉽게 볼 수 있는 곳에 두지 않고 뒤에 두었다면 어떻게 되었을까? 하지만 뢴트겐은 명성을 누릴 만한 자격이 있는 과학자였다. 음극선이 발견된 뒤 40년간 여러 과학자들이 같은 우연을 경험했지만 그들은 이를 거들떠보지도 않았던 것이다.

예를 들어 1879년 윌리엄 크룩스William Crooks(1832~1919)는 진공관 주위에 쌓여 있는 사진건판들이 부옇게 되는 것을 발견했다. 하지만 그는 고작 사진건판을 만든 사람에게 불만을 터뜨렸을 뿐이다. 10년 뒤 필라델피아의 아서 굿스피드Arthur Goodspeed와 윌리엄 제닝스William Jennings도 똑같은 현상을 발견했다. 하지만 그들 역시 굳이 그 원인을 밝혀내려 애쓰지 않았고, 결국 마지막까지 후회하게 되었다. 저명한 물리학자 필리프 레나르트Philip Lenard도 다를 바 없었다. 레나르트는 뢴트겐보다 몇 년 전에 X선을 관찰했지만 나중에 더 깊이 조사하기 위해 관찰 사실을 정리해두는 것으로 만족했다. 레나르트는 1905년 노벨상 수상 강연에서 이렇게 말했다.

실제로 나는 몇 가지 설명할 수 없는 사실들을 관찰했습니다. 나는 나중에 연구하기 위해 이런 관찰 사실을 자세하게 정리해두었지만 불행히도 제때에 연구를 시작하지 않았습니다.

뢴트겐은 당대 독일 물리학자들의 전형이라 할 수 있을 정도로 의지가 강하며 매사에 철두철미하고 확고한 사람이었다. 하지만 상상력이나 대담함 또한 부족하지 않았다. 그는 11월 8일부터 여러 날 동안 저녁식사를 거르며 실험에 몰두했다. 이 새로운 광선에 대해 강도 높은 연구를 시작했던 것이다. 원래 말수가 적은 사람이었던 뢴트겐은 이번 연구에 관해서도 아무에게도 이야기하지 않았다. 그는 6주에 걸친 실험 끝에 그 신비로운 광선, 음극선이 크룩스관의 벽을 때린 지점에서 사방으로 퍼져나간다는 것을 알아냈다. X선은 몇 미터의 공기와 몇 센티미터의 종이, 상자, 고무, 유리를 투과했지만 금속, 특히 납에는 잘 흡수되었다. 뢴트겐은 X선이 직선으로 움직이고 렌즈에 의해 굴절되거나 프리즘에 의해 진로가 바뀌지는 않지만 특정한 금속에 반사된다는 사실을 발견했다. 그는 빙주

> 그리하여 어떤 매개체가 검은 판지를 투과한다는 것을 알게 되었다. 검은 판지는 불투명해서 자외선이나 햇빛, 아크등의 빛도 투과하지 못한다. ……이 매개체가 모든 물체를 투과하며 투과 정도가 매우 다양하다는 사실을 쉽게 발견할 수 있었다. ……형광판 앞에 손을 가져다대면, 그림자가 뼈의 모양을 명확하게 보여준다. 뼈를 둘러싸고 있는 조직은 윤곽만 희미하게 드러난다. 특히 흥미로운 것은 사진건판이 이 X선에 민감하게 반응한다는 점이다. 나는 손뼈의 그림자를 관찰하고 이것을 사진으로 찍었다.
> —빌헬름 뢴트겐, 1895년 12월 28일

석 결정을 통과하는 X선의 편광을 측정하려고 했으나 실패했다. X선은 음극선과 달리 자석에 의해 굴절되지 않았다. 그는 X선이 태양광선이나 다른 전자기파와 비슷하지만 좌우로 진동하는 게 아니라 운동 방향으로 진동한다고 생각했다. 하지만 그 생각은 틀렸다. 오늘날 우리는 X선이 10억 분의 1미터에서 1,000억 분의 1미터의 파장을 갖는 전자기파라는 것을 알고 있다. 뢴트겐은 처음으로 X선 사진을 찍었는데, 그것은 결정학, 야금학, 의학의 미래에 중요한 의미를 갖는 일이었다. 그는 이 X선 사진을 '그림자 사진'이라고 불렀다. 그 가운데는 물체를 쥐고 있는 그의 손뼈 사진도 있었다. 뢴트겐은 이 사진을 보고 스스로도 놀랐다.

1895년 12월 22일 뢴트겐은 마침내 아내에게 지난 6주간 왜 그토록 일에 미쳐 있었는지 고백했다. 그녀는 뢴트겐이 발견한 새로운 X선을 처음으로 본 사람이 되었다. 그는 아내를 실험실로 데려가 그녀의 왼

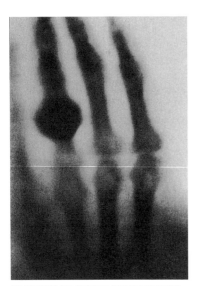

**뢴트겐 부인의 손과 결혼반지가 찍힌 최초의 X선 사진**

손을 X선으로 찍었다. 노출시간은 거의 6분이 걸렸다. 뢴트겐이 사진을 현상하여 보여주자 그녀는 소름이 끼칠 정도로 놀랐다. 자신의 손뼈뿐만 아니라 손에 끼고 있던 결혼반지까지 그대로 볼 수 있었기 때문이다. 이 사진은 오늘날에도 과학과 의학의 역사에서 가장 유명한 사진 중 하나로 남아 있다.

뢴트겐은 자신이 중대한 발견을 했다는 사실을 깨달았다. 하지만 그는 크룩스관으로 실험을 하다가 자신과 똑같은 발견을 하고, 그에 관해 발표한 사람이 있을지도 모른다고 생각했다. 그는 자신의 발견을 간략한 예비 논문 형식으로 작성했다. 이미 한 세기 이상이 지났지만 그 논문은 지금까지도 X선 발견 당시의 생생한 드라마를 전해준다.

커다란 유도코일에서 방출된 전류가 …… 크룩스관으로 흘러 들어갔다. 크룩스관은 검은 종이로 한 치의 틈도 없이 가려져 있었다. 완전히 깜깜한 방이었다. 그런데 백금시안화바륨을 입힌 종이를 크룩스관 한쪽 면에 가까이 가져가자 거기서 밝은 빛이 났다. ……이 빛은 종이를 2미터 거리에 두어도 사라지지 않았다. 이 빛을 일으킨 광선이 크룩스관 안에서 흘러나온다는 것은 너무도 명백한 사실이었다.

뷔르츠부르크 물리학·의학협회 간사의 마음을 움직인 것은 뢴트겐 부인의 손뼈 사진을 비롯한 X선 사진들이었다. 협회 간사는 그해가 가기 전인 12월 28일에 뢴트겐의 논문을 서둘러 인쇄했고, 뢴트겐은 자비를 들여 유럽 각지의 동료들에게 논문과 사진들을 보냈다. 우편물을 받아본 에밀 바르부르크Emil Warburg는 1월 4일 베를린의 한 과학학회에서 뢴트겐의 사진을 공개했다. 한 명민한 기자는 이 신비로운 광선이 세상에 얼마나 커다란 영향을 미칠지 재빨리 간파하고는 1월 5일 《디 프레세Die Presse》지에 X선에 관한 기사를 실었다. 그러자 그 다음 날에는 전 세계의 신문에 이 기사가 게재되었다.

많은 의학적 발견이 처음에는 논란과 비난을 불러일으켰던 것과 달리 X선은 즉각적인 호응을 얻었다. 아마도 옷과 살을 뚫고 뼈를 볼 수 있다는 오싹한 전율 때문이었을 것이다. 몇 주가 지나자 의사들은 X선을 이용하여 몸속의 탄환이 어디 있는지 알아내거나 부러진 뼈가 어떤 모양을 하고 있는지 관찰하기 시작했다. 채 1년이 지나지 않아 X선을 주제로 다룬 과학·의학 논문이 1천 편 이상 쏟아져 나왔다. 뢴트겐 자신은 오로지 X선의 물리적 특성을 다룬 두 편의 논문을 더 발표했을 뿐이다.

의사들은 환자에게 바륨염 수용액을 마시게 하면 X선으로 식도, 위, 소장을 볼 수 있다는 사실을 알아냈다. 바륨 관장을 하면 대장도 볼 수 있었다. 방광 또는 신장의 문제를 진단할 때는 요오드 수용액을 이용했다. 나중에는 방사선이 투과할 수 없는 화학물질을 정맥, 동맥에 주입해 순환계의 문제를 연구할 수 있게 되었다. 또한 강력한 X선으로 편도선염에서 암까지 다양한 질병을 치료할 수 있게 되었다.

대중들도 기쁜 마음으로 X선의 발견을 환영했다. 토머스 에디슨은 뉴저지에서 인체 크기의 형광막을 갖춘 거대한 X선 발생장치를 만들었다. 사람들은 오싹하지만 자신의 해골을 보기 위해 줄을 서서 기다리곤 했다. 오락장소나 백화점에도 X선 장치가 등장했고 당시에는 구두상점에도 X선 장치가 갖추어져 있어서, 많은 사람들이 X선 장치의 형광막 위에 발을 올려놓고 발가락을 꼼지락거리곤 했다.

　그러나 아무런 거리낌 없이 쓰이던 X선은 곧 어두운 면을 드러냈다. 에디슨의 조수 클래런스 댈리가 우리가 현재 '방사능증'이라고 부르는 병에 걸린 것이다. 처음에는 손이 붉게 변하더니 다음에는 피부가 벗겨지고 머리카락이 빠졌다. 의사들은 댈리의 양손 손가락 몇 개를 절단했다. 댈리는 몇 년 뒤 죽음을 맞았고 X선 장치를 다루던 사람들과 연구자들 중 많은 수가 그 뒤를 따랐다.

　1895년에 발견된 X선 덕분에 의학은 커다란 힘을 얻었고, 70~80년 뒤에는 컴퓨터 과학에 의해 영역이 더욱 확대되었다. 1972년에 컴퓨터 엔지니어 고드프리 하운스필드는 여러 각도에서 얻은 X선 영상을 디지털화하면 3차원의 영상을 얻을 수 있음을 알아냈다. 이 같은 컴퓨터 단층촬영(CAT 또는 CT 촬영) 방법은 이제 일상화되어 의사들에게 뇌를 비롯한 인체기관의 상세한 내부영상을 제공하고 있다. 의학은 다시 한 번 새로운 기계장치를 열렬히 환영했다. 5년도 안 되어 1천 개 이상의 기관이 CT촬영기를 이용하게 되었다.

　뢴트겐은 금세 명성을 얻었다. X선 발견 사실을 발표하고 나서 몇 주 뒤, 그는 X선을 증명해보이라는 황제 빌헬름 2세의 부름을 받았다. 빌헬름 2세는 즉시 훈장을 수여했다. 6년 후 뢴트겐은 최초로 노벨 물리학상을 받는 영광을 얻었다. 전통적으로 노벨상 수상자는 연설을 해야 했지만 뢴트겐은 자신이 말을 잘 못한다는 점을 의식해 연설의 의무를 거절했고 귀족 작위도 사양했다. 그러나 스웨덴 왕에게 고마움을 표시하는 일은 잊지 않았다. 그리고 상금을 뷔르츠부르크대학의 과학연구기금으로 기부했다. 뢴트겐다운 일이었다. 에디슨과 많은 이들이 X선과 관련해 특허권을 따려 애쓰는 동안에도 뢴트겐은 이런 일을 단호히 거절했다. 그는 자신의 발견으로 돈을 벌려고 하지 않았다. X선은 그가 세상에 무상으로 준 선물이었다.

뢴트겐은 세심한 실험가의 본보기였다. 그는 어떤 현상이든 이전보다 조금이라도 더 정밀하게 측정하기 위해 어떤 수고도 아끼지 않았다. 그러나 뢴트겐은 말솜씨가 없어서 강의를 듣는 학생들은 졸기 바빴고, 공개강연을 들으러온 사람들은 그의 말을 전혀 이해할 수 없었다.

X선의 발견은 우연히 얻은 결과처럼 보이지만 뢴트겐만큼 준비가 잘되어 있고 마땅한 자격을 갖춘 사람은 없을 것이다. 그는 실험실에서 어마어마한 시간을 보냈고, 실험장치들을 꼼꼼히 만들었으며, 미묘한 결과들을 정확히 측정했다. 뢴트겐은 결코 마구잡이로 실험하거나 연구하는 법이 없었다. 그는 언제나 보다 심층적인 것, 즉 거칠게 드러나는 실재實在 아래 감추어진 규칙성을 찾았다. 뢴트겐은 "진정한 과학자라면 누구나 순수하게 이상적인 목표를 좇는다. 과학자는 그 단어가 내포하는 최상의 의미에서 이상주의자이다."라고 말했다. 그는 엄격한 이상주의자이자 숨겨진 진실을 추구하는 근면한 탐험가로, 언제나 어두운 방에서 홀로 일했다. 그런 그가 인체의 깊은 비밀을 밝혀줄 놀라운 도구를 세상에 선사했다는 사실은 딱 맞아떨어지는 이야기가 아닐까.

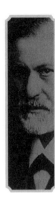

# 지그문트 프로이트
## ― 무의식이 의식을 지배한다

　지그문트 프로이트Sigmund Freud(1856~1939)는 무의식을 발견함으로써 사람들의 달콤한 꿈을 깨웠다. 사람들은 프로이트가 나타나기 전까지는 자기 자신의 동기를 완전히 알고 있고 자신의 행동을 완전히 통제하고 있다고 생각했다. 피타고라스가 변화하는 경험의 대상들 이면에서 수의 구조적 원리를 판별해내고, 뉴턴이 사과가 떨어지거나 달이 공전하는 것이 중력 때문이라는 것을 깨달은 것처럼 프로이트는 무의식이 우리의 지각과 동기, 꿈, 사고, 행위를 결정한다는 것을 알아냈다. 하지만 프로이트는 단지 무의식을 발견하기만 한 게 아니라 끈질긴 탐구와 뛰어난 설득력을 발휘해 세상 사람들이 무의식의 실재와 중요성을 인정하지 않을 수 없게 만들었다.

　프로이트가 만들어낸 정신분석의 악명 높은 부작용 가운데 하나는 신경증의 책임을 부모, 특히 어머니에게 지웠다는 것이다. 어머니 아말리에 나탄손이야말로 프로이트에게 자신이 무언가 위대한 일을 하도록 태어났다는 생각을 심어준 장본인이라는 것을 생각하면 아이러니한 일이다. 강인한 품성을 가진 나탄손은 첫아이인 프로이트를 지나치게 아끼고 사랑한 나머지 거의 숭배할 정도였으며, 아들을 '내 소중한 지그문트'라고 불렀다. 프로이트는 어머니의 따뜻한 사랑을 듬뿍 받으며 성장했다. 그는 말년에 이렇게 썼다.

어머니에게서 큰 사랑을 받은 남자는 누구나 인생에서 정복자가 된 느낌을 갖게 되며, 성공을 확신하게 된다. 그리고 성공에 대한 확신은 종종 실제 성공으로 이어진다.

프로이트가 나중에 '자기분석'을 통해 깨달았듯이 아버지와의 관계는 훨씬 더 복잡했다. 아버지 야코브 프로이트는 오스트리아–헝가리 제국의 일부였던 모라비아의 소도시 프라이베르크(현재 체코 공화국의 프라이버)에서 모직물을 거래하는 상인이었다. 야코브는 나탄손과 재혼하여 지그문트를 낳았다. 사업이 신통치 않았기 때문에 야코브는 프라이베르크에서 라이프치히로, 그리고 곧 빈으로 이주해야 했다. 프로이트가 세 살 때였다.

야코브는 다른 아버지들에 비해 친절하고 너그럽고 다정한 사람이었던 듯하다. 하지만 감정이 풍부한 지그문트가 필요로 했던 강한 아버지 상을 갖추지 못했기 때문에 지그문트는 나중에 다른 사람에게서 강한 아버지 상을 찾게 된다. 지그문트가 열두 살이 되었을 때 정통 유대교인이었던 아버지가 길거리에서 있었던 사건을 들려주었다. 야코브가 길을 가고 있는데 반유대주의자 한 명이 모자를 쳐서 떨어뜨린 뒤 보도에서 물러나라고 했다는 것이다. "그래서 어떻게 하셨어요?" 지그문트가 물었다. "도랑으로 내려가 모자를 주웠지." 아버지는 이렇게 대답했다. 지그문트는 아버지의 수동적 태도가 마음에 들지 않았고 화도 났다.

그래도 프로이트는 아버지의 견해에 큰 영향을 받았다. 프로이트가 나중에 회상한 바에 따르면, 그는 일곱 살 때 매우 화가 나는 일이 있어 부모의 침실에 일부러 오줌을 쌌다. 그러자 아버지는 "그런 아이가 무슨 대단한 일을 하겠어?"라고 말했다. 프로이트는 수십 년이 지난 뒤에도 아버지 앞에서 자신의 업적을 하나하나 열거하며 자신의 존재를 증명하는 꿈을 꾸었다.

프로이트는 재능 있고 진지한 학생이었다. 그는 남들보다 1년 일찍 학교에 들어갔다. 아홉 살에 슈페를 김나지움에 입학한 프로이트는 3학년부터 8학년까지 1등을 놓치지 않았고 최우등으로 졸업했다. 가족들은 프로이트가 공부를 잘할 수 있도록 지원을 아끼지 않았다. 공부를 중단하지 않도록 저녁은 직접 가져다주었고, 여동생은 집에서 피아노를 칠 수 없었다. 프로이트는 사진처럼 정확한 기억력을 자랑했는데 특히 언어에 뛰어났다. 그는 어렸을 때 히브리어, 그리스어, 라틴어, 프랑스어, 영어를 배웠고, 성인이 되어서는 놀랄 만큼 정확하고 설득력 있게 글을 써서 독일 산문의 대가로 인정받았다.

프로이트는 근면하고 총명했지만 자신의 진정한 소명을 찾지 못하고 있었다. 그는 1873년에 의학을 공부하기 위해 빈대학에 입학했다. 하지만 그는 개업의가 되기 위해 공부하는 것보다는 기초연구를 하는

데 훨씬 더 흥미를 느꼈다. 그는 몇 년 동안 에른스트 폰 브뤼케Ernst von Brücke의 실험실을 제2의 집으로 생각했다. 브뤼케는 뛰어난 생리학자이자 엄격한 지도자였는데, 프로이트는 스승 브뤼케에게서 강한 아버지 상을 발견했다. 프로이트는 브뤼케 교수 밑에서 신경세포의 구조와 기능에 관해 연구했다. 그는 신경의 작용에 관해 거의 현대적 이해에 근접했지만 자신이 간파한 것을 끝까지 추구하지는 못했다.

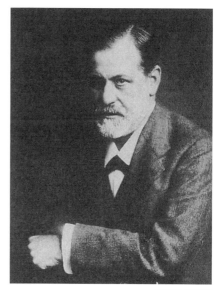

지그문트 프로이트

프로이트에게 깊은 영향을 끼친 브뤼케는 물리적·화학적 관점에서 모든 생명과정을 설명할 수 있다고 믿었다. 브뤼케의 목표는 생물학에서 모든 종교적·생기론적 사고를 제거하는 것이었다. 당시 발견된 에너지 보존의 법칙은 그의 사상에 핵심적인 것이었고, 나중에 프로이트의 심리학에서도 중요한 역할을 했다. 평생 이 같은 비전에 충실했던 프로이트는 우리의 사고, 감정, 환상은 엄격하게 결정되어 있으며 정신은 심리적 에너지의 흐름을 관리하는 체계일 뿐이라고 확신했다. 그는 이런 심리적 에너지를 '리비도'라고 불렀다.

프로이트는 브뤼케 교수의 조수로 임명되지 못했기 때문에 마지못해 현미경에서 손을 떼야 했다. 20대 후반이었던 프로이트는 마르타 베르나이스라는 여성과 깊은 사랑에 빠졌다. 둘은 결혼하길 원했지만 연구자 신분으로는 가족을 부양할 수 없었다. 이 근면한 학자는 정열적이고 질투심 많은 구혼자로 변해 마르타에게 불가능할 정도의 헌신과 성실을 요구했다. 그러나 그녀는 종종 되풀이되는 프로이트의 짜증스런 요구들을 거절하곤 했다. 이는 마르타가 프로이트의 상대로서 손색이 없다는 걸 보여주는 것이다. 프로이트는 4년 동안 마르타에게 900통 이상의 편지를 썼고, 드디어 1886년에 오랫동안 연기되었던 결혼식을 올렸다. 둘은 여섯 명의 자녀를 낳았고 51년간이나 행복한 결혼생활을 지속했다.

1882년, 프로이트는 빈종합병원에서 임상의학 연구를 시작했다. 그는 이 일로 결혼 자금을 마련할 수 있으리라 생각했고, 브뤼케도 그를 부추겼다. 그는 몇 가지 다른 전문분야를 시도해본 뒤 신경학과 정신의학에 뿌리를 내렸다. 프로이트는 늘 그래왔듯이 잘해나갔다. 1885년에는 한시적으로 신경과의 과장 자리를 맡아 100명 이상의 환자와 13명의 직원을 책임지기도 했다.

병원에서 수련의로 일하던 프로이트는 당시 새롭게 정제돼 나온 코카인 때문에 성가신 사건에 휘말렸다. 그는 메르크 사社에서 제공한 코카인을 자극제, 마취제, 항우울제로 이용해보고 나서 순진하게도 코카인 사용을 적극적으로 지지했다. 심지어 통증이나 원기 부족, 모르핀 중독에 코카인을 사용하라는 논문까지 썼다. 프로이트는 친구이자 동료의사였던 에른스트 폰 플라이슐-막소프Ernst von Fleischl-Marxow에게 코카인을 제공했다. 플라이슐은 당시 불치의 감염증으로 엄청난 고통 속에서 천천히 죽어가고 있었다. 그에게 코카인을 처방하자 처음에는 상태가 많이 호전되었고 이미 중독되어 있던 모르핀에서도 벗어난 것처럼 보였다. 하지만 프로이트의 논문이 발표된 직후, 플라이슐이 코카인에 중독되었다는 것이 밝혀졌다. 이러한 사례는 이후에도 많이 생겨났다. 프로이트는 코카인에 관한 논문 때문에 어느 정도 불명예를 감수해야 했다. 대신 그가 잃은 명성은 함께 일하던 동료 카를 콜러Karl Koller에게 돌아갔다. 콜러는 동물을 대상으로 면밀한 실험을 거친 뒤 코카인이 안과수술의 마취제로 유용하다는 것을 입증했던 것이다.

마침내 프로이트는 파리에서 장학금을 받으며 프랑스의 저명한 신경과 의사 장 샤르코Jean Charcot와 함께 연구할 수 있게 되었다. 그의 특별한 재능이 빛을 발할 영역을 찾아냈던 것이다. 당시에 프로이트가 마르타에게 보낸 편지를 보면 얼마나 큰 기대를 품고 있었는지가 잘 드러난다.

아, 얼마나 대단한 일이오. 돈을 벌어 한동안 당신과 지내고, 당신에게 멋진 물건들도 사줄 것이오. 그런 다음 파리로 가서 위대한 학자가 되어 크나큰 후광을 받으며 빈으로 돌아올 거요. 그러면 나는 당신과 결혼해 불치의 신경증 환자들을 다 치료할 것이오. 당신은 나를 돌봐줄 것이며, 나는 당신이 기쁨과 행복에 취할 때까지 키스를 퍼부을 것이오. 우리는 영원히 행복하게 살 것이오.

샤르코는 프로이트의 기대를 저버리지 않았다. 그는 면도날처럼 날카로운 진단으로 신경증과 기질적 질병을 구분했고, 최면술의 암시요법을 능수능란하게 이용하여 히스테리성 마비를 치료했다. 샤르코는 혼자 힘으로 히스테리와 그에 관련된 신경증 증상이 의학적 연구와 치료가 필요한 병이자 과제임을 입증했다. 샤르코 이전의 유럽 의사들은 신경증의 여러 증상을 꾀병으로 여겼다. 훨씬 더 이전에는 정신적 문제를 가진 사람들, 특히 여자들은 마녀로 몰려 고문을 당한 뒤 화형에 처해졌다.

1886년 봄, 프로이트는 다니던 병원을 그만두고 빈으로 돌아가 신경증 치료를 전문으로 하는 개인병원을 열었다. 그는 샤르코에게서 배운 지식을 동료의사들에게 전하려고 노력했지만 대부분 무관심하거나 적대감을 보였다. 나이 많은 친구이자 동료인 요제프 브로이어 Joseph Breuer(1842~1925)만 관심을 보였을 뿐이다. 브로이어는 히스테리 치료에 독자적으로 중요한 기여를 한 사람이었다.

브로이어는 지적이고 교양 있는 한 여성을 치료했는데, 사생활 보호를 위해 그녀를 '안나 O'라고 불렀다. 브로이어는 안나 O의 증상은 대개 그녀가 '굴뚝청소'라고 부르는 과정에 의해 없어진다는 사실을 알아냈다. 굴뚝청소란 히스테리 증상 가운데 하나를 추적해 처음으로 그 히스테리를 경험한 때로 돌아가 그것과 관련된 사고와 감정을 되풀이해서 체험하는 것을 의미했다. 브로이어는 이런 요법을 '카타르시스'라고 불렀고 다른 환자들에게도 적용했다. 프로이트와 브로이어는 그 뒤 10년 가까이 히스테리의 원인과 치료법을 알아내기 위해 노력했다. 그리고 마침내 1895년에 『히스테리에 관한 연구Studies on Hysteria』를 공동으로 저술했다.

프로이트는 이 기간 동안 심리분석 이론의 핵심이 되는 사고와 기법을 발전시켰다. 그는 샤르코와 이폴리트 베른하임Hipolyte Bernheim

의 최면술을 관찰하면서, 히스테리나 다른 정신장애의 원인과 치료법은 보통의 의식으로는 접근할 수 없는 정신의 한 부분에 숨어 있다고 확신했다.

이제 그 세계를 탐험할 때가 찾아왔다. 프로이트는 점차 최면술을 포기했다. 최면술로는 일관성 있고 지속적인 결과를 얻을 수 없었기 때문이다. 그러고 나서 한동안 암시요법에 기대기도 했다. 환자의 이마를 손으로 누르며, 바라던 기억(예컨대 어떤 증상이 최초로 일어났을 때 생겼던 일들에 관한 기억)이 떠오를 것이라고 환자에게 암시하는 방법이었다. 하지만 곧 이것도 포기해야 했다.

프로이트는 진정 탁월한 관찰자였다. 그의 글을 읽어보면 관찰한 사실을 대단히 상세하고 예리하게 기록해놓은 것을 알 수 있다. 그 같은 재능 덕분에 환자들이 사전검열이나 판단 없이 머릿속에 떠오르는 것들을 말했을 때, 서로 관련이 없거나 의미 없는 것처럼 보이는 단어와 이미지들이 환자의 숨겨진 정서적 기억을 드러내고 있다는 사실을 정확히 알아차릴 수 있었다. 그는 이런 무의식을 신경증의 근원으로 파악하고 자유연상법을 활용해 무의식을 탐구하기 시작했다. 마음에 떠오르는 것을 무엇이든 말하게 하는 자유연상법은 강력하지만 오랫동안 잊혀져 있던 감정, 사고, 환상, 체험들을 불러일으켰다. 프로이트는 아주 효과적으로 이런 미묘한 신호들을 꿰맞추어 정신의 새로운 모델을 만들어냈다. 그 결과는 놀라운 것이었다.

프로이트는 의식은 단지 우리의 정신에서 실제로 일어나고 있는 것의 일부분만을 신중히 여과하여 나타낼 뿐이라고 믿게 되었다. 우리는 자신의 동기나 감정, 선택을 충분히 자각하고 있다고 믿는다. 그렇다면 종종 일어나는 비합리적인 공포나 억누를 수 없는 강박관념이나 충동, 히스테리성 마비 같은 증상이 완전히 의식의 통제에서 벗어나 있다는 사실은 어떻게 설명할 수 있는가? 프로이트는 의문이 생겼다.

프로이트는 역동적인 무의식의 존재를 가정했다. 무의식 안에는 감각된 경험에 의해 외부에서 자극을 받았거나, 강력한 근원적 본능이나 추동drive에 의해 내부에서 자극을 받은 강력한 심리적 에너지가 흐르고 있다. 프로이트는 무의식이 이런 에너지를 다루기 위한 메커니즘을 갖고 있을 수밖에 없다고 생각했다. 이런 메커니즘의 존재나 작용은 보이지 않는다. 그러나 억압된 기억과 부적절하게 다루어진 내부적 갈등은 정상적인 메커니즘의 작용을 왜곡하고, 심리적 증상을 야기한다. 프로이트는 거듭하여 환자들을 무의식의 세계로 안내해서 능동적으로 잊혀져 있거나 억압되어 있는 강렬한 정서적 사건의 기억들을 검색해내도록 했다. 환자들은 그전까지는 이런 기억의 존재를 깨닫지 못했기 때문에 이런 기억의 수면 아래 흐르고 있는 힘이나 메커니즘을 볼 수 없었던 것이다.

프로이트는 자유연상법을 지속적으로 이용해 무의식의 다른 특징들을 식별해냈다. 그는 정신에는 이드, 자아, 초자아의 세 영역이 있다고 가정했다. 이드는 근원적 본능으로서 행동이나 환상을 통해 쾌락을 추구한다. 자아(에고)는 이드의 요구와 현실의 제약 사이에서 균형을 맞추기 위해 끊임없이 노력한다. 초자아는 모든 것을 알고 있는 부모처럼 자아를 감시하고 판단한다. 프로이트는 가장 중요한 추동은 성적인 것이라고 결론 내렸다.

어떤 사례나 증상에서 시작하든, 결국 어쩔 수 없이 성적 경험의 영역에 들어서게 된다.

프로이트는 환자와의 작업을 통해 '순수의 시대'는 존재하지 않는다는 충격적인 결론에 도달했다. 성적인 감정은 유아기 때부터 시작되는데, 물론 성인의 경우와는 매우 다른 양상을 보인다. 우리는 아기였을 때 어머니의 가슴을 애타게 찾고 결국 압도적인 사랑의 감정에 휘말리게 된다. 그리고 차츰 감정을 표현하고 욕구를 충족시키기 위해 애쓰며 일련의 단계를 거쳐 성장한다.

인간의 성장은 격렬한 사건들의 연속이다. 남자아이는 거대한 드라마를 겪으며 성장한다. 오이디푸스 콤플렉스가 바로 그것이다. 프로이트의 추론에 따르면, 아이는 다섯 살이 되기 전 어머니를 사랑한 나머지 소유하려는 충동에 이끌려 아버지를 위험한 경쟁자로 생각하게 된다. 하지만 패배할지도 모른다는(프로이트의 용어로 하자면, 거세당할지도 모른다는) 두려움 때문에 어머니에 대한 성적 애착을 포기하고 아버지와 자신을 동일시하게 된다. 그리고 성장하면서 자신의 성적 애착을 다른 여인에게로 옮겨간다. 프로이트의 견해에 따르자면, 육아실에서는 어떤 극장에서보다 찬란한 드라마가 전개된다. 그리고 이 드라마의 과정과 결과가 한 인간의 삶을 특징짓는다.

1895년에 프로이트는 브로이어와 공동으로 저술한 『히스테리에 관한 연구』에서 처음 자신의 사상을 체계적으로 제시했다. 그는 뒤이어 논쟁적이고 영향력 있는 일련의 논문과 책들을 발표했다. 이듬해에는 자신의 방법을 기술하기 위해 '심리분석'이라는 용어를 처음으로 사용했다. 1899년 11월에 출간된 『꿈의 해석The Interpretation of Dreams』은 그의 걸작 가운데 하나다. 이 책은 고대까지 거슬러 올라가 꿈에 관한 이전의 사고들을 훌륭하게 개괄한 다음, 꿈은 숨겨진 소망을 반영한다는 가정과 결합된 자유연상법이 어떻게 꿈의 무의식적인 의미를 드러내는지 보여주었다. 이로써 꿈은 무의식으로 들어가는 '왕도'가 되었다. 프로이트는 한 친구에게 보내는 편지에 이 책의 중요성을 이렇게 썼다.

언젠가 사람들은 이곳의 대리석 명판에서 이런 글을 읽게 될 걸세. '1895년 7월 24일, 여기서 지그문트 프로이트 박사가 꿈의 비밀을 밝혀냈다.'

놀랍게도 1977년 5월에 이런 글을 적은 명판이 그 자리에 놓이게 되었다. 이것은 스스로의 힘으로 예언을 실현시킨 보기 드문 예라고 할 수 있을 것이다.

1년이 조금 더 지나, 프로이트는 또 다시 혁명적 저서 『일상생활의 정신병리The Psychopathology of Everyday Life』를 세상에 내놓았다. 여기서 그는 농담, 말실수, 물건을 잃어버리는 일처럼 사소해 보이는 일상적인 사건들 역시 무의식적 소망과 갈등을 드러내는 꿈이나 신경증 증상처럼 수많은 정보로 가득 차 있다는 것을 보여주었다. 이 책은 환자들의 병리학적 증상과 일상적 경험 사이에 그어진 경계선을 희미하게 만들었다. 이드, 에고, 초자아 간의 싸움은 정신의학적 장애의 형태로, 이들 간의 불화는 순간적인 '프로이트적 실수'들로 나타난다.

프로이트는 1905년에 『성 이론에 관한 세 편의 에세이Three Essays on the Theory of Sexuality』를 발표하여 정상적인 성적 발달과 비정상적인 성적 발달에 관해 관찰한 사실들을 상세하게 기술했다. 그는 유아기 이후의 성적 추동들을 추적했고, 모든 사람들이 거친다고 생각되는 구강기·항문기·남근기·생식기에 관해 자세히 기술했다. 그는 이런 단계들이 제대로 이행되지 못하면 비정상적인 성적 패턴들이 나타난다고 설명했다. 그리고 우리의 주된 성적 에너지인 리비도는 우리 자신이나 다른 사람, 동물이나 사물과 같은 특정한 대상에 고착될 수 있다는 이론을 제시했다. 사랑하는 대상을 잃어본 사람은 이런 연결이 끊어지는 고통이 얼마나 대단한지 잘 알 것이다.

1923년 프로이트는 턱과 입천장에 암이 생겼다는 진단을 받았다. 그는 담배를 많이 피웠는데, 하루에 시가를 20대나 피울 때도 있었다. 죽기 전까지 무려 30차례가 넘는 수술을 받은 그는 철학자적인 자세로 진통제를 거절했다. 예리한 지적 능력을 잃느니 만성적인 고통에 시달리며 사는 길을 택했던 것이다. 그는 죽기 한 달 전까지 계속해서 환자들을 진찰하고 글을 썼다. 1939년 숨을 거둘 때까지도 프로이트는 엄숙하고 권위적인 논조의 책 『정신분석학 개요Outline of Psychoanalysis』를 쓰고 있었다. 그는 영국에서 죽었다. 나치가 오스트리아를 점령하자 1938년에 빈을 떠났던 것이다.

프로이트의 사상은 논란을 일으킬 소지가 있었다고 말하는 것만으로는 크게 부족하다. 그의 사상이 나온 지 이미 100년이 지났지만 오늘날에도 여전히 격렬한 반론과 반론의 반

> 이것은 과학학회에서 토론할 만한 주제가 아니다. 이것은 경찰을 불러야 할 문제다.
>
> —빌헬름 바이간트 교수, 1910년

론을 낳고 있다. 이런 상황은 그의 이론이 처음 세상에 공개되었을 당시와 다를 바 없다. 사람들은 대부분 그의 이론에 충격을 받거나 의혹을 품었다. 프로이트만큼 충격을 주고 지금도 여전히 그와 같은 논쟁을 불러일으키는 과학자는 아마도 다윈 말고는 없을 것이다.

프로이트의 이론은 때에 따라 비과학적이고 의미가 없다고 여겨지거나 증명이나 반증할 수 없는 이론으로 무시되곤 했다. 1984년 제프리 매슨Jeffry Masson은 프로이트의 이론을 강력하게 비판했다. 프로이트는 일찍이 아이들에 대한 성적 학대가 흔히 일어나는 일이며 나중에 나타나는 정신의학적 문제의 주된 원인이 된다는 사실을 발견하고도 그 같은 사실이 엄청난 논쟁을 불러일으키리라 생각했기 때문에 무시했다는 것이다. 하지만 프로이트는 자신의 임상경험에서 얻은 사실을 바탕으로 어린 시절에 겪은 성적 학대에 관한 기억은 대부분 환상이라는 결론을 이끌어냈다. 매슨은 결과적으로 프로이트 이론의 대부분은 거짓된 전제에 따른 것이라고 주장했다. 유년기에 일어나는 성적 학대의 빈도나, 성적 학대에 관한 기억을 되살리는 것의 유효성에 대해서는 아직까지도 논란이 되고 있다.

> 나는 이제부터 헤벨이 말했듯이 '세계의 잠을 방해한' 사람이 될 것이고 더 이상 객관성과 관용을 기대할 수 없으리라는 것을 깨달았다.
> —지그문트 프로이트, 1916년

옳고 그름을 떠나 프로이트의 사상은 서구인들이 자신과 사회 전체를 바라보는 시각을 크게 바꾸어놓았다. 프로이트 이론의 핵심은 우리가 강력한 무의식의 성적·공격적 충동에 따라 움직이고 우리의 인생이 초기의 경험에 의해 결정된다는 것이다. 또 우리는 종종 내적 갈등에 의해 분열되고, 불쾌한 현실로부터 우리 자신의 자아를 보호하려 하기 때문에 때때로 심리치료의 도움을 받는 게 좋다고 주장한다. 이 이론은 이제 우리의 일상생활에서 벽돌과 모르타르의 역할을 하고 있다. 이러한 가정은 우리 문화의 기저를 이루고, 광고에서부터 정치적 메시지에 이르기까지 절대적인 영향을 미치며 재생산되고 있다. 예술이나 문학도 예외는 아니다.

신경과학자들은 그동안 뇌가 실제로 어떻게 기능하는지에 관해 새롭고 상세한 설명을 제시해왔다. 이제는 초기에 프로이트가 연구했던 개별 뉴런의 수준에서부터 우리 의식의 근저가 되는 핵심적인 뇌회로와 그 부위들까지 조사가 가능하다. 뇌 과학은 프로이트의 기본적인 주장을 의심할 여지없는 사실로 입증했다. 즉 감각신호와 내적 상태를 감정과 인식, 학습과 기억, 행동과 자각으로 변환하는 역동적 과정의 대부분은 완전히 의식을 벗어난 곳에서 일어난다는 것이다. 예컨대 망막에 비춰지는 시각정보는 테두리, 색깔, 움직임 같은 별개의 특징들로 분해된다. 이런 별개의 데이터 흐름들은 뇌의 뒤쪽에 있는 시각피질에 도달하기 전까지 강도 높은 처리과정을 거친다. 데이터들은 시각피질에서 다시 합쳐져 원래의 이미지를 만들어낸다. 의식상태에서 지각하는 장면들은 사실 놀라운 신경활동의 산물인 것이다. 우리는 극장에 가서 영화를 볼 때 그 영화가 어떻게 만들어졌는지 의식하지 않는 것처럼 뇌에서 어떤 일이 일어나는지 의식하지 않는다. 하지만 프로이트는 이 스크린의 뒤쪽을 들여다보는 데 평생을 바쳤다.

1605년에 셰익스피어는 맥베스의 입을 빌려 전 우주의 고통을 다음과 같이 표현했다.

그대는 병든 정신을 치료해주지 못하는가?

기억에서 뿌리 깊은 슬픔을 뽑아내고,

뇌에 각인된 고통을 지워버리지 못하는가?

달콤한 망각의 해독제로

마음을 짓누르고 있는 위험한 것들을

답답한 가슴에서 씻어내지 못하는가?

300년의 세월이 지난 후, 인류는 처음으로 이 같은 물음에 긍정적인 대답을 할 수 있으리라는 희망을 얻게 되었다. 그것은 프로이트 덕분이다. 하지만 정서적 곤란을 겪는 사람이나 그런 사람을 도우려는 사람이라면 누구나 잘 알고 있듯이 우리가 알아야 할 것은 아직도 엄청나게 많다.

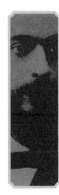

# 드미트리 이바노프스키
## — 바이러스의 비밀을 해독하다

　광견병, 천연두, 황열병, 척수성소아마비, 독감, AIDS……. 이 이름들은 인간에게 불행을 불러온 끔찍한 고통의 목록처럼 보이지만 바이러스로 인한 질병 몇 가지를 열거한 것에 지나지 않는다. 현재는 이러한 미소분자에 관해 많은 것들이 알려져 있다. 우리는 바이러스가 자신의 DNA나 RNA를 단백질로 된 보호막으로 감싸고 있다는 것을 알고 있다. 바이러스는 목표로 삼은 세포에 달라붙어 그 안에 파괴적인 유전물질을 집어넣고, 세포의 내부 메커니즘을 갈취해 자기를 복제하고 병을 일으킨다. 이런 지식들은 모두 엄청난 노력을 통해서 얻은 것들이다. 바이러스의 비밀을 해독한 과학자들은 눈으로 볼 수도 없고 측정할 수도 없으며 오랜 세월 동안 상상조차 할 수 없었던 것들을 알아내기 위해 말 그대로 암중모색을 벌여왔다.

　바이러스성 질환은 지구상에서 수천 년간 맹위를 떨쳤다. 기원전

1199년부터 1192년까지 이집트의 파라오였던 시프타 왕은 다리가 불구였던 것으로 알려져 있는데, 감염에 의해 걸리는 척수성소아마비 환자였던 것으로 추정되고 있다. 그리고 기원전 1147년부터 1143년까지 이집트를 통치했던 람세스 5세의 미라를 보면 얼굴에 천연두 자국이 남아 있다.

'바이러스'라는 용어는 고대에서 유래한다. 서기 1세기 로마의 저술가였던 코르넬리우스 켈수스는 독성의 액체를 '바이러스'라고 지칭했다. 그리고 18세기에 유럽의 의사들이 감염과 전염을 이해하기 위해 고군분투하는 동안 바이러스는 모든 감염성 병원체를 의미하게 되었다.

파스퇴르와 코흐 그리고 19세기의 다른 과학자들이 이루어낸 뛰어난 발견으로 의학의 혁명이 일어났다. 그들은 살아 있는 미생물, 즉 눈으로는 볼 수 없는 아주 작은 세포들이 식물이나 동물, 인간에게 질병을 유발한다는 사실을 증명했다. 연구자들은 콜레라, 디프테리아, 장티푸스, 선腺페스트, 말라리아, 결핵 같은 병을 일으키는 미생물들을 하나하나 찾아냈고, 이런 질병을 예방하고 치료하는 효과적인 방법도 찾아냈다.

그러나 아직 해결하지 못한 문제는 남아 있었다. 파스퇴르는 광견병 백신을 개발한 것으로 유명해졌지만 광견병을 일으키는 감염원을 추출하거나 배양하는 데는 실패했다. 그는 그것이 정확히 무엇이든 물처럼 쉽게 여과기를 투과한다는 사실을 발견했다. 당황한 파스퇴르는 광견병은 너무나 작아 눈에 보이지 않는 생물체에 의해 발병할지도 모른다고 생각했다. 하지만 그는 '세균학의 황금시대'에 살고 있던 다른 모든 생물학자들처럼 살아 있는 미생물이 모든 질환을 일으킨다는 신조에서 벗어나지는 못했다.

그것이 러시아의 식물학과 대학원생 드미트리 이바노프스키Dmitri Ivanovsky(1864~1920)가 담배 잎의 질병을 분석하기 시작했던 1890년의 상황이었다. 이바노프스키는 그도프에서 초등교육을 받은 뒤 상트페테르부르크의 한 김나지움에 진학해서 우수한 성적으로 졸업했다. 1883년 8월에는 유명한 상트페테르부르크대학에서 자연과학을 공부하기 시작했는데, 역사상 가장 위대한 과학자 중 한 명인 드미트리 멘델레예프Dmitri Mendeleev(1834~1907)에게도 배웠다.

이바노프스키는 곧 러시아 전역에서 담배의 성장을 방해하고 잎을 변색시키는 질병이 담배모자이크병임을 알게 되었다. 담배모자이크병은 4년 전 당시 네덜란드에서 연구하던 독일의 식물학자 아돌프 마이어Adolf Mayer가 확인하고 명명한 병이었다. 마이어는 이 병에 감염된 잎의 수액이 건강한 담배에 병을 옮긴다는 사실을 발견하고 학계에 보고했다. 이바노프스키는 이 사실을 재확인하고, 병을 일으킨다고 생각되는 미생물을 추출하는 작업에 착수했다. 이 미생물을 포획하기 위해 이바노프스키는 감염된 잎에서 수액을 추출해 샹베를랑 여과기를 통과시켰다. 파스퇴르의 동료였던 샹베를랑이 발명한 이 여과기는 유

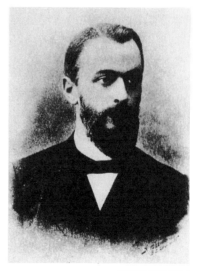

드미트리 이바노프스키

약을 바르지 않은 자기로 만들어졌는데, 필터에 미세한 구멍들이 나 있어 깨끗한 비감염성 액체만 통과하고 박테리아는 걸러지게 되어 있었다. 하지만 놀랍게도 담배모자이크병을 옮기는 병원체는 이 여과기를 쉽게 빠져나갔다. 이바노프스키는 이 사실을 1892년 초 상트페테르부르크 과학학회에 보고했다.

위대한 파스퇴르조차 미생물 외에 다른 것이 병을 옮길 수 있다고는 생각하지 못했던 터라, 젊은 이바노프스키가 그와 동일한 가정에 매달리고 있었다 해도 그리 놀라운 일은 아니었다. 그는 자신이 찾고 있는 미생물을 현미경으로 볼 수도, 배양할 수도, 또 미생물이 어떻게 샹베를랑 여과기를 통과할 수 있는지 설명할 수도 없었지만, 미생물이 분비하는 독소나 미소한 박테리아 포자는 여과기를 빠져나갈 수 있을지 모른다고 생각했다.

이바노프스키 말고 바이러스 연구의 단서를 찾은 사람이 또 있었다. 네덜란드의 식물학자이자 미생물학자인 마르티뉘스 바이예링크 Martinus Beijerinck(1851~1931)였다. 바이예링크는 평생 결혼도 하지 않고 오로지 과학에 생을 바친 열정적이고 뛰어난 연구자였다. 바이예링크는 실험실의 다른 사람들에게도 동일한 열정과 헌신을 요구하며 때로는 독려하기도 하고 때로는 심하게 다그치기도 했다. 그는 일찍이 1884년 바게닝겐의 농업학교에서 마이어와 함께 일하며 담배모자이크병을 알게 되었다. 마이어는 병원체를 추출하는 데 실패했지만, 바이예링크는 궁금증을 해결하지 않은 채 그대로 놔둘 인물이 아니었다.

　1898년에 바이예링크는 병원체가 샹베를랑 여과기를 통과할 수 있다는 사실을 독자적으로 발견했다. 그는 이바노프스키처럼 우선 박테리아 포자나 독소가 이런 사실을 설명해줄 수 있으리라 추측했다. 하지만 이바노프스키와는 달리 이런 가정을 실험적으로 증명하고자 했다. 감염된 수액을 샹베를랑 여과기에 통과시키고 섭씨 90도까지 가열하면 그 수액은 다른 건강한 담배를 감염시키지 못했다. 만약 박테리아 포자였다면 그 정도의 온도에서도 살아남았을 것이다. 또한 여과기를 통과한 수액 한 방울로 건강한 담배를 감염시키면, 감염된 담배의 추출액은 다른 식물에 담배모자이크병을 전염시킬 수 있었다. 병원체는 그것이 무엇이든 마치 미생물처럼, 살아 있는 식물 내에서 증식했던 것이다. 독소라면 그럴 수 없었다. 또 이 감염원은 미생물이라면 죽어버릴 만한 양의 알코올과 포르말린에도 영향을 받지 않았다. 바이예링크는 이 같은 사실 외에 이 감염원이 급속하게 성장하는 식물의 부위에서만 증식한다는 것을 발견했다. 다시 말해 감염원은 식물세포가 증식하는 곳에서 증식했던 것이다.

　바이예링크는 이 기묘한 존재가 입자로 이루어져 있는지, 아니면 이전에는 아직까지 밝혀지지 않은 어떤 종류의 액체인지 알아내기 위해 골몰했다. 그는 자기 여과기보다 좀 더 정확한 것으로 실험해봐야겠다고 마음먹었다. 그는 해조류에서 얻은 젤라틴인 한천 덩어리 위에 감염된 수액을 입혔다. 용해된 정상 분자보다 큰 입자라면 이것을 투과하지 못할 것이 분명했다. 열흘 뒤 그는 한천 덩어리 내부의 물질이 감염되었음을 알았다. 입자라면 이런 결과가 나올 수 없었다. 따라

서 어떤 가용성 분자, 예컨대 당糖 크기의 어떤 것에 의해 감염이 일어
난다고 생각할 수밖에 없었다. 아니면 적어도 감염원이 액체의 특성
을 가지고 있어야 했다.

결국 바이예링크는 감염성 분자보다는 어떤 종류의 감염성 액체를
상상하는 것이 더 현실적이라고 생각했다.

용해된 분자가 증식 또는 성장한다고 가정하는 것이 불가능한 것은 아니지
만, 그런 가정은 매우 받아들이기 어렵다. 이런 견해로부터 자연스럽게 생
각해볼 수 있는 것은 '자급자족하는 분자'이다. 그러나 이 역시 명백하게
비현실적인 것은 아니라고 해도, 나로서는 이해하기 어렵다.

그리하여 바이예링크는 담배모자이크병은 '액성 전염물질contag-
ium vivum fluidum'에 의해 일어난다는 급진적인 개념을 제시했다.
'액성 전염물질'이라는 표현 자체는 단순히 그의 여과기를 통과한 어
떤 것을 묘사한 것에 불과했다. 하지만 그는 번뜩이는 영감을 발휘해
어떻게 그것이 증식하는지에 대해 논리적인 추론을 전개해갔다. 바이
예링크는 이 액체가 식물세포로 들어가 세포의 원형질과 결합하고,
이 세포의 작용을 통해 증식한다는 생각을 도출했다. 이 눈부신 비전
은 오늘날 우리가 알고 있는 사실과 거의 같다. 다만 바이예링크는 증
식 과정에서 바이러스가 매우 적극적인 역할을 한다는 점은 예측하지
못했다. 바이러스가 목표로 삼은 세포 안으로 강제로 비집고 들어가
새로운 바이러스 입자를 만들어내기 위해 그 세포의 대사 및 증식기
관을 강탈한다는 사실은 몰랐던 것이다. 바이예링크는 인간이 걸리는

여러 질병을 포함한 다른 질병들 역시 이와 비슷한 감염원 때문에 발병하지 않을까 의심했고, 이런 감염원에 '여과성 바이러스filterable viruses'라는 이름을 붙였다.

바이예링크는 자신의 발견에 관해 일련의 논문들을 발표했다. 마침내 이바노프스키가 바이예링크의 논문을 읽게 되었다. 그는 곧 편지를 써서, 담배모자이크병의 감염원이 여과기를 투과한다는 사실을 자신이 먼저 발견했다고 주장했다. 바이예링크는 이를 선뜻 인정했다. 이바노프스키는 바이예링크의 한천 실험을 비판하며 현탁액懸濁液 상태의 잉크 입자가 한천을 투과할 수 있음을 입증했다. 이바노프스키는 1902년의 박사논문에서 자신의 연구결과를 요약했고, 한 걸음 더 나아가 "가장 그럴 듯한 결론은 감염원이 수액 안에 고형의 입자형태로 들어 있다는 것이다."라고 주장했다. 이로써 이바노프스키는 현재 우리가 알고 있는 바이러스에 대한 지식에 한층 더 접근했지만, 여전히 감염원이 박테리아 포자라고 믿고 있었다. 바이예링크는 여과성 바이러스가 근본적으로 다른 어떤 것이라고 믿은 최초의 연구자였으며, 또 오랜 시간 그렇게 믿은 유일한 연구자였다.

이바노프스키와 바이예링크는 이 새로운 감염원을 이해하기 위해 암중모색했고, 그들의 실험은 모순된 결과를 낳았다. 담배의 성장을 막고 변색시키는 것(바이예링크의 '액성 전염물질')이 무엇이든 그것은 생물체처럼 행동했다. 그것은 병을 일으켰고, 숙주에서 증식했으며, 계속하여 다른 식물들을 감염시킬 수 있었다. 하지만 샹베를랑 여과기

> 전염원을 액체로, 좀 더 정확하게 표현하자면, 수용성 물질로 여겨야 한다는 데는 거의 의심의 여지가 없다. …… 따라서 이 사실은 전염원이 증식을 위해 살아 있는 세포의 원형질 안으로 들어가야 한다는 설명, 말하자면 전염원이 세포의 증식에 수동적으로 끌려들어간다는 설명을 뒷받침한다고 할 수 있다.
> ―마르티뉘스 바이예링크, 1898년

를 빠져나갈 수 있고 알코올과 포르말린 속에서 살아남는 특성 때문에 당시까지 알려진 어떤 종류의 생물에도 해당될 수 없었다. 결국 바이예링크는 겉으로는 자기소멸 역할로 가득찬 이 이상야릇한 것을 상상하는 데에서 이바노프스키보다 한 걸음 더 나아갔다.

바이예링크는 결코 상상력이 풍부한 사람은 아니었지만, 1913년 자신의 발견을 다음과 같이 시적으로 표현했다. 이 무렵 바이예링크는 여과성 바이러스가 분자적 존재이며 생명의 핵심적인 현상이 세포 바깥에도 존재할 수 있다는 확신을 굳혔다.

세포는 구조를 갖고 있고, 절굿공이로 내려치면 멈춰버리는 시계처럼 복잡한 톱니바퀴 장치로 비유할 수 있다. 하지만 가장 원시적인 형태의 경우 생명은 더 이상 세포 속에 머물러 있지 않다…….

아니다. 가장 원시적인 형태의 생명은 불길, 살아 있는 실체가 품고 있는 불꽃 같은 것이다. 그 모습은 무한한 다양성으로 드러나지만, 그 안에는 특이성이 존재한다. …… 그것은 클 수도 작을 수도 있다. 하나의 분자도 불꽃이 될 수 있다. …… 그것은 자신의 크기에 따라 주변 환경을 변화시키는 촉매로 작용할 수 있다. 이런 분자는 자발적인 생식에서 비롯되지 않으며, 또 다른 불꽃을 통해 증식한다.

바이예링크의 연구는 엄청난 논쟁을 불러일으켰지만, 다른 연구를 촉진시키는 계기가 되기도 했다. 1898년에 프리드리히 뢰플러 Friedrich Loeffler와 파울 프로슈Paul Frosh라는 두 독일 과학자는 여과된 어떤 액체가 동물에게 아구창鵝口瘡을 전염시킬 수 있다는 사실을 입증했다. 3년 뒤 월터 리드Walter Reed와 제임스 캐럴James Carroll은 최초로 인간에게 황열병을 일으킨다고 알려진 여과성 바이러스를 발견했다. 그리고 곧 동식물과 인간에게 병을 전염시키는 수십 개의 바이러스가 알려지게 되었고, 1911년 뉴욕 록펠러연구소의 병리학자 페이턴 라우스Peyton Rous가 오늘날 '라우스육종바이러스Rous sarcome virus'라고 알려진 바이러스를 발견했다. 라우스육종바이러스는 세포를 통제불능의 상태로 만들고 암세포로 변화시킨다. 1925년에는 파리에 있는 파스퇴르연구소의 펠릭스 데렐Félix d'Hérelle이 박테리아를 죽이는 바이러스를 발견해 '박테리오파지bacteriophages'라고 불렀다.

그 뒤 큰 도약의 기회가 찾아왔다. 1932년 록펠러연구소의 젊은 미국인 생화학자 웬델 스탠리Wendell Stanley가 담배모자이크바이러스를 결정화해 다른 연구자들을 놀라게 했

> 담배모자이크바이러스는 단백질이거나 아니면 단백질과 매우 깊은 관련이 있다.
>
> ―웬델 스탠리, 1934년

던 것이다. 이로써 병을 일으키고 증식하는 이 생명체는 사실상 하나의 분자라는 사실이 밝혀졌다. 스탠리는 바이러스의 순수한 결정을 화학적으로 분석할 수 있었고, 이 바이러스가 단백질로 구성되어 있다는 사실을 확인했다.

1937년에 두 명의 영국인 연구자 프레드 보든Fred Bawden과 노먼 피리Norman Pirie가 이 바이러스의 결정에서 소량의 탄수화물과 인을 발견하여 스탠리의 연구성과를 무색케 했다. 이것은 바이러스의 단백질에 '리보오스 타입의 핵산'이 얼마간 혼합되어 있음을 뜻했다. 1953년에는 제임스 왓슨과 프랜시스 크릭이 DNA 분자의 구조를 발

견하고, 핵산이 유전정보의 운반체임을 유추해냄으로써 이 의미가 명백해졌다. 1939년에는 헬무트 루스카Helmut Ruska를 중심으로 한 독일 과학자들이 새로 발명한 전자현미경을 이용하여 담배모자이크 바이러스의 사진을 촬영했다. 바이러스의 모습은 철사조각 같았다. 이듬해 박테리오파지의 사진을 찍은 루스카는 박테리오파지가 올챙이처럼 생겼다고 생각했다. 그는 사진을 처음 보고 이렇게 말했다. "오 저런, 이 녀석들은 꼬리가 달렸군요!"

바이러스에 대한 이해가 점점 더 깊어지면서 과학자들은 바이러스성 질환 분야에서 커다란 진보를 이룩했다. 1950년대에 살고 있었던 사람들은 폴리오(척수성소아마비) 치료를 위해 개발한 소크백신과 그 뒤에 나온 세이빈백신이 효과를 나타냈을 때 전 세계의 부모들이 얼마나 기뻐했는지 기억할 것이다. 모든 부모들이 두려워하던 이 병은 새로운 지식과 기술의 빛에 의해 소멸되어버렸다. 1977년에는 인류의 커다란 재앙이었던 천연두도 박멸되었다.

오늘날 우리는 과학의 발달에 힘입어 이 신비스런 감염성 입자에 관해 믿을 수 없을 정도로 많은 것을 알게 되었다. 우리는 분자 수준에서 바이러스가 어떻게 이루어져 있으며, 어떻게 세포에 닻을 내리는지 알고 있다. 또 바이러스가 어떻게 세포 안으로 DNA나 RNA를 밀어 넣은 뒤 세포의 조직을 강탈하여 새로운 바이러스를 만들어내는지도 안다. 게다가 바이러스가 어떻게 스스로를 복제하고 돌연변이를 일으키고 환경에 적응하는지도 알고, 일부 바이러스들이 DNA를 숙주의 유전체에 삽입해 몇 년간 잠복해 있다가 암이나 다른 질병을 일으킨다는 사실도 안다.

지금 과학자들은 바이러스가 생존과 증식을 위해 발전시킨 교묘한 수단들을 하나하나 해독하고 있다. 하지만 전 지구적으로 확산되는 AIDS가 말해주듯이, 아직 모르고 있는 것들이 너무나도 많다.《영국 의학 저널British Medical Journal》은 안전한 AIDS백신이 개발되고 이를 상용화하는 데 필요한 조직과 의지를 갖추지 못한다면, AIDS는 중세의 흑사병보다 더 끔찍한 자연의 살인마가 될 것이라고 경고하고 있다.

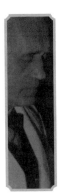

# 알렉산더 플레밍
## — 미생물과 싸울 강력한 무기를 개발하다

우리 할머니는 예순도 되기 전인 1942년 겨울에 폐렴으로 숨을 거두셨다. 할머니에게 헌신적이었던 어머니는 매우 슬퍼하셨다. 죽음은 비극이지만, 언제나 일어나는 일이다. 태곳적부터 헤아릴 수 없이 많은 질병이 사람들을 나이에 상관없이 죽음으로 몰아넣었다. 수천 세대에 걸쳐 인류는 사랑하는 이들이 기침이나 감기 후에 또는 상처가 감염된 징후를 보인 후에 수일 또는 수주 내에 죽어가는 모습을 무기력하게 지켜볼 수밖에 없었다. 아직까지도 재채기를 하는 사람에게 신의 축복을 비는 풍습이 남아 있는 것도 이런 까닭에서 연유한다(영미권에서는 재채기를 한 사람에게 "God Bless you."라고 말하는 풍습이 있다. — 옮긴이). 주치의를 둘 여유가 있는 가족은 제대로 진찰을 받고 예후가 어떤지 듣고 치료를 받을 수 있었다. 하지만 항생물질이 발견되기 전까지만 해도 의사들은 대부분의 감염성 질환을 치료할 방법이 없었다.

항생물질은 제2차 세계대전이 끝난 뒤에야 상용화되었다. 우리 할머니가 몇 년만 더 사셨더라면, 페니실린 주사를 한두 번 맞고 완치될 수 있었을 것이다. 페니실린은 널리 보급된 최초의 항생물질로 의학계에 혁명의 바람을 일으켰다. 하지만 이 혁명은 혁명과는 전혀 어울리지 않는 사람이 이뤄낸 것이었다. 그는 겸손하고 신중하며 과묵한 태도 뒤에 자신의 재능과 강한 의지를 숨기고 있었다.

알렉산더 플레밍Alexander Fleming(1881~1955)은 감염증을 정복하려는 소망을 품고 있었다. 그것은 400여 년 전 프랑스의 외과의사였던 앙브루아즈 파레가 전장의 부상자들을 치료하며 품었던 소망과 다를 바 없는 것이었다. 플레밍은 1906년에 앰로스 라이트Almroth Wright 경에 의해 런던의 세인트메리병원에 채용되었고, 제1차 세계대전이 터졌을 때는 의사 겸 연구자로 근무하고 있었다. 박식했던 라이트 경은 면역학 분야에서 중요한 공헌을 한 의사로, 의학계의 지도적인 위치에 있었다. 제1차 세계대전 당시 영국군이 프랑스에 주둔하고 있을 때, 라이트 경은 프랑스 주둔 영국군의 치료 및 연구시설을 관장하는 임무를 자원했다. 플레밍은 그를 따라 프랑스의 불로뉴로 갔다.

플레밍은 수천 명의 병사들이 파레 시대에 그랬듯이 파상풍, 패혈증, 괴저로 죽어가는 모습을 지켜보았다. 영국군 의무대를 이끌고 있던 앨프리드 키오 경은 "우리는 이 전쟁에서 우리가 중세시대의 감염증에 둘러싸여 있다는 것을 깨달았다."고 한탄했다. 플레밍은 곧 리스터가 주창한 소독법이 민간병원에서는 상당히 효과적이지만, 전장에서는 아무 소용이 없다는 것을 알게 되었다. 전장에서 실려 온 병사들의 상처는 먼지, 군복조각, 유산탄 파편으로 뒤범벅되어 매우 악화되어 있었다. 플레밍은 붕산이나 석탄산, 과산화수소로 상처를 소독하는 정도로는 박테리아를 죽이지 못하며, 오히려 주변 조직을 손상시키고 인체의 중요한 방어수단인 백혈구의 생성을 억제한다고 생각했다. 그는 일련의 실험을 거치고 나서, 죽은 조직을 제거하고 상처를 무균 식염수로 씻어내면 감염을 최소화하고 감염증과 싸우는 백혈구를 대량으로 생성시킬 수 있다는 것을 확인했다. 라이트가 군 내부의 엄청난 반대를 무릅쓰고 플레밍의 시도를 지지함으로써 플레밍은 마침내 수천 명의 목숨과 팔다리를 구할 수 있었다. 하지만 종종 인체의 방어기제가 허물어지는 것을 목격해야 했던 플레밍은 이렇게 썼다.

나는 감염된 갖가지 상처를 보았고, 아무런 도움도 받지 못한 채 고통 속에서 죽어가는 많은 사람들에게 에워싸여 있었다. 나는 이 괴로운 시간이 끝난 뒤 이 미생물들을 죽일 수 있는 어떤 것을 발견하고 싶다는 바람에 사로잡혔다.

플레밍은 말년에 자신이 이룬 업적의 대부분을 행운 덕으로 돌렸다. 하지만 그가 열정적으로 연구하고 명민한 지성으로 그것을 알아차리지 못했다면, 행운의 여신이 짓는 미소가 사라지기 전에 붙잡을 수 없었을 것이다. 플레밍의 동료들은 그 사실을 잘 알고 있었다. 플레밍은 뛰어난 관찰자였다. 스코틀랜드의 외딴 농장에서 자란 덕분에 자연스럽게 자연에 대한 예리한 관찰력을 얻을 수 있었고, 이것이 그가 다른 사람들과 달랐던 점이다. 그는 나중에 "우리는 의식하지 못했지만 자연에서 많은 것을 배웠다. 도시 거주자들은 우리가 자연에서 배운 것들의 대부분을 알지 못한다."라고 썼다.

여덟 형제 중 일곱 번째였던 플레밍은 놀이든 운동이든 공부든 끊임없이 형제들과 경쟁해야 했다. 플레밍은 다섯 살에 학교를 다니기 시작했는데, 열 살 때는 학교에 가기 위해 6km가 넘는 거리를 걸어다녔다. 플레밍은 항상 남들보다 앞섰다. 열세 살에 세 명의 형과 누이 메리와 함께 살기 위해 런던에 간 다음에도 마찬가지였다. 플레밍은 학교를 다닌 뒤 2주도 되지 않아 2년의 교육과정을 건너뛰었다.

플레밍은 스무 살에 의대입학자격 국가시험에서 최고 점수를 받았다. 그는 어디든 갈 수 있었지만 세인트메리병원의대를 선택했는데, 지원 이유가 그 병원 수구팀에 들어가기 위해서였다고 한다. 보어전쟁 기간 동안 군에 복무할 때 세인트메리병원 수구팀과 경기를 했는데, 좋은 팀이라고 생각해서 꼭 합류하고 싶었다는 것이다. 플레밍은 세인트메리의대에서 최고 장학금을 탈 정도로 열심히 공부하는 한편, 운동도 매우 좋아해서 명사수에 일류 수구선수로 이름을 날렸고 골프에도 능했다. 재밌는 것은 플레밍이 세균학에 입문하게 된 것도 뛰어난 사격 솜씨 때문이었다는 것이다. 플레밍을 선발한 사

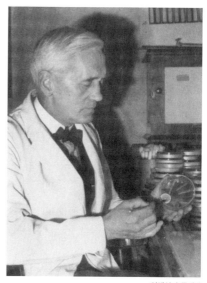

알렉산더 플레밍

람은 라이트와 함께 일하던 연구자였는데, 플레밍을 연구원으로 뽑은 것은 세인트메리병원 사격팀에 들어오게 하기 위해서였다. 플레밍은 운동도 잘하고 금발에 맑고 파란 눈을 가진 잘생긴 젊은이였지만, 심하게 낯을 가렸기 때문에 친한 친구나 동료들조차도 그를 제대로 알지 못한다고 생각했다.

플레밍이 처음으로 행운의 발견을 한 것은 1921년의 일이었다. 오염되어 있는 배양접시를 들여다보던 그는 콧물이 노란색 박테리아 군락을 파괴하는 것을 발견했다. 그는 연구 끝에 그때까지 알려져 있지 않았던 이 박테리아의 존재를 확인하여 이름을 붙였고, 이 박테리아를 죽이는 물질이 무엇인지 알아냈다. 그것은 일종의 단백질이었다. 플레밍은 이 단백질을 '라이소자임lysozyme'이라고 불렀다. 다른 동물이나 식물의 경우처럼 인간의 혈액, 눈물, 모유, 침도 이 자연적인 항균물질을 함유하고 있다는 사실도 확인했다. 그 뒤 다른 연구자들이 라이소자임을 추출하고 정제해냈다. 처음에는 라이소자임이 의학적으로 중요한 역할을 하리라 생각했지만, 유감스럽게도 라이소자임은 질환의 치료보다는 세균학적 연구에 더 중요한 역할을 한다는 사실이 밝혀졌다. 라이소자임은 오늘날 캐비어 같은 음식을 보존하거나 안질환을 치료하는 데 쓰이고 있다.

정신없이 어질러져 있는 것으로 유명했던 플레밍의 실험실에 행운의 여신이 다시 찾아온 것은 1928년이었다. 실험실에서 동료와 농담을 주고받던 플레밍은 포도상구균 군락이 자라고 있는 한 배양접시에 눈길을 주었다. 배양접시는 곰팡이 얼룩으로 오염되어 있었다. 플레밍은 곰팡이 근처에 있는 포도상구균 군락이 용해돼 있는 것을 발견했다. 포도상구균 군락은 보통 노란색을 띠는데 그 부분은 이슬처럼 투명했던 것이다.

플레밍은 곧 무균 배양액이 든 관에 곰팡이 샘플을 옮겨놓았다. 그는 새로운 배양접시에 곰팡이 군락을 배양하기 시작했고, 그 주위에 병원성 박테리아를 방사상으로 배열해놓았다. 이 곰팡이가 박테리아를 얼마나 파괴할 수 있는지 확인하기 위해서였다. 며칠 뒤 플레밍은 곰팡이가 어떤 물질을 분비해 주변에 있는 몇 종류의 병원성 박테리아를 억제하거나 죽이는 것을 볼 수 있었다. 그는 배양액이 든 관에 더 많은 곰팡이를 배양한 다음, 이 배양액을 여과시킨 샘플을 가지고 실험을 해보았다. 이 샘플은 600배로 희석시켜도 여전히 해로운 박테리아를 죽이는 능력을 갖고 있었다. 플레밍은 만사를 제쳐두고, 놀라운 능력을 지닌 이 곰팡이 분비물을 연구하기 시작했다. 동료들도 이따금 곰팡이로 오염된 박테리아 군락을 발견하곤 했지만 대수롭지 않게 여겼던 것을 보면, 플레밍의 행운이 단순한 운만은 아니라는 것을 알 수 있다.

플레밍은 7년 전 라이소자임을 발견했을 때처럼 이 곰팡이 분비물에 관해 의학연구협회에 보고했다. 동료 의사들은 이번에도 그의 말을 무시했다. 자신의 발견이 세계를 뒤바꿀 만한 발견임을 확신했던 플레밍은 동료 연구자들의 무관심에 기가 막혔다. 30년이 지나 그때를 회상해도 '오싹했던 순간'이라고 말할 정도였다. 하지만 플레밍은 낙담하지 않았고, 《영국 실험병리학 저널*British Journal of Experimental Pathology*》에 논문을 발표했다. 그는 여기서 자신이 발견한 '페니실리움'이라는 곰팡이가 "강력한 항균물질로 …… 많은 양을 사용해도 동물에게 독성을 나타내지 않고 ……
비자극성이다."라고 밝혔다. 그는 이 여과된
액체에 '페니실린'이라는 이름을 붙였다.

페니실린은 열을 일으키는 구균과 디프테리아를 일으키는 간균에
두드러진 효과를 나타냈다. 플레밍은 페니실린에 관해 이렇게 결론
내렸다.

페니실린에 민감한 미생물이 감염을 일으켰을 경우, 페니실린을 해당 부위
에 바르거나 주사하면 효과적인 항균제로 사용할 수 있을 것이다.

그는 페니실린 때문에 의사가 된 이후 처음으로 스승의 말을 거역
했다. 라이트는 어떤 물질을 투여함으로써 인체의 자연적 방어력을
증대시킬 수 있다고 믿지 않았기 때문에, 플레밍이 페니실린에 관해
더 이상 거론하지 않기를 바랐던 것이다.

플레밍의 발견에 대한 동료들의 무관심은 실로 놀라울 정도였다.
플레밍은 1929년에 페니실린의 발견을 발표했다. 이후 그는 화학적
전문지식을 지닌 많은 연구자들에게 활성성분을 추출·정제해달라고
요청했다. 몇몇 연구자들이 응했지만, 페니실린이 정제하기 힘들며
불안정하다는 것을 알고는 곧 포기했다. 플레밍은 1936년 제2차 국제
미생물학회에서 더욱 놀라운 발견들을 발표했다. 1935년에 최초의
설파제(항균작용을 하는 합성 화학물질)가 등장하자 플레밍은 설파제와
페니실린을 비교 시험해보았다. 그 결과 페니실린이 설파제보다 더
조밀한 병원성 미생물 군락들을 파괴할 수 있고, 적용 범위도 더 광범

위하다는 것을 알았다. 하지만 아무도 그의 연구를 중요하게 받아들이지 않았다.

1939년 8월에 플레밍은 뉴욕에서 열린 제3차 국제미생물학회에 참가했다. 그는 몇몇 미국인 연구자들이 페니실린 연구를 위해 자금을 얻고자 애쓰고 있다는 사실을 알았다. 9월 3일 영국과 독일이 전쟁에 돌입하자 플레밍 부부는 페니실린의 기적 같은 효능이 실용화될 수 있을지 없을지 알지 못한 채 첫 배를 타고 영국으로 돌아왔다.

이번 전쟁도 의학을 발전시켰다. 옥스퍼드에서 오스트레일리아의 병리학자 하워드 플로리Howard Florey(1898~1968)가 에른스트 체인 Ernst Chain(1906~1979)과 함께 연구를 하고 있었다. 체인은 나치가 집권하자 독일에서 도망쳐 나온 젊은 화학자였다. 그들은 체계적으로 천연항균물질을 연구하다가, 결국 플레밍의 1929년 논문까지 뒤져보게 되었다. 플로리와 체인은 플레밍의 페니실리움 노타툼 샘플을 시작으로 페니실린을 배양·추출·정제하는 작업에 착수했다. 그리고 이전의 연구자들처럼 생산량과 불안정성이라는 문제에 직면하게 되었다. 하지만 플로리와 체인은 의지가 강하고 재능 있는 생화학자 노먼 히틀리Norman Heatley(1911~2004)와 함께 작업하면서 결코 포기하지 않았다. 그들은 추출물의 에테르 용액을 물과 섞어 산도를 조절했고, 낮은 온도와 압력 아래서 용액을 증발시킨 다음 정제된 페니실린을 보존했다. 그리하여 마침내 안정된 페니실린염 분말을 만들어낼 수 있었다. 이것은 플레밍의 곰팡이 분비물보다 천 배나 강했고 박테리아를 죽이는 능력은 최상의 설파제보다 열 배나 뛰어났다.

플로리와 체인은 1940년 5월 25일 토요일, 생체를 대상으로 정제된 페니실린을 실험해보았다. 치명적인 연쇄구균을 주사한 8마리의 쥐 가운데 4마리에게 페니실린을 투약했다. 아침이 되자 페니실린을 투약하지 않은 쥐 4마리는 모두 죽었으나 페니실린을 투약한 4마리는 모두 멀쩡했다. 플로리는 이 결과에 관해 "꽤 희망적인 것처럼 보인다."라고 조심스럽게 말했다.

아마도 '희망적'이라는 말보다는 '기적적'이란 표현이 훨씬 더 적합했으리라. 플로리와 체인은 가망이 없는 몇몇 환자들에게 페니실린을 시험적으로 투여해본 뒤, 영국의 의학저널 《랜싯The Lancet》에 「페니실린에 관한 추가적 관찰Further Observations on Penicillin」이라는 짧은 논문을 발표했다. 플레밍은 이 잡지를 읽고 옥스퍼드에 있는 플로리와 체인을 방문했다. 그동안 플레밍이 죽었다고 생각하고 있었던 플로리와 체인은 매우 놀랐다. 평생 과묵한 사람이었던 플레밍은 플로리와 체인에게 "당신들은 내가 발견한 물질로 대단한 것을 이루어 내셨습니다."라고 말했다. 훗날 플레밍은 그들의 논문을 읽었을 때가 가장 놀랍고 행복한 순간이었다고 회상했다.

1941년에 록펠러재단의 지원을 받은 플로리와 히틀리는 미국으로 날아가 페니실린의 대량생산을 위해 미국회사와 접촉을 시도했다. 당시 영국에서는 모든 회사들이 전쟁 물자를 생산하느라 여념이 없었기 때문이다. 플로리와 히틀리는 일리노이 주 피오리아의 북부 지역에 있는 연구소에서 도움을 받을 수 있었다. 그들은 옥수수에서 얻은 배양액으로 실험을 시작했다. 마침내 플레밍의 최초 여과액보다 백만 배나 강력하고 설파제보다 만 배나 효과적인 페니실린이 만들어졌다.

영국의 연구자들은 페니실린이 전 세계에서 자유롭게 쓰일 수 있어야 한다고 믿었기 때문에 페니실린의 특허를 출원하지 않았다. 플레밍도 '페니실린'이라는 단어가 상표권으로 쓰이는 일이 없도록 하기 위해 노력했다. 노르망디 상륙작전이 개시된 1944년 6월 6일에는 모든 연합군 부상자들을 치료할 수 있을 만큼 충분한 양의 페니실린이 생산되고 있었다. 의사들은 더 이상 부상을 입은 병사들이 무지막지한 감염증 때문에 죽어가는 모습을 무기력하게 보고만 있지 않아도 되었다.

전쟁이 끝난 후 페니실린과 또 다른 항생물질들이 민간인들에게도 널리 보급되었고, 그 효과는 극적으로 나타났다. 출산 시의 끔찍한 감염증은 제멜바이스가 100여 년 전 주창한 소독법 덕분에 이미 20분의 1로 줄어든 상태였다. 하지만 1940년까지만 해도 미국에서는 여전히 1만 명의 산모 가운데 60~70명이 아기를 낳다 감염증 때문에 사망했다. 페니실린이 상용화되자 감염증으로 인한 사망자 수는 급속히 떨어졌고, 1960년에 이르면 사망률은 또다시 20분의 1 정도로 감소되어 아기를 낳다 죽는 산모는 1만 명당 4명 이하로 줄어들었다. 페니실린과 그 뒤에 등장한 스트렙토마이신, 오레오마이신, 클로람페니콜 같은 다른 항생물질들도 의학의 혁명에 힘을 실어주었다. 한동안 의사들과 환자들은 감염증이 정복되었다고 믿었다. 하지만 우리가 알고 있듯이 생명은 그리 간단한 것이 아니다.

무시무시한 슈퍼버그(초능력 미생물)의 등장은 생명체가 진화한다는 증거이다. 슈퍼버그는 진화를 거쳐 항생물질에 대한 저항력을 기르고 있다. 사실 연구자들과 박테리아는 끝없는 군비 경쟁을 하고 있는 셈이다. MRSA(메티실린 내성 황색포도상구균) 같은 슈퍼버그는 반코마이신을 제외하면 모든 상용 약제로부터 스스로를 보호하는 유전적 책략들을 진화시키거나 차용했다. 항생물질로부터 살아남는 방법을 배운 병원성 박테리아들은 자신들보다 발달하지 못한 동족들을 재빨리 밀어냈다. 그리고 이 가속화된 진화의 온상은 다름 아닌 병원이다. 오늘날 20명 중 한 명은 각종 항생물질에 저항성을 나타내는 포도상구균 변종을 지니고 있다. 또한 패혈증 사례의 50퍼센트 이상이 MRSA에 의해 발병된 것으로 확인되고 있다.

세계 각지의 의사들은 신속하게 진화하고 있는 박테리아들보다 앞서 나가기 위해 애쓰고 있다. 항생물질이 어떻게 작용하는지, 그리고 박테리아가 항생물질로부터 어떻게 스스로를 보호하는지 분자 수준에서 정확히 이해할 수 있다면, 슈퍼버그들보다 한걸음 앞서 나갈 수 있는 가능성은 매우 커질 것이다. 그러나 이 경쟁에서 진다면, 우리는 500년 전에 그랬듯이 생명을 위협하는 감염증에 쉽게 공격받는 상황에 내몰릴 것이다. 그것은 플레밍이 기적적인 '곰팡이 분비물'을 세상에 선보이기 전에 나의 할머니가 처해 있던 상황과 크게 다르지 않으리라.

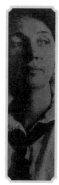

# 마거릿 생어와 그레고리 핀커스
## ― 여성을 해방시킨 경구피임약의 등장

　Pill(약이라는 뜻. 여기서는 경구피임약을 가리킨다.― 옮긴이). 이 단어는 수태조절과 여성들의 삶에 일대 혁명을 가져온 최초의 경구피임약을 말한다. 경구피임약의 아버지가 누구냐에 대해서는 상당한 논란이 있지만, 경구피임약의 어머니가 누구인지는 의심의 여지가 없다. 바로 마거릿 생어Margaret Sanger(1879~1966)이다. 그녀는 간호사 출신의 열정적인 사회운동가로 일생의 대부분을 수태조절(산아제한)을 위한 투쟁에 바쳤다.

　마거릿 생어의 어머니 앤 히긴스는 쉰 살에 결핵으로 사망하기 전까지 자식을 11명 낳았고 7명을 유산했다. 이 가톨릭 가정에서 여섯째로 태어난 열여덟 살의 생어는 어머니의 장례식에서 아버지에게 이렇게 대들었다. "아버지가 이렇게 만든 거예요. 어머니는 아이를 너무 많이 낳은 탓에 죽은 거라고요."

생어는 뉴욕 주 코닝에서 가난하게 자랐는데, 주변에서 자신의 가족과 조금도 다르지 않은 대가족들을 많이 보았다. 그들은 하나같이 가난, 노역, 실업, 술, 학대, 싸움, 감옥 같은 불행에서 빠져나오지 못하고 있었다. 생어가 멀리서 흘끗 바라본 부유한 가족들은 아이들이 적었고, 삶의 권리를 누리며 행복하고 안락하게 살아가고 있는 것 같았다. 두 언니의 도움으로 뉴욕 시에 있는 간호학교에 입학한 생어는 거기서 산과학과 부인과학에 흥미를 느꼈다. 생어는 한 병원 댄스파티에서 젊은 건축가 윌리엄 생어를 만나 1902년에 결혼했다. 그녀는 평생 자신의 고향 코닝에 다시 가려 하지 않았다. 불행한 기억만 남아 있는 장소였기 때문이다.

생어는 오래지 않아 아내로서, 또 세 아이의 어머니로서 누리던 행복한 삶을 내던졌다. 생어와 남편은 그리니치 빌리지(뉴욕 맨해튼 섬 남부에 있는 자유로운 분위기의 예술가 거주 지역—옮긴이)에서 많은 시간을 보내면서 사회주의자 유진 뎁스, 여권 옹호론자 에마 골드만, 노조 조직가 빅 빌 헤이우드, 역사가 윌 듀랜트 등 급진적인 지식인 그룹과 어울렸다. 생어는 처음부터 말만으로는 만족하지 않았다. 그녀는 중요한 여러 가지 문제에 대응하기 위해 조직을 만들었고, 피켓을 들고 거리를 행진했다.

1909년에 생어는 크게 깨달은 바가 있어 여성권리의 핵심적인 문제에 도달하게 된다. 매사추세츠 주 우스터의 클라크대학에서 열린 지그문트 프로이트의 강연이 그 계기가 되었다. 성과 사회화에 관한 프로이트의 사상에 자극을 받은 생어는 여성이 기독교적·민주주의적·금욕적 이상에 의해 억압받고 있다는 자신의 생각을 구체화시킬 수 있었다. 생어는 이제는 여성들이 이 같은 억압을 내던지고 결연한 자기표현의 길로 나아가야 한다고 생각했다. 1914년에 생어는 자신의 견해를 표현하기 위해 《여성의 반란 The Woman Rebel》이라는 여성 신문을 창설했다. 생어는 여성이 "'지옥에나 가라.'라는 듯한 눈빛으로 세상을 마주보고…… 말과 행동으로 관습에 도

> 부부관계를 맺는 동안 혹은 그로 인한 자연적인 소산이 성장해가는 동안, 그 고유한 능력을 빼앗거나 새 생명의 탄생을 방해하기 위해 결혼한 남녀에게 시도되는 어떤 조치도 부도덕하다 할 것이다. 본질적으로 부도덕한 이런 행위를 도덕적이고 적법한 행위로 바꿀 수 있는 어떤 시도도, 필요성도 있을 수 없다.
> ―성 아우구스티누스, 기원전 400년

전해야 한다."라고 선언했다. 생어는 이 도전이 성공하기 위해서는 여성들에게 임신을 막을 수 있는 힘과 지식이 필요하다고 생각했다. '수태조절'이라는 용어를 처음 사용한 것은 1914년,《여성의 반란》6월호에서였다.

생어가 간호사로 일하기 시작할 당시는 수태조절 정보를 얻기가 거의 불가능했다. 가난한 여성들의 경우는 특히 더 했다. 부유한 여성들은 임신을 피하고 출산을 막을 방법이 있었지만, 가난한 여성들은 이 방법을 사용하기 힘들었다. 법적으로는 의사만이 콘돔과 페서리가 대부분이었던 수태조절 방법에 관해 의논할 수 있었다. 연방정부와 주정부의 법은 수태조절 정보를 공표하지 못하게 돼 있었고, 이를 어기면 음란죄로 간주했다. 결혼하지 않은 여자들은 말할 것도 없고, 결혼을 했지만 더 이상 아이를 갖고 싶지 않은 여자들도 불법으로 낙태를 하는 의사에게 몰려들었다. 이 때문에 출혈이 멈추지 않거나 치료가 불가능한 감염증으로 죽는 여자들이 많았다. 생어는 자신과 상담했던 새디 삭스가 뒷골목 낙태 의사에게 수술을 받다 죽자, 비참한 여성들을 한 명 한 명 돌보는 것으로는 문제를 해결할 수 없다는 것을 깨달

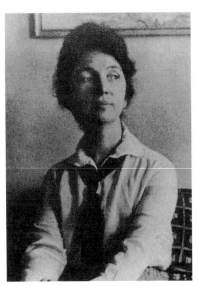
마거릿 생어

았다. 생어는 "나는 악의 뿌리를 찾아 내기로 마음먹었다. 어머니들의 운명을 바꿀 무엇인가를 하기 위해서다. 이 땅에 사는 어머니들의 불행은 창공만큼 드넓게 퍼져 있다."고 썼다.

《여성의 반란》은 1873년에 통과된 컴스톡법에 의해 음란죄로 판매금지처분을 당했다. 외설금지법인 컴스톡법은 '악을 억압한다'는 명분으로 출판업과 사생활을 무분별하게 간섭하는 것으로 악명이 높았다. 1914년 8월 연방정부는 생어를 외설죄로 기소했다. 죄가 확정되면 최대 45년 동안 옥살이를 할 수도 있었기 때문에 생어는 자식들을 남편의 손에 맡긴 채 영국으로 피신했다. 생어는 영국에 있으면서 피임정보를 보급하는 것만으로는 충분하지 않음을 깨달았다. 그녀가 네덜란드에서 보았던 것처럼 여성들도 의사들을 자유롭게 만날 필요가 있었다. 네덜란드에는 여성들에게 의학상의 도움과 피임에 관련된 정보를 제공하는 선구적인 병원들이 있었던 것이다. 남편이 생어의 소책자 『가족계획Family Limitation』을 나누어주다 감옥에 수감되자, 그녀는 미국으로 돌아왔다. 생어는 "수태조절을 음란죄라는 시궁창에서 끄집어내 …… 인간적 사고의 빛 아래 놓고자 했다."고 스스로 변호했고, 자신의 대의를 선전하는 데 재판을 이용했다. 재판에 대한 부정적인 여론이 들끓자 연방정부는 1916년에 소송을 취하했다.

그 뒤 생어는 미국에서는 최초로 수태조절 진료소를 열기로 마음먹었다. 진료소는 사람들이 붐비는 뉴욕의 한 이주민 지역에 설립되었는데 문을 열자마자 피임에 관한 정보를 얻으려는 여자들로 가득 찼다. 하지만 열흘 뒤 경찰이 진료소를 습격해 생어와 그녀의 자매 에틸 번, 그리고 진료소에 있던 여성들을 체포했다. 게다가 진료소에 수집되어 있던 464건의 사례기록까지 압수했다. 생어와 에틸 번은 피임정보를 유포했다는 죄로 재판을 받고 30일간 구류처분을 받았다. 그들이 감옥에서 식사를 거부하자, 교도관들은 그들에게 강제로 음식을 먹였다. 하지만 생어의 전략은 또 다른 승리를 낳았다. 뉴욕 주 항소법원이 질병에 관한 법적 정의를 확대해 임신의 위험까지 포함시켰던 것이다. 그리하여 피임의 합법화가 시작되었다.

생어는 그로부터 50년 동안 여성들에게 출산을 스스로 조절할 수 있는 권리를 주기 위해 지칠 줄 모르는 노력을 기울였다. 처음에는 산아제한연맹의 깃발 아래 운동을 이끌었고, 나중에는 국제가족계획연맹의 초대 회장이 되었다. 강연하고, 항의하고, 법정투쟁을 전개하던 생어는 1937년의 판결로 드디어 컴스톡법이 뒤집히는 것을 볼 수 있었다. 이제 미국에서 최초로 피임기구를 우편으로 보낼 수 있게 되었다. 같은 해 미국의학협회는 피임을 합법적인 의료행위로 규정했다.

하지만 의사와 수태조절 진료소는 콘돔과 페서리 말고는 제공할 것이 거의 없었다. 생어는 부족한 것이 무엇인지 알고 있었다. 그것은 간편하고 안전한 피임약, 자발적인 사랑의 행위에 방해가 되지 않는 피임약이었다. 이를 위해서는 과학적인 혁신이 필요했고, 따라서 돈도 필요했다.

이 자금은 캐서린 덱스터 맥코믹Katherine Dexter MaCormick (1875~1967)이 지원했다. 그녀는 인터내셔널하비스터 사를 운영하여 많은 돈을 번 스탠리 맥코믹의 아내였다. 매사추세츠공과대학을 졸업한 최초의 여성 가운데 한 명이었던 캐서린은 스탠리를 돌보는 데 생의 대부분을 바쳐야 했다. 결혼한 지 2년 만에 남편이 정신분열증에 걸렸던 것이다. 전도유망한 사업가이자 예술가였던 스탠리는 타인의 도움을 필요로 하는 은둔자로 변해버렸다. 캐서린은 자식들에게도 정신분열증이 유전될지 모른다는 두려움에서 일찍부터 피임에 관심을 보였다. 생어처럼 급진적이지는 않았지만 그녀 또한 여권신장의 강력한 지지자였고, 여성의 투표권 쟁취운동을 돕기도 했다. 1947년 스탠리가 죽고 긴 법정투쟁이 끝난 뒤 그녀는 마침내 죽은 남편의 유산을 마음대로 처분할 수 있게 되었다. 그 돈을 좋은 일에 쓰리라 결심한 맥코믹은 1950년 8월 생어에게 편지를 써 피임 연구의 전망에 관해 물어보았다. 생어는 맥코믹의 물음에 기꺼이 답했다. "세계와 우리의 문명은 향후 25년간 값싸고 편리하고 안전한 피임약에 의존하게 될 것이라고 생각합니다."

맥코믹이 연구를 재정적으로 지원해주겠다고 약속하자 생어는 적당한 과학자를 물색하기 시작했다. 마거릿생어연구소의 이사 에이브러햄 스톤이 그레고리 핀커스Gregory Pincus(1903~1967)와 연락해보라고 알려주었다. 핀커스는 포유동물생식 분야의 뛰어난 연구자였고 과학자 겸 사업가이기도 했다. 그는 뉴저지 주 우드바인의 농장 정착지에 살게 된 유대인 이주민의 아들이었다. 코넬대학에서 사과의 성장에 관해 연구하다가 교수의 충고로 유전학과 발생학으로 관심을 돌린 핀커스는 하버드에서 대학원 공부를 계속했고, 1927년에 박사학위를 받았다. 그 후 영국의 케임브리지와 베를린의 카이저빌헬름연구소에서 박사후과정을 마친 뒤 미국으로 돌아와 하버드에서 가장 젊은 부교수가 되었다.

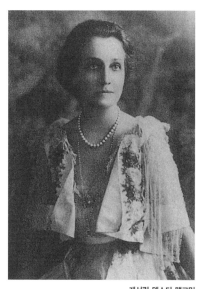

캐서린 멕스터 맥코믹

핀커스는 과학자로서 일류의 길을 걸어가고 있는 것처럼 보였다. 그는 포유동물의 생식에 관한 기초 연구를 수행하여, 1936년 선구적인 책 『포유동물의 난자*The Eggs of Mammal*』를 출간했다. 하지만 그는 다른 과학자나 대중들이 받아들일 수 있는 한계를 넘어서는 실수를 범했다. 그의 연구는 오늘날에도 논란을 빚고 있는 클로닝(동식물의 한 개체에서 수정을 거치지 않고, 무성생식을 통해 양친과 똑같은 유전자 조성을 가진 개체를 얻는 기술 — 옮긴이)이나 생식생물학 분야에서 선구적인 연구 사례를 보여주었다.

핀커스는 토끼의 난자를 체외수정시키고 여러 차례의 세포분열을 통해 이 난자들을 성장시켰다. 한동안 다른 과학자들은 그와 똑같은 결과를 얻는 데 어려움을 겪었고, 설상가상으로 그의 때 이른 연구는 대중매체의 폭풍 같은 질타를 받았다. 핀커스는 프랑켄슈타인에, 체외수정 된 토끼의 난자는 올더스 헉슬리의 소설 『멋진 신세계*Brave New World*』에 등장하는, 유리잔에서 기르는 태아에 비교되곤 했다. 이런 논란으로 핀커스는 하루아침에 장래가 촉망되는 과학자에서 과학계의 이단아로 전락했다. 하버드는 핀커스에게 종신재직권을 주지 않았고, 그는 짐을 꾸려 학교를 떠나야 했다.

핀커스는 상처를 받았지만 결코 단념하지 않았다. 1944년 그는 매사추세츠 주 슈루즈버리로 옮겨가 클라크대학의 생물학 교수 허드슨 호글랜드와 함께 우스터 실험생물학재단을 설립했다. 그들은 생물학 연구를 실용화해 이윤을 얻고자 했다. 그것은 오늘날 널리 찾아볼 수 있는 생물공학사업의 효시라고 할 수 있었다. 이 재단은 사업계약을 따내거나 보조금을 지원받기 위해 애쓰며 앞날이 불투명한 시간들을 보내고 있었다. 고객 가운데는 시카고를 기반으로 하는 제약회사 G. D. 시얼리 사도 있었다. 이 회사는 스테로이드를 기반으로 하는 호르몬 분야가 성장함에 따라 혁신적인 약을 찾고 있었다.

생어와 핀커스는 1951년 초에 만나 저녁식사를 함께 했다. 생어는 핀커스에게 완벽한 피임약을 개발하는 데 시간이 얼마나 걸릴지 물어 보았다. 핀커스가 희망적인 대답을 한 게 분명하다. 왜냐하면 생어와 맥코믹이 곧 핀커스의 실험실을 방문했기 때문이다. 핀커스는 피임약의 개발이라는 목표에 맞게 실험실을 완전히 개조했다. 그들은 처음부터 경구피임약을 개발하고자 했다. 성행위를 방해하지 않으면서 먹을 수 있는, 안전하고 효과적인 피임약이어야 했기 때문이다. 정부의 지원을 바라기에는 너무나 민감한 과제였고, 가족계획연맹조차 등을 돌렸다. 따라서 실제적으로 연구를 위한 모든 돈은 맥코믹이 투자할 수밖에 없었고, 1950년대 말까지 약 200만 달러가 들어간 것으로 추산된다.

핀커스는 처음부터 어떻게 일을 진행해야 하는지 명확히 알고 있었다. 호르몬은 20세기 초부터 연구되고 있었다. 1921년에 오스트리아의 연구가 루드비히 하버란트Ludwig Haberlandt가 임신한 쥐에서 난소를 떼어다가 성적으로는 충분히 발달했지만 임신은 하지 않은 쥐에게 이식했다. 그러자 난소에 있는 어떤 것이 이 두 번째 쥐의 배란을 막았다. 하버란트는 이를 보고 여성을 위한 호르몬 피임약을 만들 수 있을지 모른다고 생각했다.

1928년 로체스터대학의 조지 코너George Corner와 윌러드 앨런 Willard Allen은 이 신비스런 분비물이 난자를 배출한 빈 낭囊, 즉 여포에서 분비된다는 것을 알아냈다. 여포나 황체는 그들이 '프로게스테론'이라고 이름 붙인 호르몬을 생산했다. 1년 뒤 세인트루이스에 있는 워싱턴대학의 에드워드 도이지Edward Doisy가 역시 난소에서 분비되는 두 번째 여성 호르몬을 발견했다. 이 호르몬은 성적 성숙을 돕고 쥐가 발정을 일으키게 만들었다. 1937년에는 펜실베이니아대학에 있는 세 명의 생리학자가 임신을 막는 데 프로게스테론을 쓸 수 있으리라고 생각했다. 그들은 임신 능력이 있는 토끼에게 프로게스테론을 주사하고 나서 이 호르몬이 난자의 배출을 막는다는 사실을 알아냈다. 1945년 하버드의 내분비학자 풀러 올브라이트Fuller Albright가 적어도 이론적으로는 호르몬 요법에 의한 수태조절이 가능해질 것이라고 예측했다.

핀커스는 우선 값이 싼 프로게스테론이 충분히 있어야 한다고 생각해 러셀 마커Russell Marker를 만났다. 마커는 당시 펜실베이니아대학에 소속되어 있던 고집 센 유기 화학자였다. 그는 합성 호르몬의 원료인 순수한 스테로이드를 천연 원료로부터 대량 생산해내는 데 뛰어난 능력을 갖고 있었다. 그는 사포제닌을 다량으로 함유한 식물들을 찾았다. 사포제닌은 콜레스테롤 같은 화합물이었는데, 마커는 이 화합물을 코르티손(부신 피질에서 분비되는 호르몬의 하나)과 성호르몬으로 바꿀 수 있었다. 마커는 멕시코에서 두 명의 유럽 출신 과학자 겸 사업가와 합세하여 대량의 프로게스테론을 만들어냈고, 그들과 힘을 합쳐 '신텍스'라는 회사를 차렸다. 하지만 마커는 두 파트너와 심하게 싸운 뒤 결국 과학계를 완전히 떠나고 말았다.

마커를 대신하여 다재다능한 스물여덟의 화학자 칼 제라시Carl Djerassi(1923년 출생)가 신텍스에 들어왔다. 제라시는 불가리아에서 태어났는데 부모는 둘 다 유대인 의사였다. 제라시의 부모는 다른 많은 전문 직업인들처럼 히틀러가 집권한 뒤 유럽을 떠났고, 제라시는 열여섯 살 때 미국에 왔다. 그는 대학에 진학하여 1945년에 화학박사 학위를 받았다. 제라시는 곧 마커가 밟아나간 단계를 뒤쫓아 결국은 이를 넘어섰다. 1951년 여름, 복용 가능하며 자연산 호르몬보다 8배나 강력한 프로게스테론 유사체를 합성한 제라시는 이것을 '노르에신드론'이라고 불렀다. 제라시는 피임약에 관해 생각해본 적이 없었지만, 노르에신드론은 경구피임약의 핵심성분이 될 수 있음이 밝혀졌다. 신텍스는 곧 전 세계 제약회사들에게 합성 호르몬을 제공하는 주요 공급업체가 되었다.

그리하여 핀커스가 필요로 하는 바로 그때, 강력한 경구약 형태의 프로게스테론이 세상에 등장했던 것이다. 사실 핀커스는 두 가지 선택을 할 수 있었다. G. D. 시얼리 사와 함께 일하는 프랭크 콜튼Frank Colton이 제라시에 이어 1년 뒤 비슷한 호르몬을 합성해냈던 것이다.

'노르에시노드렐'이라는 이 물질은 위에서 노르에신드론으로 분해되도록 만들어졌다.

1952년이 되자, 핀커스와 그의 보조 연구자 장민추Min-Chueh Chang는 동물을 대상으로 충분한 실험을 거친 후 인간을 대상으로 시험해보려 했다. 핀커스는 존 로크John Rock(1890~1984)에게 도움을 구했다. 존 로크는 의사이자 경건한 가톨릭 신자로 수정受精에 관한 문제에는 전문가였다. 핀커스가

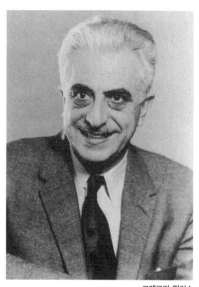

그레고리 핀커스

로크에게 도움을 구한 것은 탁월한 선택이었다. 로크는 키가 크고 잘생겼으며 카리스마가 넘치는 인물이었다. 생어가 나중에 언급했듯이 "그는 어떤 것이든 해낼 수 있었다." 피임에 관한 로크의 견해는 당시로서는 대단히 급진적인 것이었다. 로크는 의과 대학생들에게 피임기구를 처치하는 방법을 가르쳤고, 의사들이 수태조절에 관해 조언해줄 수 있는 권리를 옹호했다. 그는 이런 권리가 매사추세츠 주에서 합법화되자마자 여성들에게 페서리를 마련해주기 시작했다. 1949년에 다른 저자와 함께 『자발적인 가족Voluntary Parenthood』이라는 책을 쓴 로크는 이 때문에 일부 가톨릭교도들로부터 파문의 위협을 당하기도 했다.

로크는 여성이 일시적으로 몇 개월간 월경을 하지 못하도록 하기 위해 이미 마커의 프로게스테론을 이용하고 있었다. 프로게스테론 투

약이 끝나 여성의 자연적 주기가 다시 시작되면, 많은 여성들은 곧 수정 능력을 되찾았다. 로크는 1954년 핀커스의 요청을 받아 콜튼의 노르에시노드렐(이제는 '에노비드'라고 불리고 있었다.)을 복용할 자원자 50명을 뽑았다. 바랐던 대로 이 경구피임약은 여성의 배란을 막았다. 핀커스와 로크는 각각 국제학회에서 이에 관한 사실을 발표했고, 1955년 말에 이르자 경구피임약이 개발되고 있다는 소식이 과학계 전체에 알려졌다.

핀커스와 로크는 경구피임약을 좀 더 많은 여성들에게 시험해보아야 한다는 것과 미국 식품의약국의 승인을 얻으려면 시간이 오래 걸릴 수 있다는 것을 알고 있었다. 그리고 우선 에스트로겐을 경구피임약에 어느 정도 첨가할지 결정해야 했다. 푸에르토리코가 임상실험에 이상적인 후보지로 떠올랐다. 푸에르토리코에서는 거의 70개에 달하는 조산소가 여성들에게 의료 서비스를 제공하고 있었다. 푸에르토리코의 가톨릭교회는 경구피임약을 비난했고, 일부 정치인들은 경구피임약이 인종주의적인 성격을 띠고 있다고 주장했다. 그럼에도 불구하고 여성들은 가족이 늘어나는 것을 원치 않았기 때문에 진료소로 몰려들었다. 그 지역의 의사 에드리스 라이스-레이Edris Rice-Wray가 이 실험을 주관했다. 적절한 방식으로 경구피임약을 복용한 여성은 모두 임신을 하지 않았고, 경구피임약을 복용하다가 중단한 여성의 아기는 모두 정상으로 태어났다. 라이스-레이는 경구피임약이 임신을 막는 데 콘돔이나 페서리보다 30배가량 효과가 뛰어나다고 추정했다. 하지만 여성의 17퍼센트가 불쾌한 부작용을 경험했다는 것도 보고했다. 라이스-레이의 견해로는 경구피임약을 상용화하기에는 그

수치가 너무 높았다. 하지만 경구피임약과 플라시보(심리적 효과 외에는 아무런 영향도 미치지 않는 가짜 약을 말한다.— 옮긴이)를 비교한 두 번째 연구에서 플라시보를 복용한 여성에게서도 유사한 증상이 비슷한 비율로 나타난다는 사실이 밝혀졌다.

미국 식품의약국은 거의 아무런 논란 없이 경구피임약을 승인해 사람들을 놀라게 했다. 사실 식품의약국은 심각한 월경 출혈의 치료제로 경구피임약의 주성분인 에노비드를 이미 승인한 상태였다. 인간을 대상으로 한 피임약 시험은 오늘날의 기준으로 보자면 소규모이지만, 당시에는 가장 광범위하게 행해진 시험이었다. 식품의약국은 G. D. 시얼리 사의 신청서를 평가하기 위해 내과의사인 파스칼레 데펠리체 Pasquale DeFelice를 임명했다. 그는 경구피임약이 함축하고 있는 엄청난 의미를 인식하고 있었지만, 의학적 평가를 기반으로 엄격하게 판단했다. 경구피임약은 1960년 5월 11일에 공식적으로 승인되었다. 데펠리체가 나중에 말했듯이 그의 결정은 "미국 경제 전체를 변화시켰다." G. D. 시얼리 사의 경우에는 분명히 그랬다. 이 회사는 처음 2년간 경구피임약의 유일한 공급업체로서 수백만 달러를 벌어들였다. 경구피임약 성분의 주된 공급업체였던 신텍스도 많은 돈을 벌었고, 신텍스의 대주주였던 칼 제라시도 마찬가지였다.

역사가들은 오랫동안 경구피임약의 영향에 관해 논쟁을 벌일 것이다. 경구피임약은 베이비붐 세대가 자라날 무렵 등장했고, 그때는 대공황과 제2차 세계대전의 먹구름이 완전히 사라졌을 때였다. 젊고 낙천적이고 이상주의적인 세대가 모든 면에서 변화를 이끌었다. 여성들이, 특히 선진국에서 상대적으로 안전하고 지극히 효과적인 피임 수단을 얻게 되었다는 사실은 그들이 아내나 어머니로서의 전통적인 역할에서 벗어나 자유를 구가하는 데 커다란 공헌을 했다. 역사상 처음으로 여성들은 출산을 자기 뜻대로 조절할 수 있는 권리를 획득했다. 이것은 "성은 운명이다."라는 프로이트의 섬뜩한 관찰에 반기를 드는 일이었다.

경구피임약은 생어와 맥코믹이 꿈꾸었던 만병통치약이 되지는 못했다. 이 약으로 인해 선진국에 사는 수억 명의 여성들이 수태의 굴레에서 해방되었지만, 개발도상국의 많은 여성들은 다양한 경제적·종교적·사회적 요인 때문에 경구피임약을 받아들일 수 없었다. 생어와 맥코믹은 경구피임약이 인구과잉을 억제할 수 있는 중요한 수단이 되기를 바랐지만 현실은 그렇지 못했던 것이다.

생어와 맥코믹은 어떤 위험이나 부작용도 없는 완벽한 경구피임약을 꿈꾸었다. 물론 경구피임약은 대단히 효과적이고 상대적으로 안전하다. 특히 오늘날 제조되고 있는 종류는 처음 만든 경구피임약에 들어 있는 호르몬의 10분의 1에도 못 미치는 호르몬이 들어 있다. 하지만 경구피임약에도 부작용은 있다. 응혈이나 발작이 일어날 가능성이 커질 수도 있고, 암에 걸릴 수도 있다. 그러나 경구피임약의 옹호자들이 지적하듯이, 경구피임약은 실제로 임신의 위험 말고도 의학적 문제로 일어나는 수많은 위험을 감소시켜준다. 이후에 개발된 사후 피임약 RU-486은 미국에서 낙태율을 최저 수준으로 끌어내렸다. 또 옥스퍼드대학의 한 연구는 고셔병 치료제 NB-DNJ가 지닌 남성 피임 효과를 바탕으로 오랫동안 기다려왔던 남성 피임약이 개발되리라 전망하고 있다.

하지만 오늘날 신문 머리기사를 보면, 경구피임약이 수태조절이라는 문제를 완전히 해결하지 못했음을 알 수 있다. 가톨릭교회는 수태조절에 대한 공식적 입장과 신자들의 실제 행동 사이에 발생하는 거대한 간극 때문에 여전히 곤란을 겪고 있다. 미국의 여성건강 진료소는 아직도 폭탄세례를 받고 있고, 그곳의 의사들은 살해 위협을 받고 있다. 로우 대 웨이드 사건에 대한 미국 대법원의 판결(1973년 1월 22일 특정 상황에서 임신 초기 3개월에 한해 태아를 유산시킬 수 있는 여성의 권리를 최초로 인정함으로써 미국 낙태 허용의 효시가 되었다.— 옮긴이)은 미국 여성들에게 낙태권을 부여했다. 하지만 들리는 바에 의하면, 낙태반대 운동가들은 로우 대 웨이드 사건 판결에 반대하여 새로운 공격을 준비 중이라고 한다. 또 전 세계적으로 보면 수억 명의 여성들은 여전히 피임에 관한 정확한 정보와 실제적인 수단을 얻을 수 있는 기회를 갖지 못하고 있다. 경구피임약이 있다고 하더라도, 너무나 많은 여성이 아직도 생리현상을 자신들의 운명으로 받아들이고 있다. 생어가 너무나 잘 알고 있었듯이 그들의 불행은 "창공만큼 드넓게 퍼져 있다."

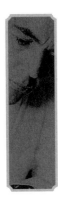

# 크리스티안 바너드
## — 생명을 나누는 새로운 방법

1967년 12월 3일 어둠이 아직 새벽 하늘을 덮고 있을 때, 케이프타운에 있는 그루트슈어병원 수술실에서는 생과 사의 드라마가 펼쳐지고 있었다. 이 결정적인 순간은 전 세계적으로 연구와 실험을 반복한 60년의 세월과 남아프리카의 젊은 외과의사가 열정적으로 연구에 몰두했던 10여 년의 기간, 그리고 18명의 수술팀이 세심한 수술에 기울인 다섯 시간의 노력으로 탄생했다. 수술팀은 더 이상 가망 없이 비대해진 중년 남자의 심장을 스테인리스 그릇에 놓고, 원래의 심장이 있던 자리에 뇌사판정을 받은 젊은 여인의 정지된 심장을 공들여 이식했다. 전기충격을 가하자 건강한 새 심장은 다시 뛰기 시작했고 곧 정상적인 박동을 되찾았다. 최초로 인간에게 심장이식 수술을 집도한 외과의사는 마흔다섯의 크리스티안 바너드Christiaan Barnard(1922~2001)였다. 일개 무명의사에 불과했던 그는 이제 세계적인 명성을 얻게 될 터였다. 24시간 뒤 바너드는 그의 환자 루이스 와슈칸스키에게 "당신은 새로운 심장을 얻었습니다."라고 반가운 소식을 전했다.

의학의 많은 분야가 대개 그렇지만 이식술의 뿌리는 무척 깊다. 인도의 의사 수슈르타Sushruta는 기원전 700년경에 쓴 의학서 『사미타 Samhita』에서 환자의 뺨에서 떼어낸 피부로 코를 재건하는 방법을 단계적으로 소상하게 기술했다. 세부적인 사항은 분명하지 않지만, 중국인들도 이식술에 관한 기록을 남겼다. 기원전 3세기경 전설적인 의사 화타華陀와 편작扁鵲은 여러 환자에게 갖가지 장기들을 이식했다고 한다. 순교한 기독교도 의사 코스마와 다미아누스는 303년 죽음을 당한 뒤 다시 살아나, 어느 교인의 괴저에 걸린 다리를 죽은 무어인의 다리로 바꾸어주었다고 한다. 이탈리아인 의사 가스파레 타글리아코치Gaspare Taglicozzi(1545~1599)가 기술한 바에 따르면 16세기에는 유럽에서 코 재건술이 시술된 것으로 보인다.

이식술의 발전에서 동물 실험이 기여한 바는 매우 크다. '과학적인 수술의 아버지'라고 불리는 존 헌터John Hunter(1728~1793)는 지칠 줄 모르는 실험가였다. 그는 종두법으로 유명한 제너에게 "자네의 판단은 적절하네. 하지만 왜 생각만 하는가? 왜 실험해보려 하지 않는가?"라고 말한 적이 있다. 그 말은 헌터 자신의 신조였다. 1768년 그는 수탉의 발톱을 볏에 이식하는 데 성공했다. 19세기 전반 샤를 브라운 세카르Charles Brown-Séquard는 헌터의 연구성과를 확대하여 쥐의 꼬리를 닭의 볏에 이식했다. 이탈리아와 독일의 외과의들은 고대의 피부이식술을 개량하여 동물 실험을 해본 다음 넓은 부위의 상처나 화상을 치료했다.

그러나 현대의 이식술은 20세기가 되어서야 탄생했다. 1905년 시카고에서 근무하던 프랑스 태생의 알렉시스 카렐Alexis Carrel(1873~1948)은 레이스를 짜는 사람에게서 배운 섬세한 바느질 기술을 이용해 응혈이 일어나지 않게 혈관을 봉합하는 방법을 터득했다. 카렐과 그의 동료 찰스 거스리Charles Guthrie는 동물을 대상으로 신장이나 심장, 다른 장기들을 이식하는 실험을 하여 좋은 결과를 얻었다. 하지만 그들은 장기를 다른 동물에게 이식할 경우 그 장기가 곧 기능을 상실한다는 사실을 알게 되었다. 그들의 연구는 장기이식의 핵심적인 문제인 거부반응에 직면했다.

17세기 의학 연구자들은 수혈을 하는 과정에 처음으로 인간의 면역체계에 관심을 갖게 되었다. 초기의 연구자들은 치명적인 반응들이 자주 나타나자 당황했고, 수혈은 나쁜 평판을 얻었다. 하지만 20세기 초 빈의 내과의사 칼 란트슈타이너Karl Landsteiner(1868~1943)가 특정한 개인들의 혈액 샘플은 아무 문제없이 섞이나 다른 혈액과 섞일 경우에 적혈구가 엉겨 붙는다는 사실을 발견했다. 그는 모든 인간의 혈액을 네 종류로 분류할 수 있다는 것을 알아냈다. 이 4종의 혈액은 각각 서로 다른 패턴의 항원(적혈구의 표면에 있는 반응물질)을 운반하고 있었다. 혈액은 항원 A나 항원 B를 갖고 있거나, 항원 A와 B 모두를 갖고 있거나, 항원 A와 B를 모두 갖고 있지 않았다. 란트슈타이너는 혈액과 면역에 관한 물리화학적 연구 공로를 인정받아 1930년에 노벨상을 탔다. 오늘날 의사들은 아직도 그의 혈액 분류법에 나중에 발견된 Rh형만 추가하는 방식으로 혈액을 분류한다.

세균, 이물질, 또는 동물이나 다른 사람의 조직에 대한 인체의 반응

은 활발하고 특징적인 면역체계의 존재를 암
시하고 있었다. 연구자들이 이론화한 바에 따
르면, 면역체계의 기본적인 기능은 자기와 자
기가 아닌 것(비자기)을 구분하는 것이다. 생물
체가 생존하기 위해서는 박테리아, 바이러스,

> 정확히 언제일지는 알 수 없지만, 10년
> 정도면 장기이식이라는 문제에 대한
> 답이 나올 것이다.
> ─도널드 로스,
> 런던의 심장외과의, 1967년 11월

외래조직을 인식하여 공격하고 파괴해야 한다. 반면 생물체 고유의
세포와 조직은 이 공격으로부터 보호되어야 한다.

1950년대에 호주의 맥팔레인 버넷Macfarlane Burnet(1899~1985)은
현대의 '클론 선택 이론'을 발전시켰다. 그의 이론에 따르면, 면역체
계의 주의 깊은 감시자인 백혈구는 엄청나게 다양한 분자 수용체를
갖추고 있어야 한다. 출생 전에는 성장하고 있는 생물체 고유의 조직
에 따라 적합한 세포들이 추려지고, 출생 후에는 면역체계가 성장함
에 따라 백혈구가 다양한 항원들의 특성에 부합되는 항원수용체를 생
성하게 되며 이 수용체에 들어맞는 분자를 외래 침입자로 판단한다.
그럴 경우 백혈구들이 급속하게 증식하여 강력한 면역반응을 일으킨
다. 버넷의 이론은 이전의 많은 발견들을 통합한 것이다. 이 이론은
백신으로 준비를 갖춘 인체가 어떻게 감염증을 물리칠 수 있는지, 병
원성 세균에 노출되고 나서 면역반응이 일어나기 전까지 왜 시간이
걸리는지, 알레르기 반응이 왜 생기는지, 왜 무해한 물질에 과민성 반
응을 보이는지, 왜 자신의 항체가 자신의 세포를 공격하는 병인 자가
면역질환에 걸리는지를 설명해준다.

외과의들은 대부분 인간의 장기이식을 보류하고 있었다. 혈액의 경
우처럼 안전하게 다른 조직에 이식할 수 있을 만큼 면역체계를 충분

히 이해하게 되거나 효과적인 면역억제제가 개발되기를 기다리고 있었던 것이다. 때때로 대담한 의사들은 죽어가는 환자를 살리기 위해 실험적인 수술을 시도하기도 했다. 1947년에 보스턴 브리검병원의 젊은 외과의 찰스 후프나겔Charles Hufnagel(1916~1989)은 사망한 지 얼마 되지 않은 사람의 신장을 신부전으로 죽어가는 젊은 여인의 팔뚝에 이식했다. 환자가 너무 허약해 병원으로 옮길 수도 없었으므로 후프나겔은 환자의 방에서 두 개의 램프를 켠 채 수술을 진행했다. 이식된 신장은 피가 통하자 금세 기능을 하기 시작했다. 신장은 단 며칠 동안만 기능했지만, 그 덕분에 환자는 위험한 상태에서 벗어나서 본인의 신장이 스스로 기능하는 데 필요한 시간을 벌 수 있었다.

심장 외과학은 제2차 세계대전 이후로 크게 발전했지만, 여전히 4분이 넘게 소요되는 심장수술을 하기에는 역부족이었다. 수술 시간이 4분 이상 걸리면, 정상적인 혈액순환이 이루어지지 않아 뇌손상을 초래했기 때문이었다. 이 장벽을 허문 사람이 바로 필라델피아의 존 기번John Gibbon(1903~1973)이다. 존 기번은 쓸 만한 심폐기를 최초로 개발했다. 그는 심폐기를 이용하여 심장에 구멍이 있는 생후 15개월 짜리 아기를 수술했지만, 아기는 수술 도중 사망했다. 그렇지만 기번은 좌절하지 않았다. 그는 1년 뒤인 1953년 5월에 심폐기로 18살 난 세실리아 베이볼렉의 생명을 27분 동안 유지했고, 그동안 심장을 고치는 데 성공했다. 개심술은 곧 흔한 일이 되었고, 이어 클리블랜드의 르네 파발로로René Favaloro(1923년 출생)는 동맥이 막힌 환자들을 치료하기 위해 혈류가 폐쇄된 부위를 우회해서 흐르게 만드는 혈관우회술을 개발했다.

제대로 된 심폐기가 마련되자, 거부반응이 심장이식의 가장 중요한 장애로 남았다. 면역체계를 억제하여 환자에게 장기를 이식하려는 최초의 시도들은, 오늘날의 시각에서 보자면 질겁할 정도로 무지막지했다. 보스턴 브리검병원에서는 1958년과 1962년 사이에 12명의 말기 환자들에게 강도 높은 전신 X선을 조사照射해서 면역체계를 억제하는 데 성공할 수 있었다. 하지만 그것은 예측하지 못했던 치명적인 결과를 낳았다. 방사선 조사 후 신장이식 수술을 받고 살아남은 환자는 12명 가운데 단 한 명뿐이었다.

얼마 지나지 않아 보다 나은 해결책이 나왔다. 1950년대 초 영국인 피터 메더워Peter Medawar(1915~1987)가 코르티손이 면역체계를 억제한다는 사실을 밝혀냈고, 1959년에는 로이 칸Roy Calne과 조지프 머리Joseph Murray(1919년 출생)가 강력한 면역억제제 아자티오프린을 발견했다. 같은 해 터프츠의과대학의 로버트 슈워츠Robert Schwartz와 윌리엄 다마쉐크William Damashek는 6-메르캅토푸린을 매일 투약하면 토끼의 면역체계를 억제할 수 있다는 사실을 알아냈다. 6-메르캅토푸린은 세포의 대사를 방해하는 약물로 토끼의 면역체계를 약화·억제하면서도 방사선과 달리 그 영향이 전면적이지 않았고 예측할 수 없는 결과를 낳지도 않았다. 토끼는 여전히 항체를 생성했지만, 이식된 조직이 공격을 당하지는 않았다. 이제 외과의들은 화학물질을 이용하여 오랫동안 바라마지 않던 약물에 의한 내성을 만들어낼 수 있게 되었다.

의사들은 심장수술이 아니라 신장수술에서 최초로 성공을 거두었다. 1951년부터 미국에서 여러 차례 실험을 해왔지만 언제나 거부반응이 일어났다. 최초로 인간 장기이식이 성공한 사례는 일란성 쌍둥이를 대상으로 한 수술이었다. 나중에 노벨상을 받은 조지프 머리와 그의 동료 하트웰 해리슨Hartwell Harrison은 1954년 12월 23일 보스턴에서 일란성 쌍둥이 중 한 명의 신장을 다른 한 명에게 이식했다. 이 사례는 만약 면역체계를 조절할 수 있다면, 이식술을 통해 죽어가는 사람을 살릴 수 있다는 사실을 보여주었다. 그 뒤로 일란성 쌍둥이의 이식술은 계속되었고, 면역억제제가 상용화되면서 혈연이 없는 사람으로부터 장기를 제공받아 이식하게 되었다. 바너드가 최초의 심장이식을 시도할 무렵, 신장이식을 받은 환자의 4분의 3이 최소 1년 이상을 살 수 있었다.

크리스티안 바너드는 인간의 심장을 이식한 최초의 의사가 되기를 갈망했다. 그의 강한 의지는 부모에게서 물려받은 것이었다. 바너드의 아버지는 남아프리카공화국 남부의 반건조 지역인 카루의 작은 시에 파견된 선교사였다. 거의 불모지나 다름없는 그곳에서 자급자족해야 했으므로 그의 부모는 물론 크리스티안과 그의 형제들도 호사라고는 꿈도 꿀 수 없는 환경에서 성장했다. 바너드 가족의 정신적 가치와 근면한 성향은 빈곤한 환경을 뛰어넘었다. 크리스티안과 동생 매리어스는 의사가 되었고 회계사와 엔지니어가 된 사람도 있었다. 크리스티안은 케이프타운 의대를 졸업하고 나서 일반의 과정을 짧게 마쳤다. 그러고는 학교로 돌아와 외국에 나가 공부할 수 있는 지원금을 얻은 뒤 미국 미네소타대학에서 박사학위와 외과의 자격증을 받았다. 고향으로 돌아온 그는 케이프타운대학의 외과연구부장으로 임명되었다.

남아프리카 공화국에는 의학 연구에 투자할 만한 돈이 거의 없었음에도, 바너드는 케이프타운대학의 외과연구를 최대한 발전시키려고 했다. 1960년의 한 실험에서, 그는 두 개의 머리를 가진 개를 탄생시켰다. 몸집이 작은 개의 머리를 큰 개의 목에 있는 혈관에 연결시켰던 것이다. 바너드가 만들어낸 이 기상천외한 괴물은 24시간 생존했다. 러시아의 외과의들도 그 무렵 비슷한 수술을 했는데, 그들이 창조한 괴물들은 거의 한 달이나 살아남았다. 이 때

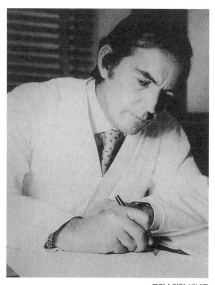

크리스티안 바너드

문에 자존심이 상한 바너드는 미국으로 건너가 몇몇 일류 연구자들과 연구할 수 있는 기회를 모색했다. 그는 신장이식술과 수술 후 관리법, 거부반응 조절법에 관한 최신 기술을 습득했다. 무엇보다 리처드 로워Richard Lower와 함께 일한 것은 큰 행운이었다. 리처드 로워는 스탠퍼드대학에 있는 노먼 섐웨이의 동료였다. 섐웨이는 동물에게 새로운 심장을 이식할 때 제거된 심장의 좌심방 부분을 남겨두면 수술의 성공 가능성이 높다는 것을 발견한 바 있었다. 바너드는 로워에게서 섐웨이의 심장이식술을 배울 수 있었고, 300차례의 동물 실험을 통해 이 기술을 완벽하게 터득했다.

바너드는 1964년 그루트슈어병원에 이식팀을 조직했다. 그는 적합한 사람들을 찾았고, 혈액과 조직의 유형 판별 프로토콜을 개발했다. 또 병원을 설득하여 특수장비와 거부반응 방지약물을 구입하고 장기

제공자를 확보하기 위해 광범위한 관리 시스템을 만들었다. 이식팀은 몇 년 동안 48차례의 동물 심장이식수술을 통해 이식기법을 갈고 닦았다. 다음 단계로는 신장이식을 하기 전에 사망에 대한 윤리적·법적 정의를 마련했다. 이식팀은 별도의 신경팀이 환자의 뇌사를 결정하기 전에는 환자에게서 장기를 적출하지 않기로 했다. 뇌사판정 기준은 호흡이나 심장박동의 정지, 빛에 대한 동공의 반응이나 고통스런 자극에 대한 반응의 부재 등이었다.

1967년 10월에 실시된 최초의 신장이식은 완전히 성공을 거두었다. 에디스 블랙이라는 여인이 교통사고로 사망한 젊은이의 신장을 이식받았다. 신장은 곧 기능을 하기 시작했고, 에디스 블랙은 3주 뒤 병원을 떠나 정상적인 생활을 재개했다.

마흔다섯이 된 바너드는 적당한 환자와 제공자가 생기면 심장이식을 시도하기로 마음먹었다. 전 세계적으로 적어도 세 개의 팀이 그와 똑같은 생각을 하고 있었는데, 이 팀들은 각각 스탠퍼드의 섬웨이, 브루클린 마이모니데스의료센터의 애드리언 칸트로위츠Adrian Kantrowitz, 휴스턴의 덴턴 쿨리Denton Cooley가 이끌고 있었다. 바너드는 이 유능한 의사들과 경쟁하는 것에 기죽지 않았다. 그를 아는 사람들은 모두 그가 자신감 넘치고 정력적이며 의지가 강하다는 것을 알고 있었다. 과학 분야의 탐구자들과 외과수술의 개척자들이 대개 그렇듯 바너드는 자기 자신을 믿고 있었기 때문에, 환자를 죽게 만들거나 환자의 죽음을 앞당길지도 모르는 위험도 마다하지 않았다. 그는 자서전에서 외과 수련을 쌓는 동안 잊지 못할 일을 경험했다고 말한 적이 있다. 바너드는 어린아이의 심장을 수술하는 도중 실수로 심장 벽에 구멍을 냈는데 출혈을 막으려고 사력을 다했지만, 어린 환자는 사망하고 말았다. 다른 사람이라면 아마 수술을 포기했을 것이다. 그러나 바너드는 다음 날 수술대로 돌아와 다른 아이의 심장을 수술했다. 학회에서 바너드와 논쟁을 벌인 의사들도 그의 면도날처럼 예리한 지성을 존경하게 되었다. 어떤 사람은 바너드를 이렇게 평가하기도 했다. "그는 앞서 생각했고, 대단한 것을 생각했다." 나중에 부정적인 시각으로 바너드를 바라보던 사람들은 그가 성공과 명성에 집착했으며 부적절한 성적 편력을 갖고 있다고 비난했지만, 아무도 그의 외과적 기술이나 엄청난 추진력을 의심하지는 않았다.

최초로 나타난 환자는 50대 중반의 루이스 와슈칸스키라는 사람이었다. 와슈칸스키는 한때 축구, 수영, 역도를 좋아하는 혈기왕성한 젊은이였지만, 일련의 심장발작으로 병약해져 있었다. 그는 심부전 말기 단계에서 그루트슈어병원에 왔고, 살 수 있는 기간은 단 몇 주뿐이었다. 남편이자 아버지로서 좀 더 살아야겠다는 강한 의지를 가졌던 와슈칸스키는 바너드가 결과를 확신할 수 없고 매우 위험할 게 틀림없는 최초의 인간 심장이식술을 받아보겠느냐고 묻자 주저 없이 승낙했다. 와슈칸스키의 아내 앤도 남편의 뜻을 지지했다.

바너드는 시간이 지날수록 와슈칸스키의 심장, 간, 폐가 약해지고, 따라서 심장이식이 성공할 가능성도 점점 더 낮아진다는 것을 알고 있었다. 이때 교통사고로 치명상을 입은 장기 제공자가 나타났다. 장기 제공자는 스물네 살의 데니스 다발이라는 여성으로 어머니와 함께 차를 타고 가다 교통사고를 당했는데, 아버지가 장기이식에 동의했다. 조직 적합검사를 해보니, 다발의 심장에 대한 와슈칸스키의 면역반응을 억제할 수 있는 것으로 나타났다. 다발은 1967년 12월 3일 이른 시간에 뇌사를 선고받았고, 오전 2시 32분 심장이 박동을 멈추었다. 바너드는 5분을 더 기다린 다음 다발의 심장을 와슈칸스키의 흉부에 이식하는 복잡한 수술에 착수했다. 오전 3시 1분 그녀의 심장을 떼어내 금속 쟁반에 담았다. 시간이 없음을 알고 있던 바너드는 비대하기는 하지만 아직 살아 있는 와슈칸스키의 심장을 가슴에서 잘라냈다. 이로써 그는 돌아올 수 없는 강을 건넜다.

심장이 제대로 기능하고 있다.
—크리스티안 바너드,
1967년 12월 3일 오전 5시 52분

기분이 꽤 괜찮다.
—루이스 와슈칸스키, 1967년 12월 7일

바너드는 다발의 심장을 제대로 된 곳에 꿰매 넣기 위해 일련의 복잡한 단계들을 밟아나가기 시작했다. 와슈칸스키와 장기 제공자의 심장은 심폐기를 통해 생명을 유지하고 있었다. 바너드는 대동맥을 봉합한 뒤 클램프를 떼어냈고, 새로운 심장은 이제 와슈칸스키의 순환계 중 일부가 되었다. 심장이 마지막으로 박동을 한 지 이미 3시간 20분이 지나 있었다. 그것이 다시 기능을 할지는 아무도 몰랐다. 바너드는 심장으로 한 번의 전기 충격을 보냈다. 놀랍게도 와슈칸스키의 심장은 다시 뛰기 시작했고, 곧 정상적인 리듬을 되찾았다.

바너드와 그의 수술팀 그리고 와슈칸스키는 곧바로 유명해졌다. 세계의 언론들이 그루트슈어병원으로 몰려들었고, 기자들은 이 잘생긴 외과의사와 그 가족에 대해 모든 것을 알고 싶어 했다. 그들은 와슈칸스키가 단계적으로 회복되는 모습을 전 세계에 중계했다. 세계는 거의 경외감을 느끼고 있었다. 대부분의 사람들은 이 의학적 진보가 한 세기 동안 끈기 있게 지속된 연구 덕분이라는 사실을 모르고 있었다.

와슈칸스키는 18일 만에 죽었지만, 바너드의 명성에는 영향을 끼치지 못했다. 검시 결과 이식된 심장은 정상적인 기능을 하고 있었고, 와슈칸스키의 사인은 폐렴으로 밝혀졌다. 이미 약해져 있던 와슈칸스키의 폐가 폐렴으로 기능을 상실하고 말았던 것이다.

12월 21일 어두운 표정을 한 바너드는 언론에 이렇게 공표했다. "루이스 와슈칸스키 씨는 오늘 오전 6시 50분에 사망했습니다. 사인은 양측 폐의 폐렴으로 인한 호흡기능상실입니다. 이 사실은 검시를 통해 확인되었습니다." 바너드는 낙담했지만 자신의 감정을 억누르고, 다음 날 미국으로 날아갔다. 그는 영웅이었다. 그는 〈페이스 더 네이션Face the Nation〉이라는 시사 프로그램에 출연했고, 세기의 앵커맨 월터 크롱카이트의 안내로 그리니치 재즈클럽에 갔으며, 미국 대통령 존슨이 텍사스 목장에서 개최한 연회에도 참석했다.

바너드의 도약에 자극받은 다른 이식팀들도 곧 심장이식술에 가세했다. 심장이식술은 여기저기서 시술되었지만 환자들 대부분이 몇 시간, 며칠 또는 몇 주 만에 사망했다. 바너드는 여행을 마치고 돌아와 곧 두 번째 심장이식술을 집도했다. 이번에 새로운 심장을 이식받게 된 사람은 쉰네 살의 치과의사 윌리엄 블레이버그였다. 그는 거동하기조차 불편한 상태였다. 바너드의 수술팀은 와슈칸스키의 죽음에서 배운 사실을 참고로 블레이버그를 무균실로 옮겨 가능한 한 오랫동안 보호했고, 면역억제제의 투약량도 상당히 많이 줄였다. 환자는 놀랄 만한 회복력을 보였고, 19개월 동안 생존했다. 그로부터 15개월 내에 뉴욕, 휴스턴, 스탠퍼드, 파리 등지에서 118차례의 심장이식술이 이루어졌다. 하지만 결과가 좋지 않았으므로 대부분의 의사들이 곧 심장이식 분야에서 손을 떼었다. 1971년에 이루어진 심장이식은 전 세계적으로 아홉 차례뿐이었다.

스탠퍼드의 셤웨이는 심장이식술을 계속한 몇 안 되는 의사 가운데 하나였다. 그는 거부반응의 과정과 결과를 심도 있게 추적했고, 수술 결과를 극적으로 향상시켰다. 새로 개발된 강력한 면역억제제 사이클로스포린의 도움도 컸다. 1989년에는 미국에서만 100개의 심장이식 수술팀이 1천여 차례의 수술을 했다. 현재 심장이식 환자들 중 85퍼센트에 가까운 수가 수술 후 최소 1년 이상 살고, 60퍼센트 정도는 5년 이상 산다. 많은 환자들이 건강한 새 심장을 얻어 몇 년 동안 잊고 지냈던 활기와 체력을 회복했다. 살날이 2개월 정도밖에 남지 않은 환자들에게 이는 그리 나쁜 일이 아닐 것이다.

바너드가 이식술을 극적으로 발전시킨 후, 이식술은 흔한 수술 중 하나가 되었다. 물론 이식술로 생명을 구하는 환자의 입장이 아니라 환자의 가족들에게 그런 것이라고 해야겠지만 말이다. 그러나 이식된 장기를 보호해주는 면역억제의 수준과 환자를 치명적인 감염증이나 종양 발생의 위험에 노출시키는 수준 사이에 정확한 경계를 긋는 것은 무척 어려운 일이었다. 일부 이식팀은 환자들에게 최선의 의학적 처치들을 하고서도, 그것이 아무런 소용도 없었다는 이유로 비난을 받았다. 그럼에도 8만 명이 넘는 미국인들이 필사적으로 자신의 생명을 구해줄 장기를 기다리고 있다. 놀랍게도 신장·간·췌장 이식 환자들의 1년 생존율은 90퍼센트 이상이며, 폐 이식 환자들의 경우도 이와 비슷하다. 장기 제공자를 구하기가 힘들기 때문에 장기를 필요로 하는 사람들의 3분의 1 정도만이 1년 안에 장기를 제공받고 있다. 하지만 미국만 따져도, 2004년에 2만 5천 명 이상이 생명의 유산을 물려받았다. 수천 년 동안 꿈꾸어왔지만 불과 몇십 년 전까지만 해도 불가능했던, 의학의 놀라운 선물이 아닐 수 없다.

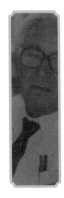

POINT **21** - - - - - - - - - - - - - - - - - - - - Robert Edwards and Patrick Steptoe

# 로버트 에드워즈와
# 패트릭 스텝토
## — 고귀한 생명의 씨앗

 

1978년 7월 25일 자정이 되기 얼마 전, 영국 북부의 황량한 산업도
시 올덤에 있는 한 작은 병원에서 세계의 이목을 집중시킨 한 아기가
태어났다. 아기의 아버지는 트럭 운전사였고, 어머니는 공장에서 치
즈를 포장하는 인부였다. 그날 이 병원에서 이루어진 제왕절개수술은
특별할 게 없었다. 하지만 아기는 전 세계적으로 유일무이한, 특별한
존재였다. 어머니의 몸 밖에서 수태된 최초의 아기였던 것이다. 파란
눈에 금발을 한 이 건강한 아기의 이름은 루이즈 조이 브라운이었다.
아기의 탄생 소식은 곧바로 전 세계 신문의 1면을 도배했고, 루이즈
와 그 부모는 대번에 유명인이 되었다. 그리고 아기를 탄생시킨 생리
학자 로버트 에드워즈Robert Edwards(1925년 출생)와 의사 패트릭 스
텝토Patrick Steptoe(1913~1988)는 엄청난 논란의 소용돌이 한가운데
로 내몰리게 되었다.

최초의 '시험관 아기'를 탄생시킨 의지와 추진력, 과학적 발견들은 대부분 겸손한 영국인 기질 속에 뛰어난 지성과 투사의 정신을 숨기고 있던 로버트 에드워즈에게서 비롯되었다. 에드워즈는 영국 맨체스터의 평범한 노동계급의 가정에서 성장했다. 세 형제 중 둘째로 태어난 그는 형제들과 싸우며 남과 경쟁하는 법을 배웠다. 그는 이렇게 썼다. "어릴 적 내 놀이터는 요크셔의 한 작은 도시, 배틀리였다. 좀 더 커서는 맨체스터의 험악한 거리와 뒷골목에서 놀았다. 나는 거기서 가족들과 함께 좁고 시끄러운 셋집을 전전하며 살았다."

에드워즈의 어머니는 아들에게 커다란 영향을 미쳤는데, 특히 공부를 계속하라고 독려해주었다. 제2차 세계대전의 공습 기간이 시작되자 에드워즈도 다른 아이들처럼 부모와 떨어져 지내야 했다. 그는 요크셔 데일스의 외딴 농장에서 1년을 보냈는데 보통 아이라면 느꼈을 법한 외로움에 빠지지 않고 오히려 그곳의 아름다움에 매료되었다. 마음속에 품고 있던 꿋꿋한 낙관주의 덕분이었다.

산울타리와 나무로 된 출입문, 외양간과 헛간의 문 뒤에 숨어 있는 자연의 실험실에서, 나는 경이로운 마음으로 송아지, 양, 돼지, 망아지가 태어나는 것을 지켜보았다. 머리 위에서는 비행기가 오래도록 엔진 소리를 내며 지나가곤 했다.

에드워즈는 1949년에 군복무를 마치고 나서 노스 웨일스에 있는 뱅거대학에 입학했다. 그는 처음 2년간 농학을 공부하다가 자신의 선택이 잘못되었음을 깨닫고, 동물학으로 전공을 바꾸었다. 다른 학생들보다 나이가 많았던 에드워즈는 최종시험을 간신히 통과했다. 그가 전공을 바꾸면서 걱정했던 것이 결코 기우가 아니었던 것이다. 그는 이렇게 썼다. "나는 스물여섯 살이었다. 다음에는 어느 곳으로 돌아가야 할지 알지 못한 채 뱅거에서 막다른 골목에 서 있었다." 그는 한 동기생을 따라 서둘러 에든버러대학 대학원 유전학 프로그램에 신청서를 접수했다. 하지만 거의 희망을 품지 않고 있었다. "나는 총명하고 꿈 많은 장학생이었지만, 이제 하늘에서 떨어져 땅바닥에 얼굴을 처박은 꼴이 되었다." 다행히도 그의 신청서는 받아들여졌다.

에드워즈는 두 번째 기회가 왔다고 생각하며 그 기회를 결코 놓치지 않겠다고 다짐했다. 첫해가 끝나기도 전에 그는 앞으로 평생을 투신할 만한 분야를 발견했다. 그것은 '수정受精의 비밀과 …… 새롭게 태어나 성장하는 배아의 신비를 연구하는 분야'였다. 이후 몇 년 동안 그는 쥐의 발육에 관한 전문가 앨런 비티Alan beatty 교수와 함께 수많은 시간을 실험실에서 보냈는데, 실험이 한창일 때는 대개 밤에 일했다. 에드워즈는 쥐를 대상으로 일련의 유전학적 실험을 실시했다. 쥐의 정자나 난자를 X선, 자외선 또는 다양한 약물에 노출시킨 뒤 인공적으로 수정시키고, 이에 따라 생겨난 배아를 현미경으로 관찰했다.

이 시기에 에드워즈는 다른 대학에서 유전학을 연구하는 대학원생 루스 파울러를 만나 사랑에 빠졌다. 그리고 에드워즈가 박사학위를 받자마자 둘은 약혼했다. 에드워즈가 나중에 썼듯이, 그 시절 그는 "밤이면 밤마다 일하는 것이 어리석다는 걸 훨씬 강렬하게 느꼈다." 이것이 동기가 되어 에드워즈는 쥐들이 좀 더 합리적인 스케줄에 따라 성숙한 난자를 생산할 수 있는 방법을 궁리했다.

에드워즈는 앨런 게이츠Alan Gates 연구 팀에 합류했다. 앨런 게이츠는 에든버러에 서 호르몬을 연구하는 미국인으로, 임신한 암말의 생식선자극호르몬을 이용하여 미성 숙한 쥐의 난소에서 쥐 난자를 대량으로 성 장시키는 방법을 연구하고 있었다. 게이츠 의 연구에 따르면, 임신한 여성에게서 추출 한 융모성 생식선자극호르몬을 쥐의 난소

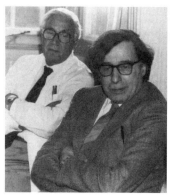

로버트 에드워즈(왼쪽)

에 주사하면 난자들을 성숙시킬 수 있을 뿐만 아니라 그 시간도 예측 할 수 있었다. 에드워즈는 당시의 과학적 견해를 거슬러 성숙한 쥐에 이 기법을 시도해보았는데 효과가 있었다.

에드워즈는 이제 실험을 하면서 일상적인 생활을 유지해나갈 수 있 게 되었다. 아내 루스는 결혼한 지 얼마 되지 않아 첫딸을 임신했고, 이후 딸 넷을 더 두게 된다. 에드워즈는 에든버러에서 박사 후 연구를 마치기 전에 이미 쥐를 이용해 궁극적으로는 인간 체외수정IVF, In Vitro Fertilization을 가능케 할 모든 요소들을 연구한 상태였다. 그는 아내와 그 가능성에 관해 자주 토론하곤 했다. 사람의 경우에는 어떨 까? 아기를 갖지 못하는 여성들이 도움을 받을 수는 없는 걸까?

사실 이런 도움을 줄 수 있기까지는 거의 25년의 세월이 걸렸다. 에 드워즈는 당시 글래스고대학에 있다가 나중에 케임브리지대학으로 옮겨 영국국립의학연구소의 상근 연구원이 되었다. 그는 시간을 쪼개 면역학과 수정을 함께 연구했다. 인간의 면역체계를 활용할 수 있는 수태조절 방법을 찾기 위해서였다. 에드워즈는 1962년에 몇 명의 부

인과 의사들에게서 제공받은 난소 조직에서 인간의 난자를 추출할 수 있었다. 인간의 난자는 그가 연구한 다른 동물들의 난자보다 성숙하는 데 더 오랜 시간이 걸렸다. 보통 36~40시간이 걸렸다. 마침내 현실적으로 인간의 난자를 실험실에서 수정시킬 수 있다고 생각하게 되었지만, 에드워드는 예상하지 못한 저항에 부딪혔다. 그가 자신의 생각을 밝히자 동료 의사들이 더 이상 난소 조직을 제공하지 않았던 것이다. 연구소의 이사 찰스 해링턴도 체외수정에 관한 얘기를 듣고는 반대의 뜻을 밝혔다. "나는 이곳에서 인간의 난자가 수정되는 일이 일어나지 않기를 바라오."

에드워즈는 케임브리지에서 몇 년간 소·양·원숭이 난자의 수정과 성장을 연구했다. 그의 실험실은 뜨거운 물도 나오지 않을 정도로 근근이 운영되고 있었다. 인간의 난자를 구하는 일도 어려웠다. 마침내 귀중한 난자를 세 개 얻은 에드워즈는 이 난자들을 배양기에서 성숙시킨 뒤 최초로 인간 난자의 체외수정을 실험해보기로 결심했다. 정자는 자신의 것을 사용했다. 당시 수정에 관해 연구하는 다른 학자들은 난자를 수정시키려면 그전에 인간의 정자가 자궁의 체액에 노출되어야 한다고 믿고 있었다. 그는 그런 믿음이 틀린 것일지도 모른다고 생각했다. 다음 날 놀랍게도 정자가 하나의 난자 안으로 침투해 들어갔다. 하지만 사실 이것은 어쩌다 일어난 행운이었다. "당시 나는 그런 일을 다시 보기까지 몇 년이 걸리리라고는 생각하지 못했다."

> 다음 네 시간은 천천히, 너무도 천천히 흘러갔다. 하지만 마지막 난자를 조사했을 때, 나는 내 생애의 그 어떤 때보다 더 큰 흥분을 느꼈다. 나는 믿을 수 없을 정도로 흥분했다. 28시간 만에 염색체가 난자의 중앙부를 통과해 움직이기 시작했다. ……살아서 성숙하고 있는 인간의 난자 …… 여기 이 하나의 난자, 이 표본그룹의 마지막 난자를 통해 인간 프로그램의 전체 비밀이 드러났다. 내 바람…… 사람들에게 도움의 손길을 줄 수 있는 가능성이 ……갑자기 구체적인 현실로 다가왔다.
>
> ─로버트 에드워즈, 1980년

1966년에 에드워즈는 패트릭 스텝토를 만났다. 스텝토는 런던에서 교육받은 뒤 올덤에서 일하고 있던 부인과 의사였다. 올덤은 한때 번영을 누리다 쇠퇴한 랭카셔의 공업도시였다. 에드워즈는 체외수정 연구를 위해서는 여성의 난소로부터 성숙한 난자를 추출하는 일이 필요하다는 것을 알았다. 하지만 난자를 추출하기 위해 개복수술을 해야 한다면, 체외수정은 불가능할 수밖에 없었다. 그런데 다행스럽게도 스텝토는 이미 오래전에 부인과 분야에서 복부를 절개하지 않고도 수술이 가능한 복강경 수술법을 개발해놓은 터였다. 그는 복강경을 개량해 조그만 절개 부위를 통해 내부를 자세히 관찰하고 외과적 개입을 할 수 있는 수준에까지 이르러 있었다.

에드워즈는 스텝토가 왕립의학협회의 한 회의에서 다른 의사를 호되게 질타하는 것을 보고 자신의 훌륭한 협력자가 될 수 있으리라 확신했다. 200명의 저명한 부인과 의사들 앞에서 한 연사가 복강경 검사법이 쓸모없는 것이라고 말하자 땅딸막한 체구에 검은 테의 안경을 낀 노령의 스텝토가 자리를 박차고 일어났다. 그는 이렇게 외쳤다. "허튼소리요. 말도 안 되는 허튼소리요. 당신은 틀려도 한참이나 틀렸소. 나는 날마다 정기적으로, 하루에도 몇 번씩 복강경을 이용하고 있단 말이오."

그리하여 에드워즈가 거의 10년간 올덤을 오가는 생활이 시작되었다. 스텝토 역시 에드워즈와 함께 연구하기를 간절히 원했지만 그가 일하는 병원은 케임브리지에서 좁고 구불구불한 도로를 따라 265킬로미터나 떨어져 있었다. 스텝토가 올덤에 있는 병원의 조그만 창고를 얻자, 에드워즈가 그 창고를 공동 연구실로 개조했다. 그들은 한

번에 한 단계씩 밟아나가며, 불임 여성이 수태를 하고 아기를 갖는 데 필요한 각자의 기술들을 차근차근 완성시키기로 했다. 두 사람 다 그 일이 얼마나 걸릴지 알 수 없었다. 앞으로 에드워즈가 그 구불구불한 도로를 750번 이상이나 넘게 왕복해야 한다는 것은 상상도 하지 못했을 것이다.

스텝토는 에드워즈와는 매우 다른 환경에서 성장했다. 스텝토의 집은 행복한 대가족이었다. 그는 여덟 형제들 중 다섯째였고 막내아들이기도 했는데, 공부도 잘하고 피아노도 잘 치는 다재다능한 사람이었다. 스텝토는 평생 피아노 연주를 즐겼다. 그는 자신이 훌륭한 의사가 될 수 있었던 손재주는 피아노 연주 덕분에 키워진 것이라고 말하곤 했다. 학교를 마친 스텝토는 연구성과를 인정받아 왕립외과의사협회의 특별연구원 자격을 얻었다. 스텝토도 에드워즈처럼 어머니와 친했다. 스텝토의 어머니는 여성과 아동을 돕는 여러 운동에 헌신한 운동가였다. 스텝토는 넘어설 수 없을 것 같은 장벽에 부딪힐 때면 늘 "장애는 변장한 기회다."라는 어머니의 굳건한 신념을 떠올렸다. 스텝토가 여성 환자들의 생각과 의견에 귀를 기울인 것도 어머니와 친했기 때문이었으리라.

제2차 세계대전 중 스텝토는 이탈리아에서 전쟁포로로 잡혀 2년을 허송했다. 이 때문에 수련의 기간을 마친 스텝토는 아내와 함께 큰 결심을 했다. 런던에 남아 다른 신참 의사 수백 명과 경쟁하는 대신 올덤의 일자리를 받아들이기로 한 것이다. 올덤은 쇠락해가는 영국 북부 산업지대의 궁벽한 도시로 일류 부인과 전문의를 애타게 필요로 하고 있었다. 스텝토는 그곳의 열망을 충족시키고도 남을 만한 인물이었다. 그는 올덤에서 다양한 경험과 혁신을 위한 동기와 독립적 태도를 갖게 되었다. 매년 꾸준히 연구논문을 썼고 복강경 수술에 관한 최고의 교과서를 집필했다.

스텝토가 인간의 난자를 공급하면서 연구는 급속히 진전되었다. 1968년 말에는 최초로 인간의 난자를 수정시킨 뒤 세포분열을 유도했다. 이 사실이 권위 있는 저널인 《네이처Nature》지 1969년 2월호에 발표되자 적잖은 논란이 일어났다. 많은 과학자들은 이 성공을 환영했지만 다른 사람들은 진실 여부를 의심하거나 이런 성취를 사소하게 여겼다. 리버풀의 대주교 조지 베크George Beck 박사는 그들의 연구가 "도덕적으로 옳지 않다."고 선언했다. 전문가 행세를 하는 자들은 선택 생식, 우생학, 클로닝 등 이 작업이 가져올 수 있는 미래의 위험에 우려를 표명했다. 지나치게 근심 많은 한 통신원은 "시험관이라는 시한폭탄이 똑딱거리고 있다."고 썼다.

다른 사람들은 어떻게 생각하든 스텝토와 에드워즈는 대단히 감격했다. 에드워즈는 자신이 스텝토와 함께 만들어낸 최초의 인간 배아에 대해 이렇게 기술했다.

그것은 믿을 수 없는 광경이었다. …… 4개의 아름다운 배반포胚盤胞(수정란은 세포분열을 통해 여러 개의 세포로 나뉘는데 이것을 '배반포'라고 한다.)가 있었다. 그것은 수액으로 채워진 구체의 세포 덩어리들이다. 배반포의 세포 유형은 두 가지다. 하나는 가늘고 섬세하며 각 구체의 표면에 존재하는 세포로, 나중에 태반으로 바뀌게 된다. 태반은 임신 9개월 동안 태아에게 영양을 공급하는 조직이다. 다른 하나는 아름다운 원반형의 태아세포로, 여기서부터 태아는 삶을 향한 여행을 시작한다. 가볍고, 투명하며, 떠다니면서 조금씩 커지지만, 여전히 바늘 끝보다 작다. 여기 4개의 멋진 배반포가 있다. 그 고유한 아름다움이 여기 있는 것이다! ……우리는 커다란 특권을 누리는 듯한 기분이었다. …… 나는 차를 세워둔 곳으로 걸어가면서 올덤 위로 펼쳐져 있는 별과 달, 밤하늘을 올려다보았다. 내가 방금 현미경으로 본 것만큼이나 놀라운 광경이라는 생각이 들었다.

스텝토는 아이 없는 여성들이 연구에 동참하고 싶어 할 것이라고 생각했는데 곧 옳았음이 드러났다.

환자들이 너무 많이 지원한 탓에 우리는 곧 그 수를 제한해야 할 필요성을 느꼈다. 불임환자들은 복강경 수술을 기꺼이 다시 받고자 했고, 필요하다면 일 년에 열두 번이라도 올덤종합병원에 올 수 있다고 말했다.

그들의 연구는 비록 막다른 골목에 뛰어든 셈이었지만 두 사람은 체외수정으로 향하는 단계들을 하나하나 공들여 구축해갔다. 호르몬을 어떤 순서로 얼마만큼 투여할지 알아내 여성의 난소에서 성숙한 난자 여러 개를 동시에 생산할 수 있게 되었고, 난자를 찾아 추출하려면 정확히 어떤 시점에서 복강경 수술을 해야 하는지도 알게 됐다. 마침내 그들은 배리 배비스터Barry Bavister 박사가 고안한 개량된 배양기를 이용해 수정된 난자가 8개의 세포로 분열되는 8세포기 단계까지 성숙시켰다. 이 단계까지 가면 난자를 자궁 안으로 이식할 수 있었다. 그들은 미국에서 개발된 새로운 배양기를 이용하면 배아세포의 분열을 더욱 촉진해 배반포 단계까지 유도할 수 있다는 사실을 알게 됐다. 배반포 단계는 태아가 될 세포들과 태반을 형성할 세포들이 분리되는 단계다. 스텝토는 수정된 난자를 자궁경관을 통해 자궁 안으로 집어넣는 기술을 완벽히 터득했다. 1970년에 그들은 모든 준비를 갖춘 뒤 최초로 이 새로운 임신 방법을 실험해보았다. 그러나 그 시도는 실패로 돌아갔고, 앞으로도 수많은 실패가 그들을 기다리고 있었다.

에드워즈와 스텝토의 작업은 또다시 여론의 주목을 받았다. 이제 전문가들은 체외수정으로 태어나는 아이들은 모두 비정상이 될 것이라고 떠들어댔다. 영국 의학연구협회는 인간에 관한 연구의 윤리적인 측면에 중대한 의문점이 있음을 지적하면서 장기자금 지원 요청을 거절했다. 협회는 에드워즈와 스텝토의 연구는 "영장류에 관한 사전적 연구가 부족하다는 점과 일어날 수 있는 위험에 대한 상세한 정보가 결여되어 있다는 점에서 시기상조이다."라고 했다.

에드워즈는 워싱턴에서 열린 저명인사들이 참석하는 한 원탁회의에 초청받았다. 거기서 프린스턴의 신학자 폴 램지는 그들의 연구가 "엄격한 도덕적 규제를 받아야 한다."고 주장했다. DNA 구조의 공동 발견자이자 생물학계

> 유아살해의 불가피성을 받아들인다면, 당신의 연구를 계속할 수 있겠지요. 하지만 수많은 실수가 생겨날 것입니다. 정말로 그런 실수들이 생긴다면 우리는 어떻게 해야 하나요?
>
> —제임스 왓슨, 1970년

의 가장 영향력 있는 대변인인 제임스 왓슨 역시 그들의 연구를 반대하는 쪽에 무게를 실었다. 그러나 스스로를 '호전적인 요크셔 사람'이라고 묘사한 에드워즈는 두려워하지 않았고, 마침내 답변할 기회가 오자 공격의 포문을 열었다. "나는 폴 램지가 100년쯤이나 시대에 뒤처진 윤리적 태도를 고수하고 있다는 것을 밝힙니다. 이 같은 태도는

현대의 과학적·기술적 진보에 의해 제기되는 어려운 선택들 앞에서는 전혀 쓸모가 없습니다." 놀라운 일이지만 에드워즈는 기립 박수 때문에 말을 중단해야 했다. 반대자들은 그날 토론에서 이기지 못했다.

스텝토와 에드워즈의 악명이 높아만 가는 중에도 그들이 속한 지역의 윤리위원회와 보건당국은 계속해서 연구를 지원했으며, 인근 도시의 한 진료소를 제공하기까지 했다. 그들은 여기에 수술실과 무균실험실을 차리고, 스텝토가 경비를 마련해 연구 장비를 갖추었다. 그의 어머니의 신념이 옳다는 것을 증명이라도 하듯, 신랄한 여론이 오히려 호의적인 반응을 불러일으켰다. 개인적으로 후한 기부금을 보내오는 미국인도 있었다.

1977년까지 스텝토와 에드워즈의 연구는 산 넘어 산이었다. 스텝토는 은퇴를 고려하고 있었고, 에드워즈와 그의 가족은 기한도 없이 올덤을 오가는 생활 때문에 무척 지쳐 있었다. 실패는 코앞에 다가와 있었다. 두 사람은 이제 거의 마지막이라는 생각으로 대담한 실험을 해보기로 했다. 여성의 난소에서 억지로 여러 난자를 추출하기 때문에 자궁이 재이식된 배아를 받아들이려 하지 않는 것 같다고 생각한 두 사람은 자연적 접근법을 시도하기로 마음먹었다.

이 같은 계획에 따라, 아이를 간절히 바라던 스물아홉 살의 레슬리 브라운이 1977년 11월 10일 복강경 수술을 받았다. 스텝토는 그해 브라운 부인을 수술한 적이 있었다. 다른 의사가 브라운 부인의 난관을 여는 수술에 실패하자, 스텝토가 이때 생긴 상처와 유착을 최소화하는 수술을 했던 것이다. 스텝토는 브라운 부인의 몸속에서 난자 하나를 찾아 꺼냈다. 그날 밤 10시쯤, 에드워즈는 현미경을 들여다보고 브라운 씨의 정자가 브라운 부인의 난자와 합쳐져 수정이 일어났다는 사실을 스텝토에게 알렸다. 이틀 뒤 자정 무렵 난자는 정확히 8개의 세포로 이루어진 구체가 되었다. 스텝토는 이 작은 배아를 레슬리 브라운의 자궁 안에 옮겨 넣었다. 이제 기다리는 일만 남았다.

브라운 부인은 정말로 임신을 했다. 한 차례 혈압이 상승하고 몇 주 동안 태아가 느리게 성장했지만, 임신 과정은 만족스럽게 진행되어갔다. 스텝토와 에드워즈는 이 사실이 뉴스거리가 되지 못하게 막았지만 이미 소문이 돌고 있었다. 스텝토는 브라운 부인을 한동안 자신의 딸 집에 머물게 했다가 임신 8개월이 되었을 때 다시 입원시켰다. 곧 세계 각지에서 온 기자들이 병원을 에워쌌고, 한 기자는 전화를 걸어 폭탄을 터뜨리겠다고 위협하기도 했다. 그렇게 하면 병원 측에서 브라운 부인을 밖으로 내보내지 않을까 해서였다.

1978년 7월 25일 화요일, 스텝토는 제왕절개술로 아기를 분만시키기로 결정했다. 그는 가장 신뢰하는 간호사에게 브라운 부인을 준비시키라고 은밀히 지시한 다음 기자들 사이로 수술팀을 한 명씩 빠져나가게 했다. 브라운 부인이 수십 명의 경찰과 보안요원들이 길게 늘어서 있는 복도를 지나 분만실로 가는 광경은 극적이었다. 스텝토는 나중에 수술 결과를 이렇게 기술했다.

오후 11시 47분, 분만을 마쳤다. 기뻤다. 아기는 통통하게 살이 쪘고 근육은 탱탱했다. 탯줄이 왼쪽 허벅지에 감겨 있었지만 아기는 힘차게 움직이고 있었다. 나는 아기의 머리를 낮추고, 아기의 입과 목구멍을 깨끗이 청소했다. 아기가 크게 숨을 쉬었다. 그런 다음 계속하여 울어댔다. 나는 사납

게 울어대는 분홍빛 아기를 내려놓았다. 아기는 더없이 예뻤다.

이렇게 하여 세계 최초의 시험관 아기 루이즈 조이 브라운이 태어났다. 루이즈는 곧 세계에서 가장 유명한 아기가 되었다. 루이즈의 탄생 소식은 며칠 동안 불길한 경고나 도덕적 분노와 함께 전 세계 신문에 대서특필되었다. 가톨릭교회는 체외수정을 비난했고, 1987년에는 체외수정을 자연을 통제하고 조작하는 일이라고 선언했다. 교황청의 공식 입장은 수태가 도덕적이려면 반드시 남편과 아내의 성교가 필요하다는 것이었다. 이 정도 유명세면 아이가 잘못될 수도 있었겠지만, 루이즈는 건강하고 정상적인 아이로 자랐다. 브라운 부인이 여러 번 말했듯이 원하던 모든 일이 이뤄졌다. 몇 년 뒤 그녀는 또다시 체외수정으로 아기를 낳았고, 새로 태어난 아기에게 나탈리 제인이라는 이름을 붙여주었다. 이로써 브라운 부인은 두 명의 아이를 체외수정으로 가진 최초의 여성이 되었다. 스텝토는 루이즈 조이가 열 번째 생일을 맞이하기 바로 전에 일흔넷의 나이로 운명했다.

현실적으로 여러 가지 난점과 위험이 도사리고 있었지만, 아이 없는 부부들은 앞 다투어 체외수정을 시술받으려 했다. 루이즈가 태어나고 나서 몇 년 안에 수많은 체외수정 병원이 생겼고, 수많은 체외수정 아기들이 태어났다. 1980년 이후 체외수정으로 태어난 아기들은 100만 명 이상에 달한다. 현재 선진국에서 태어나는 아기들의 1퍼센트는 체외수정이나 다른 인공적인 수단으로 수태되고 있다. 하지만 이 같은 인기에도 불구하고, 체외수정 시술은 여전히 복잡하고 위험하며 돈이 많이 든다. 그래서 수정을 연구하는 학자들은 곧 호르몬을 이용해 여러 난자를 생산하는 방법으로 되돌아갔다. 체외수정 시술을 받은 여성들은 대개 육체적·정서적인 호르몬 변화, 난자 채취, 이식의 과정들을 견뎌야 한다. 그렇지만 이 시술을 받은 많은 여성 가운데 임신에 성공하는 경우는 3분의 1도 안 된다. 임신의 가능성을 높이기 위해 의사들은 종종 4개, 5개 혹은 그 이상의 배아를 이식하기도 하는데, 이 때문에 다태 임신이 일어나기도 했다. 1998년 휴스턴에서는 여덟 쌍둥이가 태어났다. 1989년에서 1996년에 이르기까지 미국에서는 체외수정 시술로 네 쌍둥이가 560쌍, 다섯 쌍둥이가 81쌍이나 태어났다.

한 유모차에 세 아기가 타고 있으면 사람들이 탄성을 터뜨릴지 모르지만, 자궁에 태아가 셋이나 있을 경우에는 얘기가 달라진다. 아기의 몸무게가 덜 나가거나 미숙아가 태어날 수 있기 때문이다. 두 가지 경우 모두 심장질환, 폐질환, 신경학적 문제, 성장지연의 위험이 따른다. 스탠퍼드의 수정 연구가 배리 베어Barry Behr는 "인간은 동물처럼 여럿이 동시에 한 배에서 태어날 운명이 아니다. 그럴 경우 어머니와 아기 모두 위태롭다."라고 말한다. 그는 부인과 전문의들에게 최근 개발된 배양기를 이용하라고 권한다. 이 배양기를 이용하면 배아를 3일차 8세포기를 넘어 세포가 계속 분열되는 배반포 단계까지 성장시킬 수 있기 때문이다. 베어는 이 5일차 배아를 마라톤 주자에 비유한다. "5일이 되어서도 여전히 힘차게 달릴 수 있다면, 결승선에 다다라 이식과 임신이 성공할 가능성이 크다." 이렇게 '힘차게 달릴 수 있는 주자'만을 이식하면 임신 성공률을 두 배로 높일 수 있기 때문에 더 적은 수의 배아만 이식해도 되고, 따라서 다태 임신의 위험도 현저히 줄어들 것이다.

에드워즈는 단순히 세상을 놀라게 한 과학자나 강한 의지를 가진 혁신자에 머물지 않았다. 그는 미래를 예견한 사람이기도 했다. 그는 1980년에 이미 수백만 명의 여성에게 임신이라는 선물을 선사하기 위해 체외수정이 이용되리라는 사실뿐 아니라, 언젠가는 배아줄기세포를 이용해 질병을 치료하고 대체장기를 만들게 될 것이라고 예측했다.

언젠가 이 같은 배아세포들은 …… 우리가 잘 알고 있는 신장, 심장, 간 이식 때 일어나는 거부반응을 염려할 필요없이 이용될 수 있을 것이다.

과학이 그의 예측을 현실화하는 데는 18년의 세월이 걸렸다. 1998년 11월, 위스콘신대학과 존스홉킨스대학 의과대학 소속 팀들이 인간의 원시줄기세포를 추출·배양하는 데 성공했다고 발표했다. 원시줄기세포는 각종 장기로 발달할 수 있는 배아세포다. 배아세포 군체는 이미 심장근육세포, 혈액세포, 신경, 혈관, 연골, 근육, 뼈를 형성하는 세포를 만드는 데 이용되고 있다. 2003년 한 맹인의 상처 난 각막을 줄기세포로 깨끗이 치유할 수 있었고, 그 맹인은 세 살 이후 처음으로 세상을 볼 수 있게 되었다. 에드워즈는 생명을 구할 수 있는 이 진보도 체외수정처럼 불가피한 저항에 맞닥뜨릴 것이라고 예측하기도 했다. "또 누군가 이런 생각에 눈살을 찌푸리고 입을 굳게 다물게 되지 않을까?" 사실 그랬다. 특히 미국에서는 배아줄기세포의 이용에 관한 연방정부의 엄격한 규제가 대부분의 연구를 가로막고 있는 실정이다.

눈살을 찌푸리든 말든 체외수정이라는 새로운 기술은 계속 발전하고 있고, 배아줄기세포의 의학적 이용 또한 마찬가지다. 스텝토와 에드워즈는 아이를 낳지 못하는 수백만 명의 여성에게 희망을 주었다. 그들이 새롭게 탄생시킨 한 아기처럼 그들이 구축한 연구 분야는 엄청난 잠재력을 내포하고 있다. 한 아이는 자라나 치유자도 될 수 있고 살인자도 될 수 있다. 간디도 될 수 있고 칭기즈칸도 될 수 있는 것이다. 체외수정이나 인간줄기세포의 이용에 대해서도 같은 이야기를 할 수 있다. 이런 기술은 기껏 부자들의 삶을 연장하는 데 쓰이거나, 인간 클로닝이나 '예비 장기'를 위해 태아를 생산하는 것처럼 윤리적으로 문제가 되는 방향으로 진행될 수도 있다. 하지만 잘 이용하면 인류의 발전이라는 불가사의한 생명의 춤에 밝은 빛을 비추고 각종 질병들을 치료하는 데 도움을 줄 수도 있을 것이다. 어쨌든 아기는 태어났다. 이 아기가 어떻게 자랄 것인가는 우리의 손에 달렸다.

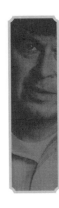

# 칼턴 가이듀섹
## — 광우병, 새로운 재앙의 원인을 규명하다

1957년 뉴기니 동부 고지대의 외딴 마을에 살던 야바이오투란 여인이 쉰 살의 나이로 죽었다. 그녀는 죽기 몇 달 전까지만 해도 건강했는데 무슨 이유에선지 걷는 데 어려움을 느끼기 시작했다. 그리고 한 달도 채 안 되어 사지가 떨리기 시작하더니 나중에는 몸이 걷잡을 수 없이 뒤틀렸다. 발음도 똑똑치 않게 되었고, 정서적 반응들은 과장된 형태로 나타났다. 야바이오투는 주변에서 이런 증상을 보이다가 죽은 사람들을 많이 보았기 때문에 자신이 어떻게 될지 잘 알고 있었다. 곧 친척들이 음식을 먹여주어야 했고, 어느 날부터인가는 음식을 삼킬 수도 없게 되었다. 그녀는 더 이상 가족에게도 반응을 보이지 않았다. 야바이오투는 혼수상태에 빠졌고, 세상을 떠났다.

야바이오투의 부족, 즉 포어레이족은 반세기 동안 이런 식의 죽음을 수없이 맞았다. 그들은 자신의 부족에게만 찾아오는 이 치명적인 병에 '쿠루'라는 이름을 붙였다. '쿠루'는 이 부족의 언어로 떨림을 의미한다. 포어레이족은 피진어(공통된 언어가 없는 집단 사이에서 생겨난 의사전달 수단으로, 주로 서유럽 언어를 기초로 한다.— 옮긴이)로 서구인들과 의사소통을 할 수 있게 되자, 쿠루병의 끔찍스런 진행과정을 "쿠루가 찾아왔다(쿠루라이크이카맙나우)."라고 말하는 초기에서부터 "이제 죽기 직전이다(클로스투다이나우)."라는 말기까지 단계별로 구분했다. 이 병은 대개 여자와 아이들이 걸렸고, 성인 남자는 거의 걸리지 않았다. 이 때문에 남자만으로 이루어져 있던 주술사들이 쿠루병을 일으킨다고 의심받았고, 많은 주술사들이 살해당했다. 하지만 쿠루병은 여전히 만연해 있었다. 어떤 마을에서는 열 명 가운데 아홉 명의 여자가 쿠루병으로 사망하기도 했다.

야바이오투의 죽음은 아동의 발육을 연구하기 위해 뉴기니에 온 재능 있는 젊은 의사 칼턴 가이듀섹Carleton Gajdusek(1923년 출생)의 관심을 끌었다. 그만큼이나 재능이 넘쳤던 오스트레일리아의 면역학자 프랭크 맥팔레인 버넷Frank Macfarlane Burnet은 그의 성격을 이렇게 요약했다.

그는 완전히 자기중심적이고 뻔뻔스러우며, 남을 배려하는 마음이라고는 조금도 없다. 하지만 그만큼 자신이 하고 싶은 일이 있을 때는 어떤 위험이나 육체적 곤란에도 굴하지 않았고, 결코 다른 사람의 감정 때문에 방해를 받는 일도 없었다.

가이듀섹은 쿠루병에 매료되었다. 그 병은 당시 알려져 있던 다른

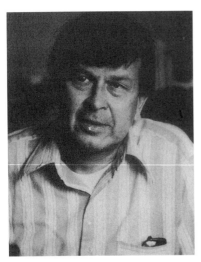

**칼턴 가이듀섹**

어떤 병과도 달랐다. 그는 포어레이족을 치료한 오스트레일리아의 공중보건 담당관 빈센트 지가스로부터 쿠루병에 대해 듣게 되었다. 야바이오투가 죽을 무렵 포어레이족은 가이듀섹이 야바이오투의 시체를 부검할 수 있게 허락할 정도로 그를 신뢰했다. 가이듀섹은 쿠루병이 신경을 파괴한다는 것을 확인하고 나서 시체의 뇌를 떼어냈다. 그리고 야바이오투의 뇌를 포름알

데히드에 보존하여 메릴랜드 주 베데스다에 있는 미국 국립보건원으로 보냈다. 가이듀섹은 국립보건원에 있는 스승 조 스마델Joe Smadel에게 보낸 편지에 이렇게 적었다. "한때 식인종이었던 (그리고 여전히 식인종인) 이들은 머리를 해부하는 것을 좋아하지 않습니다. 팔다리를 잘라내는 것은 대수롭지 않게 생각하면서도 말이죠."

병리학자 이고르 클라초는 국립보건원의 실험실에서 야바이오투의 뇌를 체계적으로 조사했다. 이어 쿠루병으로 손상당한 많은 뇌들이 그의 실험실로 들어갔다. 쿠루병의 두드러진 증상인 운동장애 문제를 추적하는 동안 클라초는 소뇌에서 광범위한 손상을 발견했다. 뇌 아래쪽에 있는 주먹만 한 크기의 소뇌는 운동을 관장하는 것으로 알려져 있었다. 놀랍게도 감염이나 염증의 징후는 발견할 수가 없었다. 무엇인가가 다량의 뉴런을 파괴한 것이 분명했지만, 이 과정이 너무나 은밀히 진행돼 면역체계는 뭔가 잘못되었다는 것조차 깨닫지 못했던

것 같았다.

클라초는 현미경으로 쿠루병에 걸려 죽은 아이의 뇌를 관찰하다가 뇌신경 주위에 아밀로이드Amyloid로 알려진 단백질이 떠다니는 것을 보고는 대단히 놀랐다. 아밀로이드반斑은 알츠하이머병으로 죽은 나이 든 사람들의 뇌에서 주로 발견되는 것으로 아이들의 뇌에서는 본 적이 없었기 때문이다. 아밀로이드반은 1920년대 두 명의 독일 의사들이 최초로 기술한 희귀한 뇌질환에서도 볼 수 있었다. 이 뇌질환은 두 독일 의사의 이름을 따 '크로이츠펠트-야콥병'이라고 불렀다. 쿠루병과 크로이츠펠트-야콥병은 둘 다 아밀로이드반이 침적되었고, 뇌세포에 큰 구멍들이 생기는 현상을 보였다. 뇌가 말 그대로 스펀지처럼 변하는 것이다. 클라초는 가이듀섹에게 쿠루병이 무엇이고 그 원인이 무엇인지는 모르지만, 쿠루병이 뇌에 미치는 영향이 크로이츠펠트-야콥병과 일치한다는 점을 알려주었다.

1959년 가이듀섹은 쿠루병과 기분 나쁠 정도로 유사한 동물 질환인 스크래피에 대해 알게 되었다. 영국에서 일하는 미국인 수의병리학자 윌리엄 해들로William Hadlow는 런던의 웰컴 의학박물관에서 쿠루병으로 만 신창이가 된 뇌의 사진을 보았다. 그는 쿠루병과 스크래피 사이에 무언가 유사점이 있다는 것을 깨달았다. 스크래피는 당시에도 의문에 싸여 있던 대단히 치명적인 신경질환으로, 오랜 세월 동안 유럽과 영국에서 양들의 목숨을 빼앗아가고 있었다. 해들로는 이 사실을 곧바로 가이듀섹에게 알렸다. 스크래피는 쿠루병처럼 한 집단 내에서 전파되는 것은 분명했지만, 감염이나 염증의 징후를 발견할 수 없었을 뿐 아니라 병을 옮길 수 있는 바이러스나 세균도 찾지 못했다. 마음이 급해진 해들로는 가이듀섹에게 이 병에 걸린 사람의 뇌에서 실험실의 영장류에게 쿠루병을 옮겨보라고 말했다. 가이듀섹은 이 제안에 수긍하는 뜻을 비쳤지만 정작 침팬지의 뇌에 쿠루병을 옮긴 것은 그로부터 4년이 지난 뒤였다.

쿠루병의 미스터리에 관해 다음 단서를 제공한 사람은 의학자들이 아니라 로버트 글라스와 셜리 린덴바움Shirley Lindenbaum이라는 두 명의 인류학자였다. 이들은 포어레이족을 오랜 기간 연구하면서 포어레이족은 인육을 먹는 풍습이 있다는 것을 알아냈다. 하지만 뉴기니의 몇몇 집단과 달리 인육을 먹는 풍습을 받아들인 지가 오래되지는 않았다. 포어레이족에게는 역법曆法이 없었지만 화산폭발이나 전쟁 같은 외부 세계의 몇몇 사건들을 통해 그들의 기억을 추적할 수 있었다.

포어레이족은 1920년대에 인육을 먹는 풍습을 들여와 독특한 방식으로 발전시켰다. 포어레이족의 성인 남녀들은 대개 독립된 생활을 했다. 인육을 먹는 것은 주로 성인 여자들이었다. 이들은 집안사람의 시체를 잘라내 요리해 먹었다. 많게는 50명의 여자들과 아이들이 장례식 잔치에 참석하곤 했는데 뇌를 비롯해서 가장 진귀한 부위는 죽은 사람과 가장 가까운 집안사람에게 돌아갔다.

글라스와 린덴바움은 포어레이족이 예전부터 쿠루병에 걸려서 죽었던 것은 아니라는 사실을 알아냈다. 정보를 제공한 몇몇 사람들은 처음 쿠루병으로 죽은 사람들에 대해 기억하고 있었다. 글라스와 린덴바움은 정확한 날짜를 짚어낼 수 있었다. 포어레이족은 인육을 먹는 풍습을 받아들이고 난 몇 년 뒤부터 쿠루병으로 죽기 시작했던 것이다. 글라스와 린덴바움은 이를 실마리로 인육을 먹는 잔치에 참가했던 사람들의 목록을 작성했고, 쿠루병으로 죽은 사람들과 이 목록을 비교했다.

1963년 뉴기니를 떠날 무렵 글라스와 린덴바움은 포어레이족이 발전시켜온 독특한 식인풍습과 쿠루병 사이의 관계를 거의 파악했다. 포어레이족은 인육을 먹는 풍습이 시작되고 나서도 몇 년 동안은 쿠루병에 걸리지 않았다. 집안사람의 인육을 먹는 사람들은 여자들과 아이들이었고, 쿠루병으로 죽은 사람들도 여자들과 아이들이었다. 이질로 죽은 사람의 인육은 먹지 않았지만, 쿠루병으로 죽은 사람의 인육은 먹었다. 쿠루병으로 죽은 사람들의 장례식을 치른 뒤 장례음식을 먹은 사람들은 거의 모두 쿠루병에 걸려 죽었다. 비록 몇 년, 혹은 몇십 년의 시간이 걸렸지만 말이다.

글라스와 린덴바움은 쿠루병으로 죽은 사람은 모두 장례식에 참가한 적이 있다는 것을 알았다. 그리고 제2차 세계대전이 끝나고 나서 오스트레일리아 정부 관리들이 식인풍습을 억누르자 어린아이들은 더 이상 쿠루병에 걸리지 않았다. 쿠루병으로 죽은 사람들의 인육을 먹음으로써 쿠루병이 전염된다는 사실은 이제 분명해졌다. 하지만 한 사람에게서 다른 사람에게로 쿠루병을 옮기는 매개체가 무엇인지는 여전히 수수께끼로 남아 있었다.

두 마리 어린 침팬지 조지트와 데이지가 다음 단계로 나아가는 연결고리가 되어주었다. 1963년 2월 17일 가이듀섹의 실험실에서 일하던 조 깁스Joe Gibbs가 쿠루병으로 죽은 지 얼마 되지 않은 사람에게서 소량의 물질을 추출해 두 침팬지의 뇌에 주입했다. 1965년 6월 말

조지트가 몸을 떨기 시작했고 아랫입술이 축 늘어졌다. 7월 중순이 되자 조지트는 몸의 떨림을 멈추지 못했고 균형도 잡지 못했다. 데이지도 비슷한 증상을 보이기 시작했다. 8월에 조지트와 데이지는 스스로 음식을 먹는 것조차 어려워했고, 9월에는 24시간 내내 도움을 받아야 했다.

1965년 10월 28일 가이듀섹은 조지트를 안락사시키고 영국에 있는 스크래피와 쿠루병 전문가 엘리자베스 베크Elisabeth Beck에게 부검을 맡겼다. 2주 뒤 그녀는 침팬지의 뇌에 생긴 손상이 쿠루병에 걸린 인간의 뇌손상과 동일하다고 말해주었다. 이로써 쿠루병이 스크래피처럼 한 종에서 다른 종으로 건너뛸 수 있는 전염병이라는 사실이 증명되었다. "당신에게는 노벨상이 기다리고 있을 거예요." 베크의 말대로 가이듀섹은 자신이 이름 붙인 '지발성 바이러스 감염증slow virus disease'을 연구한 공로를 인정받아 1976년 노벨 생리·의학상을 수상했다.

가이듀섹과 그의 동료들이 쿠루병을 추적하고 실험실 동물들을 대상으로 연구를 하는 동안, 뛰어난 재능을 가진 스탠리 프루지너 Stanley Prusiner가 이 분야에 뛰어들었다. 프루지너는 1942년생으로 가이듀섹보다 스무 살 정도 어렸다. 의대생 시절 크로이츠펠트-야콥병으로 환자를 잃은 적이 있는 그는 퇴행성 뇌질환에 매혹되어 있었다. 관심이 있는 것에 집요할 정도로 몰두했던 프루지너는 가이듀섹과 연구를 하기 위해 1978년과 1980년에 뉴기니까지 날아갔다.

두 사람은 쿠루병을 옮기는 병원체가 독특한 성질을 지닌 것이라고 확신하고 있었다. 다른 바이러스나 박테리아와 달리 이것은 핵산, 즉 유전정보를 담고 있는 DNA나 RNA가 없었다. 이 병원체는 소독약으로 세척하거나, 가압멸균기로 끓이거나, DNA나 RNA를 파괴하는 방사능에 노출시켜도 여전히 전염성을 잃지 않았다. 그들은 감염원이 단백질일지도 모른다고 생각했다. 단백질을 손상시키는 처치법으로 쿠루병의 기세를 어느 정도는 약화시킬 수 있었기 때문이다. 프루지너의 저돌적인 성격을 알고 있던 가이듀섹은 그 병원체가 무엇인지 정확히 알기 전에 성급하게 이름을 붙이는 일은 하지 말라고 주의를 주었다. 하지만 프루지너는 남의 말을 들을 사람이 아니었다.

프루지너는 1982년 《사이언스Science》지에 「새로운 감염성 단백질 입자가 스크래피를 일으킨다Novel Proteinaceous Infectious Particles Cause Scrapie」라는 제목의 논문을 발표하여 그 분야의 연구를 선도하는 위치에 서게 되었다. 프루지너는 다른 질병과 달리 스크래피가 DNA나 RNA의 관여 없이 단백질에 의해 전염된다는 급진적인 아이디어에 운명을 걸었다. 그리고 이 아이디어가 자신의 것임을 분명히 하기 위해 이 단백질에 이름을 붙였다.

'통상적이지 않은 바이러스', '진행이 느린 기묘한 병원체' 같은 용어를 대신하여, '프리온'(단백질protein과 성숙한 바이러스 입자를 말하는 비리온 virion의 합성어)이라는 용어를 사용할 것을 제안한다. ……이 용어는 감염이 단백질에 의해 일어난다는 사실을 강조한다.

프루지너와 그의 동료들은 가능한 모든 수단을 동원하여 이 단백질을 조사했다. 1982년 말에 이르자 그들은 스크래피에 감염된 햄스터의 뇌에서 이 단백질을 추출할 수 있게 되었다. 이 단백질은 아밀로이드 원原섬유와 비슷한 막대 모양을 이루는 특성이 있었다. 그들은 이것을 '프리온 단백질prion protein'이라는 뜻으로 'PrP'라고 불렀다.

프루지너와 스위스인 연구자 찰스 바이스만Charles Weissmann은 PrP의 분자구조를 알아내 이것을 당시 알려져 있던 햄스터의 유전자와 비교했는데, 놀랍게도 일치되는 부분이 있었다. PrP 유전자는 스크래피에 감염된 햄스터뿐 아니라 정상적인 동물에서도 PrP 단백질을 생산하고 있었다. 프루지너와 바이스만은 이어 화학적으로는 동일하지만 형태는 다른 두 가지 PrP가 있음을 발견했다. 신경세포의 표면에서 발견되는 정상적인 PrP는 자연적인 효소에 의해 쉽게 분해되었다. 반면 천천히 신경세포를 파괴하는 PrP는 똑같은 효소에 아무런 영향도 받지 않았다. 이런 PrP가 세포 내에 존재한다면, 증식할 수는 있지만 분해되지는 않는다는 뜻이다. 프루지너는 유전적으로 PrP를 생산하지 못하는 쥐들을 사육하여 신경세포를 파괴하는 PrP가 정상적인 PrP를 비정상적인 PrP로 바꾸어놓는다는 사실을 입증했다. 또한 유전적으로 PrP를 생산하지 못하는 쥐들에게서는 스크래피가 발병하지 않는다는 것도 보여주었다.

세계 각지의 실험실에서 진행된 20여 년간의 연구는 프루지너의 주장이 유효하다는 것을 충분히 입증해주었다. 그는 1997년에 노벨상을 탔다. 오늘날에는 과일파리에서부터 인간에 이르기까지 모든 생물체가 PrP를 생산한다는 사실이 널리 받아들여지고 있다. PrP는 세포의 관리·유지 체계의 일부일 수도 있다. PrP 분자는 다른 단백질들처럼 아미노산들의 긴 사슬로 만들어져 3차원의 모양으로 접혀지는데,

이 모양이 PrP가 어떻게 작용할지를 결정한다. PrP가 정상적으로 접혀지는 경우 PrP는 세포막 쪽으로 이동하여 정상적인 기능을 하기 시작한다. 하지만 PrP가 비정상적으로 접혀지는 경우에는 감염성 프리온으로 변할 수 있다.

기능 이상을 일으킨 이런 단백질은 마치 드라큘라처럼 정상적인 PrP 분자를 자신의 감염성 복사물로 바꾸어놓는 무서운 능력을 지니고 있다. 어떤 사람은 비정상적인 PrP 정보를 담고 있는 유전적 돌연변이를 갖고 있다. 이들은 크로이츠펠트-야콥병이나 치명적인 가족성 불면증 같은 잠행성 신경질환을 앓게 된다. 때때로 하나의 PrP 분자가 저절로 잘못 접혀질 수 있다. 그렇게 되면 세포에서 세포로 연쇄반응이 일어나서 뇌는 천천히 파괴되어간다. 이런 현상은 1백만 명당 한 명꼴로 발생하는 크로이츠펠트-야콥병의 특발성 환자들에게 일어난다. 그리고 운 나쁘게도 잘못 접혀진 단백질을 섭취할 경우에도 뇌를 망가뜨리는 연쇄반응이 시작된다. 우리가 알고 있다시피 햄버거를 계속 먹어도 이런 일이 일어날 수 있다.

크로이츠펠트-야콥병은 중년에 걸린다. 따라서 영국의 병리학자 제임스 아이언사이드James Ironside가 1995년 9월에 십대 청소년 두 명의 뇌가 PrP반斑에 의해 마치 스펀지처럼 구멍투성이가 된 데다 거품에 둘러싸여 있는 것을 보았을 때는 무척 놀랄 수밖에 없었다. 1996년 2월에는 젊은이 여섯 명이 또 죽었다. 환자들은 무기력해졌다가 정신이 오락가락해지고, 멍하니 있거나 환각에 시달리다가 기억을 잃고, 앞을 못 보게 되고,

> 영국 정부는 사람들이 계속 쇠고기를 안전하게 먹을 수 있다고 생각하기를 바랐다. 그것은 뉴기니 사람들이 여전히 인육을 먹을 수 있다고 믿기를 바란 것과 다를 바 없었다.
> ―의학박사 로버트 클리츠먼, 1998년

아무런 반응도 보이지 않다가 죽음을 맞았다. 이 모든 과정이 몇 개월 안에 끝났다. 원인은 곧 밝혀졌다. 1985년 최초로 보고된 소해면상뇌증, 즉 광우병에 걸린 영국 소 때문이었다.

영국 정부는 마침내 동물의 어떤 부위를 식용으로 사용할지에 대해 엄격한 규제를 실시하고 30만 마리 이상의 소를 도살했다. 하지만 이미 영국과 유럽 사람들은 오랫동안 광우병에 걸린 소의 고기를 먹어왔다. 현재 120명 이상의 사람들이 변종 크로이츠펠트-야콥병(인간 광우병)으로 죽었지만, 얼마나 많은 사람들이 위험에 처해 있는지는 알려져 있지 않다. 광우병이 쿠루병과 비슷하다면, 광우병은 희생자들의 뇌를 파괴할 때까지 수십 년간 서서히, 그리고 은밀하게 진행될 것이다. 이로 인해 다음 50년 동안 200명이 죽을지, 2천 명이 죽을지, 아니면 2만 명이 죽을지는 아무도 모른다.

전문가들은 앞 다투어 광우병의 원인을 찾아내려고 노력했다. 원인은 포어레이족의 경우처럼 동족의 고기를 먹는 데 있었다. 단백질이 풍부한 음식을 공급하면 가축의 성장이 빨라지고 살도 많아지고 우유도 더 많이 생산되기 때문에, 사람들은 가축에게 다른 가축의 고기나 골분을 사료로 먹여왔다. 이런 관행은 오랫동안 영국뿐 아니라 다른 나라에서도 계속되어왔다. 아직까지 광우병이나 변종 크로이츠펠트-야콥병을 일으키는 단백질이 어떻게 소와 인간이라는 '종의 장벽'을 뛰어넘을 수 있는지는 밝혀지지 않았다.

미래에도 인간 광우병이 발생할 수 있는 위험은 여전히 남아 있다. 광우병에 감염된 소와 또 다른 동물들이 계속 인간의 먹이사슬 안으로 들어오고 있기 때문이다. 이것은 21세기의 시작을 불안하게 만드는 위험요소들 가운데 하나이다. 2003년 6월 북미에서는 최초로 캐나다에서 광우병에 걸린 소가 발견되어 이런 위험을 극명하게 보여준 바 있다.

한편 프리온의 발견은 완전히 새로운 연구 분야를 탄생시켰다. 프리온은 세포에서 세포로, 동물에서 동물로, 한 종에서 다른 종으로 건너뛸 수 있는 감염성의 자기복제 단백질이다. 프리온은 효모에서도 발견되는데, 정보를 전달하는 프리온의 작용은 유전에 관해 새롭게 이해하는 계기가 되었다. 의학연구자들은 모든 생물체의 건축자재 같은 역할을 하는 단백질의 기능이 잘못되었을 때 어떤 질환이 생길 수 있는지 연구하고 있다. 분자 수준에서 이런 질환들을 이해하려는 노력이 꾸준히 이뤄짐으로써 스크래피로부터 동물을 보호하고 변종 크로이츠펠트-야콥병으로부터 인간을 보호하는 약과 백신도 개발되고 있다. 이런 연구는 양이 걸리는 이상한 병과 인간이 걸리는 더욱 이상한 병에서 출발했지만, 알츠하이머병이나 파킨슨병 같은 흔한 뇌질환을 설명하고 예방하는 데에도 도움을 줄 것이다.

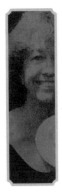

# 폴리 매칭어와
# 일리야 메치니코프
## ─ 인간 면역체계에 관해 새로운 이론을 제시하다

우리 생명체는 끊임없이 침입자들의 공격을 받고 있다. 이들 외부 침입자(항원, antigen)의 공격에 대응해 방어하는 현상이 면역immunity인데 태어날 때부터 지니는 선천면역과 후천적으로 얻어지는 획득면역으로 구분된다. 투키디데스의 예리한 관찰에서 알 수 있듯이 사람들은 오래전부터 획득면역에 대해 알고 있었다. 민간요법자들은 면역체계에 대해 제대로 알기 오래전부터 이미 이를 이용하여 사람들을 치료했다. 의사들보다 앞서 있었던 것이다.

1721년 영국에서는 유죄를 선고받은 몇몇 죄수들과 고아들이 천연두를 접종받았다. 중동이나 아프리카, 아시아에서는 오래전부터 인두접종을 알고 있었다. 사람들은 천연두를 약하게

> 하지만 병으로 죽어가는 이들에게 가장 큰 연민을 보이는 사람들은 이 병(아테네의 역병)에서 회복된 사람들이다. 그들은 자신이 경험한 바로부터 그 병이 어떤 병인지 알고 있고 이제는 두려움에서도 벗어나 있다. 왜냐하면 그 병에 두 번 걸리는 사람은 없기 때문이다. 적어도 그 병으로 인해 죽지는 않는다.
>
> ─투키디데스, 기원전 430년경

않으면 나중에 좀 더 심각한 천연두에 걸리지 않는다고 믿었다. 1798
년에는 에드워드 제너가 상대적으로 무해한 우두를 접종하면 천연두
를 장기적으로 예방할 수 있음을 보여주었다. 80년 뒤 루이 파스퇴르
는 희석시킨 콜레라 배양액을 닭에게 주입하면, 나중에 독성이 강한
콜레라균에 노출되어도 살아남는다는 것과 이와 비슷한 처치로 가축
을 탄저균으로부터 보호할 수 있다는 사실을 발견했다. 또한 광견병
에 걸린 동물의 말린 신경조직을 이용하여 당시에는 돌이킬 수 없을
정도로 치명적이었던 광견병으로부터 사람들을 구할 수 있었다. 물론
파스퇴르는 광견병 바이러스를 관찰하거나 배양할 수 없었을 뿐 아니
라 면역이 어떻게 이루어지는지도 몰랐지만 말이다.

　20세기에 들어 노벨상을 가져다준 수많은 연구의 물결 속에서 과
학자들은 면역체계의 본질적인 비밀들을 발견했다고 생각했다. 하지
만 폴리 매칭어Polly Matzinger(1927년
출생)가 제시하여 많은 논란을 불러온
최근의 '위험이론Danger Theory'에서
볼 수 있듯이 아직도 면역체계의 작용
에 대한 기본적 이해에도 논란의 여지
가 많이 남아 있다.

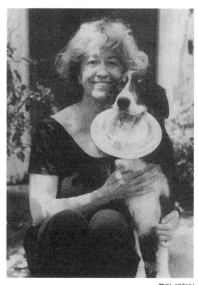

폴리 매칭어

　여러 세대에 걸쳐 의사들이 후천면
역을 이론화하는 데 증거가 거의 없다
는 점이 방해가 되지는 않았다. 1870
년경 세균이론이 성공을 거두기 전까지
이 같은 이론화 작업은 건강과 질병에

관한 고대 체액론의 맥락에서 이루어졌다. 위대한 이슬람의 의사 알 라지, 즉 라제스는 한 사람이 천연두에 두 번 걸리지는 않는다는 사실에 착안해 획득면역에 관해 최초의 이론을 제시했다. 라제스는 일단 천연두에 걸리면 혈액에서 수분이 과잉 소모되어 피가 적어지기 때문에 두 번째로 천연두가 찾아와도 병에 걸리지 않는다고 주장했다. 이 이론은 천여 년간 여러 형태로 지속되었다. 다소 변형된 형태이기는 하지만 파스퇴르의 사고에서도 알 라지의 이론이 등장한다. 각각의 병원성 미생물은 생물체 내에서 특정한 영양분을 필요로 하는데 닭이나 양, 사람에게 유도된 면역성은 이 특정한 영양분의 양이 감소되기 때문에 형성된다는 것이다.

　실제로 면역성이 어떻게 획득되는지에 대한 단서를 최초로 제공한 사람은 에밀 베링Emil Behring(1854~1917)이었다. 그는 막대 모양의 디프테리아균이 생성하는 독에 면역을 가진 혈액이나 혈청에는 디프테리아로부터 다른 동물이나 사람을 보호하는 물질이 함유되어 있다고 하면서 그 물질을 '항독소antitoxin'라고 불렀다. 1891년 크리스마스이브 날 한 아기의 목숨을 구하기 위해 처음 사용된 항독소는 곧 디프테리아로 인한 사망률을 감소시켰다. 이에 따라 베링과 그의 뒤를 이은 연구자들은 혈청이나 화학적 면역법에 연구의 초점을 맞추었다. 박테리아와 독소를 파괴하는 동시에 혈액에서 용해될 수 있는 물질이 면역체계 연구의 핵심이 된 것이다.

나는 혼자 현미경을 보고 있었다. 투명한 불가사리 유생에서 움직이는 세포의 모습을 관찰하고 있을 때 불현듯 새로운 생각이 뇌리를 스쳤다. 이와 비슷한 세포들이 침입자의 공격으로부터 생물체를 방어하는 역할을 할지 모른다는 생각이었다. ……내 추측이 사실이라면, 혈관이나 신경계가 없는 불가사리의 몸에 침입한 가시는 곧 움직이는 세포들에 둘러싸일 것이고, 이런 현상은 우리가 손가락에 가시가 박혔을 때도 관찰할 수 있을 것이다. 나는 지체 없이 이런 생각에 대해 구체적으로 알아보기 시작했다.
—일리야 메치니코프, 1880년경

한편 러시아의 병리학자 일리야 메치니코프Ilya Mechnikov(1845~1916)는 세포면역에 근거한 설득력 있는 이론을 발전시켰다. 1884년 파스퇴르연구소에 근무하던 그는 불가사리의 유생幼生에서 아메바처럼 생긴 세포들이 이물질을 먹어치우는 모습을 관찰했다. 그는 인간이나 동물의 감염된 상처에 생기는 고름에서 이와 비슷한 세포를 보았던 것이 기억났다. 감염성 미생물을 공격하고 포식하는 백혈구들을 현미경으로 관찰한 메치니코프는 이 백혈구들을 '식세포phagocytes'라고 불렀다. 말 그대로 먹어치우는 세포라는 뜻이다. 식세포에는 이물질을 소화하는 대식세포가 있고, 미생물을 공격하는 소식세포가 있었다. 메치니코프의 연구를 시작으로 프랑스 연구자들은 한 세대 동안 세포면역에 몰두했다. 이들은 식세포를 면역체계의 필수적인 전투원으로 여겼다.

하지만 독일 화학자들과 생물학자들은 뛰어난 실험과 연구로 프랑스의 세포이론을 무색케 했다. 파울 에를리히 Paul Ehrlich(1854~1915)는 디프테리아의 독소와 항독소에 대한 상세한 화학적 연구를 수행했다. 분자의 형태를 통해 항원과 항체의 반응을 설명한 '자물쇠와 열쇠 이론lock and key'은 면역체계에 대한 최초의 입체화학적인 이론이었다. 에를리히의 연구로 면역에 관한 화학적 이론이 승리를 거둔

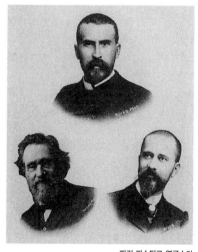

파리 파스퇴르 연구소의
일리야 메치니코프(아래 왼쪽),
에밀 루(위), 알베르 칼메트(아래 오른쪽)

것처럼 보였다.

런던 세인트메리병원의 병리학 연구소를 관장하고 있던 앰로스 라이트는 혈청과 면역에 관한 세포이론 사이에 가교를 놓고자 힘썼던 인물이다. 그는 혈액 안에 존재하며 식세포의 식욕을 돋워 병원성 세균을 잡아먹게 만든다는 의미에서 조리소調理素라고도 불리는 화학물질인 옵소닌opsonin을 연구하는 데 일생의 대부분을 바쳤다. 유명한 극작가 조지 버나드 쇼는 옵소닌을 소스에 비유했다. 이 소스가 세균에 뿌려지면 그 세균은 식세포가 뿌리치기 힘든 맛있는 요리가 된다는 것이었다. 라이트 밑에서 일했던 플레밍은 인체에서 옵소닌의 생산을 자극하는 연구에 생애의 초반을 보냈다. 불행히도 라이트가 개발한 처치법은 너무나 복잡하고 신뢰하기 힘들었기 때문에 대부분의 의사들은 이를 외면했다.

연구자들은 곧 병원체와 독소에 대한 인체의 반응만 가지고는 완벽한 면역이론을 세울 수 없다는 점을 깨달았다. 완전한 면역이론을 제시하기 위해서는 면역체계가 어떻게 자기self와 비자기nonself를 구분하는지 알아야 했다. 브라질 태생의 영국인 동물학자 피터 메더워 Peter Medawar(1915~1987)는 면역에 관한 연구로 1960년 노벨상을 수상했다. 그는 한 동물에서 다른 동물로 이식된 조직은 금세 기능을 상실하는 반면, 동물의 한 부위에서 다른 부위로 이식된 조직은 아무런 이상도 일으키지 않는다는 사실을 발견했다. 면역체계는 외래조직을 인식하고 공격하지만, 같은 생체에서 이식된 조직은 내버려두는 것처럼 보였다. 레이 오웬Ray Owen(1915년 출생)은 이에 덧붙여 한 태에서 태어난 쌍둥이 송아지들은 쌍둥이 형제로부터 조직을 이식받더라도 거부반응을 보이지 않는다는 사실을 알아냈다. 태아기에 혈액순환계를 공유했기 때문인 것 같았다. 어찌됐든 이들의 면역체계는 쌍둥이 형제의 조직도 '자기'에 대한 정의에 포함시키고 있었던 것이다.

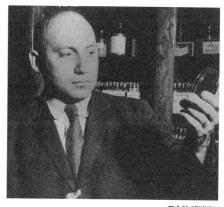

　　1959년에 이 수수께끼가 풀린 것처럼 보였다. 그해 맥팔레인 버넷, 데이비드 탈마지David Talmage, 조슈아 레더버그Joshua Lederberg 가 독창적인 저서 『획득면역의 클론 선택이론The Clonal Selection Theory of Acquired Immunity』을 발표했다. 레더버그는 박테리아의 플라스미드plasmid에 대한 연구로 이미 1958년에 노벨상을 받았고, 버넷도 1960년에 노벨상을 탔다. 그들은 면역체계에 관계하는 세포들에서 그 열쇠를 발견했다. 세포는 인체가 만들어낼 수 있는 엄청나게 다양한 항체의 궁극적인 근원이 되어야 했다. 세포들은 세포계, 혹은 클론들로 분열될 수 있고 특정한 병원체를 탐색·공격·파괴할 수 있어야 했다.

　　그들은 하나의 면역세포는 그 표면에 하나 아니면 기껏해야 몇 개의 자연적 항체를 갖고 있다고 주장했다. 이런 세포는 자신과 결합할 수 있는 항원을 만나면 증식하여 항체를 분비하기 시작한다. 감염원이 존재하면 동일한 딸세포들이 똑같은 항원에 맞서 똑같은 식으로 반응한다. 이런 식으로 연쇄반응이 일어나 체내에는 감염원과 싸울 수 있는 동일한 면역세포들이 폭발적으로 증가하게 된다.

이 세 명의 연구자들은 또 태아가 성장하는 동안 존재하는 세포들에게 항체반응을 일으키는 면역세포들은 죽거나 억제된다고 생각했다. 이 이론으로 메더워가 발견한 자기관용self-tolerance과 오웬이 발견한 교차내성cross-tolerance은 물론 자가면역질환에 대해서도 설명할 수 있었다. 자가면역질환은 일부 자가반응 세포들이 살아남아 있다가 어느 시점에 돌연 억제된 상태에서 풀려나거나, 혹은 성인이 되었을 때 자기를 항원으로 인식하는 '자기인식self-recognizing' 형태로 돌연변이를 일으킬 때 걸리는 병을 말한다. 다시 말해 우리 몸을 보호하는 면역체계의 혼란으로 면역세포가 우리 몸에 침입한 균을 공격하는 것이 아니라 우리 자신의 세포를 공격하는 것이다. 루프스로 알려진 전신성 홍반성낭창, 일부 갑상선 질환, 류머티스성 관절염, 아토피 피부염 등이 자가면역질환에 속한다.

이 이론에서 가장 중요한 공헌을 한 사람은 현대 미생물학계의 거장인 레더버그였다. 글로불린은 항체를 실어 나르는 막대 모양이나 Y 자형 또는 오각형의 분자를 말하는데, 글로불린의 합성에 관한 정보를 담고 있는 유전자는 비교적 적다. 레더버그는 면역체계가 어떻게 이처럼 적은 유전자들로 엄청난 수의 항체를 만들어낼 수 있는지 설명했다. 면역체계가 특이반응을 일으킬 수 있는 생물체와 화학물질은 기생충, 세균, 바이러스, 포자, 식물이나 동물에 의해 생산되는 단백질까지 실로 다양하다. 생물학자들은 오랫동안 엄청나게 방대한 항원의 범위에 당혹스러워했다. 그들은 생물체들이 태어날 때부터 이처럼 자연적으로 생성되는 항원과 결합할 수 있는 분자를 갖고 있다고 믿었다. 하지만 곧 면역체계는 이전에 어떤 생명체도 접해본 적이 없는 새로운 화학물질에도 특이반응을 형성할 수 있다는 사실이 밝혀졌다. 레더버그는 면역 전구세포의 핵심유전자가 일생을 통해 빈번히 돌연변이를 일으킬 수밖에 없다고 주장했다. 면

역체계는 이 유전적 불안정성을 미다스의 손처럼 활용해서 거의 무한하게 다양한 항체들을 생산해 체내에 침투한 외래의 물질이나 바이러스 또는 세포를 탐지할 수 있다는 것이었다.

레더버그의 이론을 입증하고 이를 넘어선 인물은 일본의 분자생물학자 도네가와 스스무利根川進였다. 일본과 미국에서 공부한 뒤 스위스에서 일하고 있던 도네가와는 항체 다양성은 상대적으로 적은 수의 유전자가 일으키는 돌연변이의 재조합에서 비롯된다는 것을 증명했다. 1981년 도네가와와 동료들은 면역세포 중 B림프구를 그 사례로 제시했다. B림프구는 일종의 '기억' 세포로 외부 침입자인 항원을 인지한 후 분화되어 항체를 분비해 감염된 세균을 제거하게 한다는 것이었다. 도네가와는 미국으로 돌아와 MIT의 암연구센터에서 돌연변이와 재조합을 통해 대량의 T림프구를 만들어내는 유전자들을 찾고 연구했다. T림프구의 클론 군대는 암세포와 싸우거나, 바이러스나 세균, 곰팡이에 의해 침입당한 세포들을 제압하는 역할을 한다.

지난 수십 년간 면역에 대한 이해가 깊어지면서 면역체계가 대단히 복잡하다는 사실이 밝혀졌다. 골수의 줄기세포는 혈액과 조직에서 이물질을 잡아먹거나 항체를 형성함으로써 신체를 보호하는 80여 가지 백혈구를 생산한다. 백혈구들은 혈액 속을 순환하거나 인체 곳곳의 특정한 조직에서 활동하는데, 일부는 메치니코프가 관찰했듯이 박테

리아나 다른 병원체를 잡아먹는다. 또 다른 백혈구들은 외래세포들을 파괴하거나 항체를 분비한다. 이런 항체는 앰브로스 라이트가 직관적으로 추측했던 것처럼 외래세포에 달라붙거나 공격대상을 지시하는 역할을 한다. 비만세포는 알레르기로 괴로워하는 사람들에게 특징적인 과민반응을 일으키는 세포인데, 이 비만세포를 포함한 네 가지 형태의 백혈구가 서로 도와 염증을 일으킨다. 면역세포의 가장 맹렬한 전사는 암세포를 직접 파괴하는 '자연살해세포natural killercell'로 알려져 있다. 대식세포는 미생물과 조직파편을 잡아먹으며 다른 면역세포들의 반응을 유도하는 사이토킨을 분비한다. 또 다른 면역세포들은 바이러스성 감염이나 암에 의해 변형된 체세포들을 인식하고 공격하는 뛰어난 능력이 있다. 베링과 에를리히의 연구를 통해 밝혀진 보체 complement도 면역체계에서 큰 몫을 한다. 보체는 혈류 속에 존재하는 단백질로 세균의 세포 표면에 구멍을 뚫거나, 미생물을 덮어 공격대상을 지시하거나, 염증을 유발한다.

면역체계에서는 수많은 배우들이 조화를 이루어 세 가지 독특한 특징을 만들어낸다. 이 세 가지 특징은 특이성, 기억, 다양성이다. 면역체계는 특정한 미생물, 세포, 바이러스, 화학물질을 인식하고 이에 반응하지만 동시에 다른 세포나 단백질, 특히 자신의 체내에서 생산된 세포와 단백질은 그냥 내버려둔다. 신체에 침입한 항원에 특이적으로 반응해 효과적으로 제거하는 면역체계의 특이성은 T세포의 세포계나 클론에 의해 발현되며, 이 모든 세포들이 동일한 분자 표지molecular marker, 즉 동일한 항원에 즉각적으로 반응할 수 있다.

또 면역체계는 전에 반응한 적이 있는 특정한 인자를 기억한다. 이런 기억은 B세포에 저장되는데, B세포는 오랫동안 골수에 머물러 있다가 필요할 때 나와서 행동을 취한다. 건강한 사람의 몸에는 대략 1조 개의 T림프구와 B림프구가 있고, 이 세포들은 약 1억 개의 항원에 반응할 수 있다. 면역학자들은 이런 능력을 연구·개발하여 면역체계가 질병을 물리칠 수 있게 하는 방법을 알아냈다. 아이들에게 갖가지 예방주사를 맞게 하고, 나이 든 어른들에게 유행성 감기나 폐렴 예방주사를 접종하게 하는 것 등이 이에 속한다.

이와는 반대로 이식 외과의들은 면역체계를 억제하여 이식된 조직이나 기관이 파괴되지 않게 하는 방법을 개발했다. 도네가와가 1987년 노벨상 시상식에서 말했듯이 면역체계의 미스터리는 낱낱이 규명된 것처럼 보였다.

1996년 저명한 《사이언스》지에 자기-비자기 이론에 대해 반론을 제기하는 논문 세 편이 게재되었다. 이 공격의 선봉에는 폴리 매칭어가 있었다. 그녀는 현재 메릴랜드 주 베데스다의 국립보건원에서 T세포의 관용과 기억을 연구하는 연구소의 책임자로 있다.

매칭어가 어렸을 때 그녀가 과학자가 되리라 생각한 사람은 아무도 없었다. 더군다나 세상을 놀라게 할 혁신적인 과학자가 되리라고는 상상조차 못했을 것이다. 매칭어는 고등학교 때 생물을 약간 배웠지만 별 흥미를 느끼지 못하고, 재미와 자극을 찾아 목공일이나 개 훈련, 재즈에 몰두했다. 그리고 웨이트리스로 일하며 용돈을 벌었다. 매칭어는 한때 바니 걸 의상을 입고 일했던 몇 안 되는 일류 과학자 가운데 한 명이다. 당시 있었던 재미있는 일화

> 언제나 숨겨진 가정들을 찾아내 그것이 무엇을 예상하고 있는지 알아보아야 한다.
> ―폴리 매칭어, 1998년

가 전해진다.

데이비스의 캘리포니아대학 근처에 있는 레스토랑에서 음료를 나르던 매칭어가 생물의 의태擬態에 관해 얘기를 나누던 생물학자들의 대화에 불쑥 끼어들었다. "왜 스컹크를 모방하지는 않을까요?" 생각지도 못한 질문에 얼떨떨해진 로버트 슈바프Robert Schwab는 매칭어에게 읽어볼 만한 과학 논문들을 주며 공부를 다시 해보라고 설득했다. 매칭어는 이 일을 계기로 과학 연구가 지루하지 않다는 것을 깨달았다. 매칭어는 오래전에 웨이트리스 일을 그만두었지만, 사랑스런 보더 콜리(스코틀랜드 원산의 개 품종—옮긴이)들을 훈련시키는 일은 아직도 계속하고 있다.

과학자의 길에 들어선 초기부터 매칭어는 견고한 자기-비자기 모델에서 혼란을 느꼈다. 이 모델에 따르면 태아의 세포에 반응하는 면역 세포들은 제거되기 때문에 인체는 이미 출생 전에 '자기'와 '비자기'가 명확히 결정된다. 하지만 매칭어는 인체와 인체 속에 서식하는 엄청난 수의 미생물들이 일생 동안 계속 변화한다는 것을 알고 있었다. 이를테면 젖을 분비하는 여성들은 출생 전에는 존재하지 않았던 단백질을 만들어내지만 면역체계가 여성의 가슴을 공격하지 않는다. 그 이유는 무엇인가? 출생 후에는 모든 사람의 인체가 수많은 세균이나 효모, 다른 생물체에 의해 안팎으로 점령당한다. 대부분은 무해하고, 일부는 비타민을 생성하거나 아니면 병원성 미생물로부터 우리를 보호하는 중요한 역할을 한다. 우리의 면역체계는 이미 이들을 그대로 놔둬야 한다는 것을 알고 있다. 왜 사람들은 몸속의 단백질에 대해 항체를 만들어내면서도 여전히 건강한가? 왜 인체는 종종 종양에 대해 면역반응을 일으키지 않는가?

매칭어는 언제나 기본적인 가정에 질문을 던지는 사람이었다. 매칭어는 자기-비자기 이론이 면역의 역동적인 변화나 실패를 배제하고 있다고 주장했다. 매칭어는 그녀다운 대담함으로 면역체계가 어떻게 자기와 비자기를 구별하는가 하는 문제를 한쪽으로 밀어놓았다. 이는 대개의 면역학자들이 50년간 품어왔던 질문이다. 매칭어는 이보다 '면역체계가 어떻게 반응할지 말지를 결정하는가?' 하는 문제가 더 중요하다고 주장했다.

매칭어와 국립보건원의 동료인 종양학자 에프라임 푹스Ephraim Fuchs는 여기서 한 걸음 더 나아가 '위험모델Danger Model'을 제시했는데, 이것은 T세포에 관한 대단히 색다른 견해였다. T세포는 이식된 조직 혹은 암성癌性이거나 질병에 감염된 인체 세포를 인식·공격하는 면역세포다. 매칭어는 인체 세포가 언제나 죽는다는 것을 알고 있었다. 세포가 죽는 방식은 화상이나 타박, 독극물 등의 자극에 의한 네크로시스necrosis와 자발적인 죽음인 아포토시스apoptosis로 나누어지는데, 아포토시스 프로그램 세포사programmed cell death, PCD는 관리와 통제가 잘 이루어진다. 세포의 핵은 쭈그러들고, DNA를 소화한 효소는 방출되고, 잔해는 대식세포가 먹어치운다. 이 과정은 면역반응을 일으키지 않는다.

하지만 바이러스에 감염된 세포의 죽음은 훨씬 더 난폭하다. 바이러스는 일반적으로 세포의 조직을 강탈해 자신을 수백 개 복제한 다음, 세포막을 파괴하게 만드는 효소의 생산을 지시한다. 그리하여 새로 만들어진 바이러스들이 세포의 나머지 부분과 함께 쏟아져 나온다. 이것은 위험신호로 T세포의 주의를 끌고 T세포를 활성화시킨다. 암, 바이러스, 박테리아의 침입을 면역계에 알려주는 '면역체계의 파수꾼' 수지상세포들도 마찬가지다. 활성화된 T세포와 수지상세포는 근처의 림프절로 이동해서 다른 T세포들을 싸움에 끌어들인다(따라서 '선腺'이 부어오르면 우리는 바이러스성 감염이 일어났고 생각한다.). 매칭어는 사마귀나 입술에 물집을 일으키는 바이러스를 비롯한 많은 바이러스들이 면역반응을 일으키지 않고 몇 년 동안 세포 안에 숨어 있을 수 있다는 사실을 지적한다. 면역체계가 반응하는 것은 이러한 바이러스들이 세포를 죽이기 시작할 때라는 것이다. 매칭어의 견해에 따르자면, 면역체계는 끊임없이 관용할지 말지를 다시 결정한다. "위험한 것은 손상을 일으킨다. 손상이 없으면 위험도 없다."는 것이다.

'자기-비자기 이론'인가 아니면 '위험모델'인가? 어떤 이론이 옳은지는 앞으로 계속될 연구에서 밝혀질 것이다. 매칭어의 대담한 반론은 논쟁의 양진영을 자극해 상당한 연구성과를 낳았다. 그녀는 메더워의 고전적인 실험 가운데 하나를 반복해보았다. 쥐의 태아들에 다른 쥐들의 세포를 주입했던 것이다. 자기-비자기 이론에 따르면, 이 태아들은 나중에 태어났을 때 그 다른 쥐들의 이식편을 받아들일 수 있어야 했다. 하지만 매칭어와 동료들은 활성화된 수지상세포가 동반되는 경우에는 새로 태어난 쥐들이 이식편을 받아들이지 않는다는 사실을 발견했다. 그렇다면 이전에 생각했던 것보다 훨씬 더 일찍 아기에게 예방접종을 할 수 있다는 뜻이었다.

이런 발견은 장기이식술에도 중요한 의미를 함축하고 있다. 이식조직으로부터 수지상세포를 제거하면 거부반응의 위험이 줄어들 것이기 때문이다. 매칭어의 이론은 어떻게 하면 종양이 면역체계의 공격 목표가 될 수 있는지에 관한 단서를 제공하기 때문에 암의 치료에도 영향을 미친다. 매칭어는 "나는 백신접종을 통해 80퍼센트 정도의 암을 치료할 수 있을 것이라 믿는다."라고 말했다. 그리고 최근의 연구를 보면, 활성화된 수지상세포가 곧 AIDS와의 싸움에서 중요한 역할을 하리라고 예상된다.

면역체계에 관한 이해는 의학의 진보 한가운데 자리하고 있다. 이제 우리는 박테리아와 바이러스가 강력한 약물에 대해 얼마나 빨리 면역성을 얻는지 알고 있다. 따라서 새로운 약물의 개발보다는 질병에 대한 면역을 획득하는 것이 더욱더 중요해졌다. 또한 의학의 능력이 아직 불완전하기 때문에 손상된 조직과 장기를 대체하는 문제도 발전에는 한계가 있다. 이를 해결하기 위해서는 병원체와 암성 세포에 대한 면역반응은 적절하게 보존하면서도 이식된 세포에 대한 거부반응은 완전히 차단할 수 있어야 한다. 현재도 수백만 명의 사람들이 다양한 자가면역질환으로 고통받거나 사망하고 있다. 투키디데스가 획득면역을 관찰한 지 거의 2500년이 지났고, 최초의 과학적 접종이 이루어진 지는 거의 300년이나 되었다. 그리고 지난 한 세기 동안의 연구 결과는 가히 눈부실 정도이다. 하지만 면역체계는 오늘날에도 여전히 풀리지 않는 신비와 아직 개발되지 않은 가능성을 간직한 채 우리의 절박한 관심사로 남아 있다.

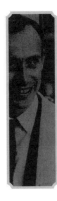

# 제임스 왓슨과 크레이그 벤터
## ―인간유전체의 비밀을 밝히다

유전학은 1856년에 탄생했다. 모라비아의 수도사 그레고어 멘델 Gregor Mendel(1822~1884)이 특정한 형질을 세대에서 세대로 전달하는 특이한 규칙성을 최초로 알아냈던 것이다. 유전자가 추상적인 영역에서 중요한 현실세계로 내려오는 데는 거의 한 세기가 걸렸다. 1953년에 프랜시스 크릭Francis Crick(1916~2004)과 제임스 왓슨 James Watson(1928년 출생)은 DNA 분자의 이중나선구조를 제시함으로써 이 위업을 달성했다.

DNA 분자는 염기쌍 간의 상보적인 결합을 통해 깔끔하게 이어져 있는 나선형 사슬로 이루어져 있다. 생물학자들은 곧 아데닌(A), 티민 (T), 구아닌(G), 시토신(C) 등 네 개의 염기로 된 64개의 유전정보를 알아냈다. 염기나 코돈(mRNA의 3개의 염기로 된 조합)은 생명 활동에 필요한 지침을 이런 유전정보로 기록해놓았다. 이런 발견을 기초로 반

세기 동안 맹렬한 혁신과 연구성과가 뒤따랐고, 그리하여 복잡한 분자기계molecular machinery의 기능이 대부분 밝혀졌다. 세포는 DNA의 선형 메시지를 읽고 이를 전사하고

RNA 텍스트로 편집하여 3차원의 분자를 형성한다. 이 3차원의 분자가 우리의 세포를 이루는데, 이런 대단히 복잡한 상호작용들이야말로 생명의 정수라고 할 수 있을 것이다. 이 모든 과정은 멘델의 정원에서 분자생물학으로 이어지는 1세기 반 동안 일어났다. 하지만 이 또한 21세기에 이룩한 최초의 위대한 과학적 기념비의 서곡에 불과했다. 21세기에는 인간유전체를 해독하게 된 것이다.

인간유전체 사업의 가능성을 처음으로 인식한 사람 중 한 명은 로버트 신샤이머Robert Sinsheimer였다. 그는 1984년 산타크루즈 캘리포니아대학의 총장으로 재직하고 있었는데, 산타크루즈를 세상에 알리고 싶어 했다. 신샤이머는 물리학자와 천문학자들이 수십 년간 해온 것처럼 생물학자들도 대규모 프로젝트를 추진해야 한다고 생각했다. 당시 이런 생각을 하고 있던 생물학자는 몇 안 되었다.

1984년 10월 신샤이머가 인간유전체 전체를 지도로 만들고 배열할 연구소를 만들자고 제안하자 동료들은 모두 깜짝 놀랐다. 그 프로젝트는 규모 면에서 그간 시도된 유전학 분야의 그 어떤 프로젝트보다 클 게 분명했기 때문이다. 신샤이머는 그렇다고 주눅들 사람이 아니었다. 그의 제안은 1985년 5월에 열린 한 회의에서 결실을 보았는데, 이 회의에는 미국과 영국에서 온 일류 유전학자들이 참석했다. 가장 의욕적이었던 사람은 하버드의 월터 길버트Walter Gilbert(1932년 출

생)였다. 그는 1980년에 최초의 유전자 배열 방법을 개발한 공로로 노벨상을 공동 수상한 바 있었다. 길버트는 인간유전체를 '생물학의 성배'라고 정의했다. 하지만 회의에 참석한 전문가들은 아직 유전체에 대해 전면전을 치를 만한 기술이 없다고 결론 내렸다. 그들은 인간유전체 서열을 해독하는 것이 가치 있는 목표임을 확인한 뒤, 우선 유전체의 지도를 만들고 그중 가장 유망한 몇 퍼센트의 유전체 서열을 확인해보자는 데 동의했다. 하지만 신샤이머는 연구 지원금을 따낼 수 없었고, 이 위대한 아이디어는 허공에 뜨게 되었다. 이듬해 이탈리아의 노벨상 수상자 레나토 둘베코Renato Dulbecco(1914년 출생)가 1986년 3월 7일자《사이언스》지에서 국제적인 인간유전체 사업의 발족을 주창했다. 그리하여 인간유전체의 서열을 규명하자는 신샤이머의 급진적인 아이디어는 좀 더 가시권 안으로 들어오게 되었다.

유전체에 관한 비전을 갖고 있었던 또 한 사람은 미국 에너지부 산하 보건환경연구소의 소장 찰스 델리시Charles DeLisi였다. 에너지부는 인간에게 미치는 방사능의 영향에 관한 연구를 부분적으로 책임지고 있었기 때문에 장기적인 관점에서 유전학에 관심을 기울이고 있었다. 1985년 말 신샤이머가 연구지원금을 얻기 위해 노력하고 있을 때, 델리시는 인간유전체의 구조에 관한 연구 프로그램을 마련하기 시작했다. 델리시는 외부 과학자의 지원을 받기 위해 1986년 3월 뉴멕시코 산타페에서 워크숍을 개최했다. 그곳은 최초로 원자폭탄을 개발한 미국 에너지부의 로스알라모스국립연구소에서 그리 멀지 않은 곳이었다. 놀랍게도 길버트를 포함한 전문가들은 인간유전체 서열을 밝힐 수 있고, 또 그렇게 해야 한다는 데 뜻을 모았다. 이는 당시 최고의 연구소에서도 하루에 확인할 수 있는 DNA 염기서열이 기껏 500개를 넘을 수 없을 거라는 사실을 무시한 처사였다. 엄청난 기술적 진보가 없었다면, 30억 개의 인간유전체 염기서열을 해독하기 위해서는 최고의 연구소 100곳에서 600년간 작업을 해야 하며, 약 300억 달러 이상 비용이 들 것으로 예상되었다. 게다가 과학자들은 일을 어떻게 진척시켜야 할지에 의견을 모을 수 없었다. 로렌스리버모어국립연구소의 연구자들은 오랫동안 이 프로젝트를 따라다닐 한 가지 논란을 예상했다. 생화학 연구자들이 소규모의 구체적인 연구에 들어갈 돈을 끌어다 쓸데없는 유전체 서열 연구에 쏟아 붓는다는 비난과 협박을 받게 될 거라는 것이다. 이 모든 어려움에도 불구하고 델리시와 에너지부는 2년에 걸쳐 노력한 끝에 신샤이머가 실패했던 곳에서 성공을 거둘 수 있었다. 1987년 미국 정부로부터 인간유전체 사업에 대한 초기 자금 530만 달러를 지원받게 된 것이다.

같은 해 미국 국립보건원도 대세에 뒤처지지 않으려고 인간유전체 사업 자금을 지원하기 시작했다. 미국 의회는 두 기구가 협의를 통해 이 연구 프로그램을 통합하도록 의결했다. 이듬해 제임스 왓슨이 소장으로 있는 콜드스프링하버연구소에서 중요한 회의가 열렸다. 이 회의에서는 뛰어난 과학자인 동시에 의회와 협상을 벌일 수 있을 만한 인물을 프로젝트의 리더로 뽑아야 한다는 결론이 나왔다. 왓슨보다 이 역할에 더 잘 어울리는 사람이 있을까? 그리하여 1988년 5월 국립보건원의 원장이 왓슨에게 프로젝트의 총책임을 맡겼고, 왓슨은 기꺼이 그 자리를 받아들였다. 왓슨은 이렇게 쓴 적이 있었다. "연구 인생에서 딱 한 번이라도 이중나선에서부터 인간유전체를 구성하는 30억 개

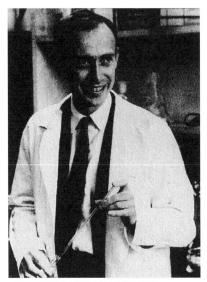

1962년 10월 19일 노벨상 수상자로 선정되었을
당시의 제임스 왓슨

의 계단까지 이어지는 길로 들어설 기회를 얻을 수 있다면 좋으련만."

선견지명이 있었던 왓슨은 프로그램 예산의 5퍼센트를 인간유전체 서열 해독의 법적·윤리적·사회적 함의를 연구하는 데 할당함으로써 몇 년간 유전학적 발전이 낳는 논란을 피해갈 수 있었다. 왓슨은 나치의 유대인 집단학살이 부분적으로 유전학에 근거를 두었던 것에 대해 "우리는 악의적인 세력의 손에 맡겨진 과학이 얼마나 큰 해악을 가져오는지 잘 알고 있다. 이보다 더 생생한 증거는 없을 것이다."라고 말했다. 1989년 10월에는 이름을 바꾼 국립보건원의 인간유전체연구소가 가동되었다. 이 연구소의 다음 회계년도 예산은 6천만 달러였다.

유전체 해독사업은 일찍부터 공적으로 자금이 지원되는 국제적 협력사업으로 인식되었다. 이 국제적 프로젝트가 공식적으로 시작된 것은 1990년이었다. 궁극적으로는 국제인간유전체연구컨소시엄의 후원 아래 6개 국가의 20개 연구소에서 2천 명 이상의 과학자들이 작업에 참여했다. 주도적인 기관으로는 매사추세츠 주 케임브리지의 화이트헤드연구소, 영국 케임브리지의 생어연구소, 파리의 인간다형성연구센터, 미주리 주 세인트루이스의 워싱턴대학유전체해독센터, 일본 요코하마의 이화학연구소 부속 유전체과학종합연구센터가 있었다. 컨소시엄의 구성원들은 1996년 버뮤다에서 만나 각각의 기관들이 발견한 모든 성과들을 24시간 안에 공개한다는 데 합의했다.

그들의 계획은 15년 내에, 즉 2005년까지 인간유전체 전체를 해독하고 서열을 확인하는 것이었다. 왓슨이 제시하고 대부분의 유전학자들이 동의한 연구방식은 하향식이었다. 그 첫 번째 단계로 인간의 23개 염색체에 관한 물리지도physical map(유전자의 위치를 실제 DNA의 염기배열의 수로 나타낸 것)와 연쇄지도linkage map(각 유전자의 위치 관계를 상대적으로 나타낸 것)를 만들어야 했다. 물리지도에서는 각 염색체에 따라 당시 알려져 있던 유전자와 유전자 표지(유전적 해석에 지표가 되는 특정의 DNA 영역 또는 유전자 — 옮긴이)의 위치를 지정한다. 연쇄지도에서는 염기의 수를 계산하거나 염기서열의 이정표들 사이에 존재하는 '유전자 거리'를 측정한다. 염기서열 관련기술이 향상되면, 지도화된 염색체 절편의 조그만 부분들을 서열화할 수 있게 될 것이었다. 이것은 느리고 끈기를 요구하는 방식이었다. 그러나 이러한 방식으로 서열이 마침내 해독되었을 때는 유전자의 위치뿐 아니라, 많은 경우 그 기능까지 알려져 있을 게 분명했다. 프로젝트는 인간유전체 서열을 확인하기 전에, 빵효모와 선충처럼 중요한 실험용 생명체의 작은 유전체를 대상으로 서열 해독작업을 벌이기로 계획했다.

인간의 유전정보를 공개해서 자유롭게 이용하도록 할 것이냐 특허를 내서 영리를 추구할 것이냐 하는 문제가 논란이 되었다. 이 문제를 두고 1980년대 초부터 과학계 내에서 거센 논쟁이 벌어지고 있었다. 그 뒤 1991년에 미국 국립보건원은 크레이그 벤터Craig Venter(1946년 출생)가 추출한 천 개 이상의 유전자 절편에 대해 특허를 출원했다.

벤터는 국립보건원의 신경 및 뇌졸중 부문에서 일하는 꽤나 당돌한 젊은 과학자였다. 그가 이 조직별 발현유전자Expressed sequence tag를 발견할 수 있었던 것은 인간의 세포가 유전자에 의해 암호화된 단백질을 만들어내기 때문이었다. 그러나 유전자의 실제 기능은 여전히 알려져 있지 않았다.

1991년 7월 미국 상원의 청문회에서 이 특허 문제를 다루었다. 여기서 왓슨은 특정화되지 않은 유전자 서열을 특허출원하는 행동에 비난을 퍼부었다. 또 나중에는 벤터가 옹호하는 상향식 연구방법을 공격하기도 했다. 벤터의 연구방법은 자동화된 유전자서열분석기를 이용해, 중요하지만 지도화 되지 않은 유전자 서열들을 대량으로 뽑아내는 것이었다. 왓슨은 그런 기계는 원숭이도 가동시킬 수 있는 것이고, 전체의 맥락에 상관없이 잘게 부서뜨려 생산해낸 유전자 서열들은 본질적으로 무의미하다고 말했다.

특허권에 관한 논쟁과 상향식 대 하향식 방법론의 대립은 곧 두 가지 사건을 낳았다. 1992년 왓슨은 유전체사업의 책임자 자리에서 물러났다. 특허 출원에 대해 공개적으로 반대했기 때문이었다. 그의 견해는 상사 버나딘 힐리나 제1기 부시 행정부의 자유시장 경제원칙과는 양립될 수 없었다. 하지만 왓슨은 사임하기 전까지 벤터의 조직별 발현유전자 서열분석 프로그램에 자금을 지원하는 일을 거듭 거부했다. 상원에서 왓슨에게 공개적으로 모욕을 당한 벤터는 국립보건원을 떠나 메릴랜드 주 록빌에 있는 유전체연구소의 소장이 되었다. 유전체연구소는 비영리 단체였지만, 연구성과를 시장에 내놓을 또 다른 기관으로 인간유전체서열연구소가 있었다. 몇몇 벤처캐피털로부터

10년간 8,500만 달러의 투자를 받기로 한 유전체연구소는 곧 맹렬한 기세로 연구에 돌입했다.

공적 자금을 지원받은 국제컨소시엄이 여전히 지도화 작업에 몰두하고 있는 동안, 유전체연구소는 인간의 조직별 발현유전자를 천 개 단위로 쏟아내고 있었다. 대세에 저항한 왓슨과는 달리 다른 연구자들은 이 조직별 발현유전자들이 유용하다는 것을 깨닫기 시작했다. 1994년 존스홉킨스대학의 버트 포겔스타인Bert Vogelstein과 함께 결장암과 관련된 유전자의 단계적 변화를 규명한 바 있는 케네스 킨즐러Kenneth Kinzler가 벤터에게 전화를 걸었다. 그는 벤터에게 박테리아의 DNA 복구 유전자 같은 것을 찾은 적이 있는지 물어보았다. 자신들의 연구에서 이런 유전자가 핵심적인 역할을 하는 것으로 확인되었기 때문이다. 킨즐러는 벤터가 이미 그런 유전자들 중 세 가지를 발견했다는 사실을 알고 충격을 받았다. 오래지 않아 매사추세츠종합병원의 연구자 두 명이 벤터의 조직별 발현유전자들 중에서 알츠하이머병의 주요한 유전자를 찾아냈다. 이 소문이 퍼지자, 연구자들은 유전체연구소의 기초자료를 한 번만 훑어보아도 자신들이 실험실에서 찾아내는 데 몇 개월, 또는 몇 년이 걸릴 유전자들을 쉽게 찾아낼 수 있다는 것을 알게 되었다.

벤터는 나아가 존스홉킨스에 있는 해밀턴 스미스와 공동 프로젝트를 진행하여 유전체연구소의 유전자 분석능력이 얼마나 대단한지 입증했다. 1978년 노벨상을 수상한 뛰어난 연구자 해밀턴 스미스는 상향식 방법으로 헤모필루스 인플루엔자의 유전체 서열을 해독하자고 제안했다. 헤모필루스 인플루엔자는 귀의 염증과 기관지염, 수막염, 소아폐렴을 일으키는 미생물이었다. 그들은 13개월에 걸쳐 헤모필루스 인플루엔자의 모든 유전물질을 수만 개의 조각으로 잘게 부수고 배열하는 작업을 수행했고, 1995년이 지나기 전에 슈퍼컴퓨터가 유전자 조각들을 하나의 완전한 그림으로 되돌려놓는 모습을 지켜볼 수 있었다. 그들이 시도한 방법은 '전 유전체 무작위 배열법Whole-genome Shotgun approach'으로 알려지게 되었다.

바이러스가 아닌 살아 있는 생명체의 유전체 서열을 확인한 것은 그것이 처음이었다. 이 작업은 대단한 성과를 낳았다. 그들은 1,743개의 유전자를 확인했는데, 그중 1천 개 이상의 유전자는 다른 생명체에서도 발견되는 것들이었다. 그들은 DNA를 전사하거나, 다른 분자들을 실어 나르거나, 에너지를 생산하거나, 박테리아의 세포벽을 형성하거나, 박테리아의 독성을 활성화시키는 단백질을 만드는 유전자들을 분류했다. 상향식 무작위 배열법은 서열 해독작업을 엄청나게 가속화시켰다.

1995년 9월에 벤터는 또 다른 성공을 거두었다. 벤터와 유전체연구소 및 인간유전체서열연구소에 소속된 연구자들이 유전체 디렉토리를 작성하여 《네이처》지에 발표했던 것이다. 당시 벤터의 평판이 어떠했는지는 어떤 저명한 유전학자가 《네이처》지의 편집장에게 한 말에서 헤아려볼 수 있다. "벤터의 이따위 글들을 게재한다면, 단언하건대 미국에서 유전체를 연구하는 사람들은 더 이상 어떤 글도 보내지 않을 것이오." 어쨌든 《네이처》지는 37개의 인간조직에 발현된 175,000개 이상의 서열이 기술된 특별부록을 내보냈다. 이 가운데 수천 개는 당시 알려져 있던 유전자와 일치하는 것들이었다.

벤터가 이끄는 그룹은 다른 프로그램을 통해 공개적으로 알려져 있던 118,000개의 서열을 합하고 분석하여 거의 3만 개의 유전자 전체 또는 일부를 확인했다. 이로써 최초로 인간 유전자의 기능을 분류할 수 있게 되었다. 유전자 중 16퍼센트는 대사를 담당하고 있고, 12퍼센트는 세포에 신호를 보내는 단백질의 정보를 담고 있으며, 4퍼센트는 DNA의 복제와 세포분열을 담당하고 있었다. 학계 동료들로부터 압력을 받은 벤터는 유전체연구소의 거의 모든 기초자료를 공개했다. 공식적인 인간유전체사업 측에서는 벤터와 유전체연구소가 이미 인류의 전체 유전자 가운데 절반의 유전자 지문을 발견했다는 사실을 인정할 수밖에 없었다.

국제컨소시엄에 소속된 수천 명의 연구자들은 여전히 체계적인 지도화 작업과 배열 작업을 진행하고 있었다. 1998년 말에 이르러 그들은 인간 염색체의 물리지도와 유전자지도를 완성했다. 그리고 2000년이 되기 전에 세계 각지의 생물학자들이 이용하는 몇몇 중요한 생물체의 유전체 서열을 완벽하게 판독하는 데까지 이르렀다. 여기에는 빵효모, 선충, 대장균, 애기장대, 초파리의 일종인 드로소필라 멜라노가스터가 포함되어 있었다. 그리고 가장 중요한 것은 유전체 연구자들이 인간 염색체 한 개의 서열을 완벽히 판독해냈다는 것이다. 하지만 아직 22개의 염색체가 남아 있었다.

그 무렵 벤터가 극적인 방법으로 판돈을 올렸다. 1998년 5월 8일 벤터와 세계에서 가장 빠른 자동 유전자 서열분석기의 설계자 마이크 헝카필러는, 국립보건원의 원장 해럴드 바머스와 유전체사업의 총책임자 프랜시스 콜린스에게 몇 년 내에 인간유전체 서열을 해독해낼

법인을 설립 중이라고 알렸다. 그들은 300대의 PRISM 3700 서열분석기(당시 가장 빠른 최신형 유전자서열분석기였다.)를 이용하여 하루에 염기를 1억 개씩 뽑아낸 다음, 최신의 컴팩 슈퍼컴퓨터로 조각들을 이어 맞추어 원래의 유전체 서열 전체를 판독할 계획이었다.

며칠 뒤 열린 기자회견에서 벤터는 자기 회사가 2001년까지는 인간 유전체 서열을 해독해낼 것이라고 말했는데 그 시기는 공식적인 인간 유전체사업의 계획보다 4년 앞선 것이었다. 벤터는 정부자금을 지원받는 대규모의 국제유전체사업은 쥐의 유전체 서열을 해독하는 게 어떠냐고 제안하며, 그것이 공공에 기여하는 최상의 길이라고 했다. 그리고 자신이 발견한 유전자 서열들을 공개하겠다고 약속했다. 단 날마다가 아니라 세 달마다 그렇게 하겠다는 것이었다. 연구자들은 수수료를 내고 데이터를 미리 얻을 수 있을 것이라고 했다. 그는 또 단 몇백 개의 인간 유전자만 특허를 내겠다고 약속했다. 벤터의 제안을 알고 화가 난 왓슨은 콜린스를 만나 이렇게 말했다. "그는 히틀러요. 당신은 처칠이 되겠소, 아니면 체임벌린이 되겠소(제2차 세계대전 당시 처칠은 강경론자였고, 체임벌린은 유화론자였다.— 옮긴이)."

벤터가 새로운 회사에 붙인 이름은 셀레라였다. 셀레라라는 이름만 봐도 그의 생각은 명확히 드러나는데, 라틴어로 '셀레리스celeris'는 빠르다는 뜻이다. "속도야말로 중요한 것이다. 발견은 기다리지 않는다."가 그 회사의 모토였다.

하지만 국제컨소시엄 측도 물러서지 않았다. 비록 느리고 꾸준한 행진이 갑자기 냉혹한 경쟁으로 돌변했지만 말이다. 맨 먼저 나선 곳은 웰컴트러스트였다. 웰컴트러스트는 세계에서 가장 부유한 의학지원재단으로, 영국의 유명한 유전체사업 참여 기관인 생어연구소의 주요 자금공급원이기도 했다. 웰컴트러스트는 지원금을 두 배로 올렸고, 유전자 특허출원을 좌시하지 않겠다고 선언했다. 프랜시스 콜린스도 미국 연구소들에 대해 자금지원을 늘렸다. 역설적이게도 대부분의 연구기관들은 작업의 속도를 향상시키기 위해 헝카필러의 PRISM 3700 서열분석기를 이용했다. 고성능 문서복사기를 닮은 이 서열분석기는 유전자 염기를 식별하기 위해 방사능 물질이 아니라 형광염료를 사용하고, 염기들을 서로 분리하기 위해 겔이 든 가는 모세관을 이용했다. 서열분석기 한 대는 하루에 1백만 개의 염기를 쏟아냈으며, 상대적으로 사람의 품도 적게 들었다.

1998년 유전체 서열 해독에 경쟁을 불러일으킨 인물이 벤터라면, 2000년 6월 26일 이 경쟁에 종지부를 찍은 인물은 클린턴 대통령이다. 벤터의 셀레라 지노믹스사와 인간유전체사업이 공개적인 각축을 벌이는 것이 염려스러웠던 클린턴이 수석 과학고문 닐 레인에게 상황을 바로잡으라고 지시했던 것이다. 레인의 노력으로 6월 26일 백악관에서 열린 회합은 결실을 맺었다. 벤터와 콜린스는 기자들과 왓슨을 포함한 많은 저명한 과학자들 앞에서 경쟁은 무승부로 끝났으며 정보를 공유하기로 했다고 선언했다. 벤터와 콜린스는 함께 연단에 서서 인간유전체사업이 유전체의 개략적인 초안을 완성했다고 말했다.

이 프로젝트는 유전체를 구성하는 31억 5천만 개의 염기를 7차례 해독했고, 각 문자의 99.9퍼센트를 신뢰할 수 있다고 했다. 그들은

38,000개의 인간 유전자를 확인했다. 셀레라의 컴퓨터는 최초의 조립을 수행했으며, 31억 2천만 개의 염기를 각각 4~5번씩 읽었다. 셀레라의 슈퍼컴퓨터는 역사상 가장 큰 규모의 계산을 수행하여 수백만 개의 유전자 절편을 분석했다.

인간유전체는 엄청나게 방대하고, 수정된 난자를 태아로 변화시키도록 지시하는 인간유전체의 기능은 여전히 기적으로 남아 있다. 하지만 우리는 디지털 기술을 통해 그 엄청난 기적을 어느 정도 가늠해 볼 수 있다. 32억 개에 달하는 인간유전체의 염기정보는 2진법으로 750메가바이트에 해당한다. 이 정보를 모두 기록하자면 300쪽짜리 책 5천 권이나 한 장의 DVD가 필요하다. 인간유전체가 식물이나 매우 간단한 동물의 유전체보다 훨씬 많은 정보를 담고 있지는 않다. 중요한 것은 책의 두께가 아니라 그 책에 담긴 내용이다.

인간유전체사업으로 얻을 수 있었던 큰 선물은 인간을 각각 고유하게 만들어주는 유전적 차이에 대해 훨씬 많은 것을 이해할 수 있게 되었다는 점이다. 20세기를 통틀어 과학자들이 발견한 단일염기변이 SNPs는 1천여 개뿐이다. 단일염기변이는 한 개의 염기가 바뀌는 것을 말하는데, 이로 인해 한 사람의 유전체가 다른 사람의 유전체와 달라진다.

과학자들은 2001년 2월에 발표된 개략적인 유전체 분석의 일부를 가지고 142만 개의 단일염기변이를 확인했다. 이것은 이전에 발견된 수보다 1천 배나 많다. 이 중 6만 개는 유전자(유전 부위) 내에서 발견되기 때문에 질병에 대한 감수성과 약물에 대한 특이반응을 비롯하여 인간의 생물학적 개체성을 형성하는 원천이 된다. 이 같은 유전적 차이는 유전자 지문에 필요한 자료를 제공하기도 한다. 오늘날 유전자 지문은 강간범과 살인자에게 유죄를 선고하거나, 잘못 구형된 죄수들을 석방하거나, 라틴아메리카에서 정치적인 이유로 실종된 사람들이나 유럽의 인종청소에 희생당한 사람들을 확인하는 데 도움을 주고 있다.

> 최초로 인간 염색체의 전체 서열을 보는 것은, 이전까지 노 젓는 배만 보다가 갑자기 안개 속에서 출현한 원양기선을 보게 된 것과 다를 바 없는 일이다.
> —프랜시스 콜린스, 2001년
>
> 유전체 서열은 단지 시작일 뿐이다.
> —크레이그 벤터, 2001년

인간유전체사업은 과학자들의 능력을 증대시켰다. 과학자들은 이를 기반으로 인간유전자뿐만 아니라, 쥐 같은 다른 포유동물의 유전자나 병원성 미생물처럼 관계가 먼 생물체의 유전자까지 대상을 확대하여 유전자 서열 해독작업을 벌였다. 연구자들은 결핵을 일으키는 결핵균과 폐렴을 일으키는 헤모필루스 인플루엔자의 유전체 서열을 최초로 판독하였고, 그 뒤 콜레라를 일으키는 비브리오, 나병균, 말라리아를 일으키는 기생충인 열대열원충의 유전체 서열을 모두 해독하였다.

열대열원충 같은 경우는 유전자 가운데 약 10퍼센트가 식물과 비슷한 조상으로부터 유래되었다는 사실이 발견되었다. 이를 안 연구자들은 말라리아 치료에 사용할 안전한 약물을 개발하기 위해 완전히 새로운 목표를 설정했다. 말라리아의 매개체인 학질모기의 유전체 서열도 이미 완벽하게 확인되었다. 게다가 연구자들은 이런 병원성 미생물들에 의해 만들어지는 복잡한 단백질을 그 생활주기의 각 단계에서 추적할 수 있게 되었다. 이처럼 세부적인 지식들을 알게 되자 말라리아와 싸우기 위한 진단 테스트, 백신, 약제, 그리고 궁극적으로는 유전자 치료까지 전 범위에 걸쳐 새로운 목표를 세울 수 있게 되었다.

지금까지 말라리아만으로도 한 해 3억 명이 고통을 당하고 250만 명이 사망했으니 사람의 목숨을 구할 수 있는 유전체 혁명이 가진 잠재력은 엄청나다. 그리 오래지 않아 의사들은 질병에 걸린 세포에 기능 유전자를 삽입하여 파킨슨병부터 암까지 많은 질병들을 치료할 수 있을 것이다. 출생 전에도 이와 비슷한 방법을 사용하여 낭포성섬유증이나 특정한 정신지체를 포함한 일단의 질병을 미리 차단할 수 있을 것이다.

인간유전체에 관한 지식은 중요하지만 아직 불완전하다. 현재 연구자들이 첫 번째 인간유전체 서열 초안에 빠져 있는 세부적인 부분을 염색체별로 추적하며 메우고 있는 것은 사실이다. 하지만 이 프로젝트를 비판하는 몇몇 사람들은 유전체가 인류 창조의 지침서라기보다는 부품목록 같은 것임을 지적한다. 제트 여객기도 대략 우리 몸의 단백질과 똑같은 수(10만 개)의 부품으로 이루어져 있지만, 이런 부품들로 제트 여객기를 만들어내는 것은 힘든 작업이다. 그러니 인간의 유전자로 신생아를 만들어내는 것은 훨씬 더 힘든 일일 것이다. 아마도 인간의 모든 유전자들과 이들의 조절요소를 확인하고, 유전자와 단백질의 연관관계를 조사하고, 이런 단백질의 구조와 기능을 결정하는 데는 수십 년이 걸릴 것이다. 따라서 현재의 관심은 단백질체를 연구하는 학문인 프로테오믹스에 집중되어 있다. 프로테오믹스의 궁극적인 목표는 유전자들과 유전자 부산물들의 믿을 수 없을 정도로 복잡한 상호작용을 지도화하고 모델링하고 조절하는 것이다. 하지만 이 연구는 과학적 지평의 저 끝에서 겨우 모습을 드러냈을 뿐이다.

과학자들이 수십 년간 들여다볼 유전학 책에는 인류의 선사시대도 포함되어 있다. 인류는 모두 이브의 미토콘드리아 DNA를 갖고 있으며, 모든 남성들은 Y염색체상에 아담의 유전자를 갖고 있다. 이브와 아담의 세대를 넘어 25만~50만 년 전으로 거슬러 올라가보면, 우리의 유전자가 비롯된 작은 인간집단에서 인간의 유전체를 추적해볼 수 있다. 각 개인의 유전체는 15만 년 동안 추려진 우리 조상들의 유전자 지표들을 갖고 있다. 우리 조상들이 견뎌야 했던 기후, 먹었던 음식, 극복했던 질병과 같은 정보들은 모두 우리의 유전체에 남아 있다. 다음 수십 년간 집단이나 개인의 유전체를 연구하는 과학자들은 인간집단이 지구를 식민화하며 겪었던 영고성쇠에 대해 더욱 명확한 그림을 그릴 수 있게 될 것이다.

그러나 그 사실을 넘어서 인간의 집단적 유전체는 인류의 생물학적 유산이다. 침팬지의 유전자와 구별되는 인간 유전자의 2퍼센트가 털 없는 피부, 큰 두뇌, 언어구사 능력과 같은 차이를 낳는다. 더 심층적인 면에서 보자면, 유전체는 최초의 원시세포까지 거슬러 올라가 우리의 모든 조상들이 획득한 본질적인 생명의 지식을 암호화하고 있다. 이에 대한 한 가지 증거는 우리가 우리의 유전정보를 지구상의 모든 생물과 공유하고 있다는 점이다. 우리는 효모나 박테리아 같은 단세포 생물과 기본적인 생물학적 기능을 공유하고 있는데, 이는 DNA 복제 및 복구, 단백질 제조, 유전자 조절, 세포 기능 관리 같은 것들이다. 인간의 세포는 박테리아의 DNA 메시지를 전사할 수 있고, 박테리아의 세포는 인간의 DNA 메시지를 전사할 수 있다. 우리 눈앞에 펼쳐져 있는 유전체 텍스트는 인간만의 것은 아니다. 이는 자연계 전체의 것이다. 리처드 도킨스Richard Dawkins는 이를 다음과 같이 표현했다.

우리는 플라이오세의 아프리카, 심지어는 데본기의 해양에 관한 기록 보관소이며, 과거의 지혜를 담은 채 걸어다니는 창고다. 여러분은 평생 이 태고의 도서관에서 독서를 해도 그 경이로움을 다 느끼지 못하고 죽을지도 모른다.

이 경이로운 도서관으로 무엇을 할 수 있을지는 두고 보아야 한다. 그것은 우리의 지성과 지혜, 우리가 태곳적에 지니고 있던 자연과의 조화에 대한 중대한 시험이 될 것이다. 과학저술가 케빈 데이비스가 말했듯이 "인류의 유년 시대가 곧 끝나려 한다."

예측을 한다는 것은 힘든 일이다. 특히 미래에 대해서는.
– 요기 베라

　과학자들이 드디어 인간유전체 전체를 해독해냈다. 이것 하나만으로도 의학이 지난 500년간 불러일으킨 변화만큼 큰 변화가 앞으로 50년 동안 일어날 것이 확실하다. 여기에 영상기술, 약물설계, 생물공학, 나노기술, 컴퓨터공학의 진보까지 합세한다면 실로 엄청난 변화의 바람이 불어올 것이다.

　500년 전 몇몇 의사들이 의술에 과학을 적용하기 시작했다. 그들이 일으킨 혁명은 결국 오래된 기술인 의술을 모든 면에서 변화시켰다. 그 뒤를 이어 여러 사람들이 수많은 질병의 특정한 원인들을 발견해냈다. 그들 덕분에 우리는 한때 인류를 괴롭혔던 일군의 질환에서 벗어날 수 있었다. 체계적인 연구로 시행착오가 줄어들면서 연구자들은 많은 질환을 치료하고 억제할 수 있는 효과적인 약들을 개발해냈다. 내과의와 외과의들은 이제 인체와 그 조직, 기관, 세포의 구조와 기능에 관한 지식 외에 살아 있는 인체의 세부적인 영상들까지 쉽게 이용할 수 있게 되었다. 소독법과 마취제의 발견 이후 수술은 단시간의 야만적인 사지절단에서 벗어나 외과팀들이 절단된 사지를 대체하고, 손상된 기관을 복구하고, 엉망이 된 신체를 재건하는 장시간의 수술로 발전되었다. 의사들은 이제 환자의 면역체계를 효과적으로 억제할 수 있기 때문에 일상적으로 심장, 신장 등의 장기들을 이식한다. 복잡하게 붙어 있는 쌍둥이를 떼어내 두 명의 건강한 아기로 만들어놓는 능력만 봐도 외과술이 얼마나 발전했는지 쉽게 확인할 수 있다.

이러한 것들도 대단한 성취이지만, 인간유전체 서열의 해독은 의학을 완전히 새로운 수준으로 끌어올리리라 예상한다. 우리는 이제 인간과 60여 개 다른 생명체에 대한 자연의 비법을 손에 넣었다. 또한 모든 세포에게 어떻게 대사를 할지, 언제 분열할지, 성장하는 배아에서 어떻게 적합한 장소를 찾고 성장하고 기능할지, 그리고 언제 죽을지 알려주는 작업 지침서도 갖고 있다. 유전자는 세포가 어떻게 살고 성장할지, 조직은 어떻게 기능할지, 뇌는 어떻게 적응하고 배우고 생각하고 느낄지를 알려준다. 유전자는 착상에서 사망까지 우리 삶의 궤적을 정한다.

의학은 인간의 유전체뿐만 아니라 병원성 미생물이나 그 매개체의 유전체를 해독하고 조작할 수 있는 능력을 갖게 된 덕분에 생명을 그 근본부터 바꿀 수 있게 되었다. 핵심적인 유전체들이 해독되어 상호작용하는 단백질들로 번역되고, 진단, 백신의 개발, 새로운 치료법 등에 활용할 수 있다면 우리는 건강과 질병은 물론, 선택하기에 따라 인류와 다른 종들의 진화에 대해서도 전례 없는 지배권을 얻게 될 것이다. 크레이그 벤터의 최근 계획이 실현된다면 우리는 이런 지식을 통해 무에서 생명을 창조할 수 있는 신의 능력을 얻게 될지도 모른다.

2003년 말, 벤터와 동료들은 어떤 단순한 바이러스의 유전체를 완전히 조립해낸 바 있다. 그들이 만들어낸 바이러스는 보통의 박테리아 숙주를 감염시키고 죽일 수 있었다.

유전정보를 해독·이해·조작할 수 있는 능력은 혁명적 발전단계에 있는 또 다른 분야인 컴퓨터공학에 기대고 있다. 유전자는 본질적으로 순수한 정보이기 때문에 컴퓨터라는 도구를 통해 그 정보가 무엇을 의미하는지 알 수 있다. 컴퓨터공학과 의학의 결합인 바이오인포매틱스로 의사들은 이미 인체의 구조와 기능을 3차원으로 시각화할 수 있는 능력을 갖게 되었다. 또 유전학자들은 개인 간, 종 간의 유사성과 차이를 세부적으로 파악할 수 있는 능력을, 화학자들은 동물이나 인간을 대상으로 시험해보기 전에 신약을 설계·검사할 수 있는 능력을 얻게 되었다. 또한 머지않은 미래에 컴퓨터가 유전자를 3차원 형태의 단백질 분자로 번역해낼 것이라 기대하고 있다(3차원의 단백질 분자는 유전자에 의해 규정되는 동시에 인간을 규정한다.).

이미 거의 임상적 사용 단계에 와 있는 유전자 칩으로 의사들은 일정한 순간에 우리의 몸을 이루고 있는 35,000개의 유전자나 10만 개의 단백질 가운데 어떤 것이 기능하고, 어떤 것이 휴면하는지 알 수 있게 될 것이다. 이러한 것들이 지능이나 창조성 같은 복잡한 특성을 낳거나 복잡한 유전병을 낳는 유전자들을 탐색하는 작업을 가속화시킬 것이다. 의사들은 많은 질병들을 빠르게 진단하고, 또 이런 질병을 대상으로 맞춤형 약제를 만들어낼 것이다. 의사들은 이미 악성화된 유전자를 대체하거나 재프로그램화하는 작업을 시작했다. 과학자들은 궁극적으로 일생에 걸쳐 육체적·정신적 건강과 질병을 결정하는, 유전자와 환경 간의 매우 복잡한 상호작용을 모델화하고 본떠낼 수 있을 것이다.

인간유전체를 최초로 규명하는 데 대략 30억 달러의 비용이 들었다. 진화생물학자 리처드 도킨스는 2050년이 되면 유전학과 마이크로칩 기술의 발달로 한 개인의 유전체 서열을 해독하는 데 200달러도 들지 않을 것이라고 예측했다. 이미 경주는 시작되었다. 이 경주를 촉발시킨 사람은 물론 크레이그 벤터이다. 의사들은 초강력 컴퓨터의 도움으로 우리의 유전자와 환경이 발전시켜나가는 상호작용을 모델화하여 우리가 어떤 질환에 걸리기 쉬운지 예측해줄 것이다. 유전자를 교환하거나 복구하여 치료하는 방법, 즉 대부분의 질병을 치료하거나 피할 수 있게 세포를 다시 프로그래밍하는 방법도 이보다 많이 뒤떨어질 것 같지는 않다. 이 같은 치료법은 이미 낭포성섬유증이나 심장질환을 치료하는 데 실험적으로 이용되고 있고, 심각한 복합 면역결핍 질환에 걸린 '버블 보이'에게 정상적인 삶을 찾아준 바 있다.

과학자들은 지금 감염성 질환을 일으키는 박테리아와 바이러스의 유전체를 해독하는 작업에 몰두하고 있다. 그리고 죽상동맥경화증, 당뇨병, 알츠하이머병 같은 만성질환과 다양한 형태의 암을 일으키거나 이에 관련되어 있는 미생물들을 추적하고 있다. 이런 병원체들의 유전 정보로 무장하고 있는 연구자들은 이 같은 질병에 대한 면역이 생기고 이런 질병에 걸린 환자들을 치료하는 새로운 방법을 개발 중이다. 예를 들면, 박테리아나 바이러스에서 추출한 DNA 조각은 새로운 종류의 경구백신을 만들기 위한 재료로 이용된다. 훗날 이 같은 접근법으로 알츠하이머병이나 암에 대한 면역기능을 유도할 수도 있을 것이다. 또 암성이나 전前암성 세포를 정상적인 세포로 바꾸어놓거나 스스로 죽게 만들 수도 있으리라. 특히 RNA라는 작은 분자를 이용하여 유전자를 활성화시키거나 휴면시키는 방법은 전망이 밝다. 이런 RNA 분자는 현재 간염과 AIDS 치료에 실험적으로 이용되고 있다.

인간유전체가 해독되자마자 과학자들은 유전자가 지정하는 단백질에 대한 이해가 필요하다는 것을 깨달았다. 이렇게 태어난 새로운 연구 분야가 프로테오믹스proteomics이다. 현재 우리는 '하나의 유전자에 하나의 단백질'이라는 오랜 가정이 틀렸음을 알고 있다. 인간에게는 35,000개의 유전자가 있지만, 이 유전자들은 각기 다른 방식으로 읽혀 10만 개 이상의 단백질을 생산한다. 유전자는 본질적으로 1차원, 즉 기다란 정보의 실일 뿐이다. 각 세포의 복잡한 장치는 활성유전자를 번역하여 아미노산의 끈들을 만들어내고, 이 아미노산의 끈들은 '자발적으로' 뭉쳐 우리 몸을 구성하고 있는 3차원의 단백질 분자들이 된다. 프로테오믹스의 중요한 과제 중 하나는 아미노산의 끈들이 이 놀라운 변화를 어떻게 만들어내는지 규명하는 것이다.

이 문제를 푸는 데 다시 한 번 컴퓨터가 힘을 발휘할 것이다. 세계에서 가장 빠른 컴퓨터의 대단히 정교한 프로그램들이 이 문제를 다루고 있다. 단백질의 분자구조가 단백질의 물리적·화학적 특성을 결정하기 때문에, 단백질 '접힘 문제folding problem'를 풀면 과학자들은 모든 생물학적 구조와 활동을 이해하고 변경할 수 있는 새로운 수단을 얻게 될 것이다.

적혈구를 제외하면, 인체의 모든 세포는 동일한 유전자로 구성되어 있다. 사실 피부세포, 간세포, 뉴런 같은 서로 다른 종류의 세포들에 있는 많은 유전자들은 대부분 영구적인 휴면상태에 있다. 일부 유전자만이 일정한 순간에 전사되어 단백질을 만들어낸다. 화음과 멜로디를 즉흥적으로 연주하는 피아니스트처럼 세포는 서열의 복잡한 상호작용에 따라 서로 다른 유전자 집합들을 활성화하여 그 기능을 수행한다. 많은 질병들은 세포로 하여금 비정상적인 단백질을 만들게 한다. 예컨대 바이러스성 질환은 정상적인 세포의 기능을 정지시키고, 세포에서 새로운 바이러스를 만들어내게 한다. 암세포는 정상적인 세포의 기능들이 정지된 뒤에야 성장하기 시작한다.

연구자들은 이미 유전자 활동 탐지 마이크로칩을 개발했다. 이 마이크로칩은 최대 5만 개의 탐침이 달려 있는 작은 전자판이다. 여기에 달린 각각의 탐침은 각기 다른 단백질을 감지한다. 이 마이크로칩으로 인체에서 벌어지고 있는 거의 모든 현상을 알아낼 수 있다. 궁극적으로 과학자들은 컴퓨터를 이용하여 인체에서 끊임없이 연주되고 있는 이 놀랄 만큼 복잡한 교향곡을 이해할 수 있게 될 것이며, 당뇨병이나 알츠하이머병 같은 만성질환의 불협화음, 급성질환의 충돌하는 화음은 물론 암의 용맹한 북소리까지 명확하게 규명할 수 있을 것이다. 원칙적으로 유전자가 소실되거나 기능 이상을 일으킬 때마다 의사들은 유전자를 교체하거나 복구할 수 있을 것이다.

의사들이 사용할 수 있는 새로운 무기는 유전적 진단과 개입만이 아니다. 미국에서는 줄기세포 연구에 대한 공식적인 지원을 꺼리고 있는 상황이지만, 파킨슨병 때문에 몸이 굳어버린 몇몇 사람들이 줄기세포 이식 후에 정상적인 삶을 되찾았다. 웨일스의 라이스 에번스라는 어린이는 유전적으로 강화된 면역 줄기세포 덕분에 플라스틱 버블에서 해방되어 친구들과 재회할 수 있는 기쁨을 누렸다. 줄기세포는 또한 알츠하이머병이나 당뇨병 같은 다른 퇴행성 질환을 치료할 수 있게 해주고, 손상된 심장이나 뇌의 세포들을 대체해주고, 마비를 유발하는 척수의 손상을 회복시켜줄 것이다. 쥐를 대상으로 한 실험에서는 줄기세포가 심장의 손상된 심박조율세포를 대체하는 데 이용되었다. 연구자들은 현재 유전자를 하나하나 조작하여 줄기세포를 변형시킬 수 있고, 신경줄기세포를 뇌에서 암세포를 찾아 파괴하는 전투원으로 변화시킬 수 있다. 심장질환, 파킨슨병, 당뇨병 같은 치명적 질병도 모두 줄기세포를 이용해 치료할 수 있을 것이다.

향후 50년간은 정신분열증, 조울병, 울병 같은 뇌 관련 질환의 예방과 치료도 크게 진보할 것이다. 정신의학의 진보는 몇 가지 이유로 더디게 진행돼왔다. 우선 정신질환은 정확하게 진단하기가 어렵고 여러 형태로 나타난다. 또 질병에 걸리기 쉬운 체질을 결정하는 많은 유전자 서열들의 복잡한 상호작용, 출생 전이나 아주 어린 시기에 걸린 감염증 같은 환경적 요인, 이후의 경험, 스트레스, 외상 등 여러 요인에 의해 일어난다. 클로르프로마진은 정신분열증의 망상과 환각을 치료하는 데 효과적인 최초의 약물이지만, 발견된 지 50년밖에 되지 않는다. 그러나 오늘날의 정신과 의사들은 조병과 울병, 불안, 강박, 공포에 대해 꽤 효과적인 치료제들을 쓸 수 있게 되었다.

유전체학의 새로운 수단인 프로테오믹스와 기능성 영상functional imaging 기술은 정신질환의 진단과 치료 분야의 발전을 엄청나게 가속화시킬 것이다. 특정한 정신의학적 장애에 걸리기 쉽게 만드는 변종유전자의 복잡한 집합도 정상적이거나 비정상적인 뇌 활동의 단백질 산물을 탐지할 수 있는 센서에 의해 무력화될 것이다. 과학자들은 이미 양전자방출단층촬영검사PET scan와 기능성 자기공명영상장치 fMRI를 이용하여 실시간으로 뇌 활동을 조사할 수 있게 되었다. UCLA의 연구자들은 시간을 두고 뇌에 퍼져가는 정신분열증과 격렬하게 일어나는 알츠하이머병의 양상을 추적해왔다. 뇌영상과 유전학 기술이 향상되면 대부분의 정신장애는 세포 수준, 궁극적으로는 유전자 수준에서 그 근원을 추적할 수 있을 것이다. 그렇게 되면 연구자들은 유전학적 문제를 교정하고, 손상된 세포나 뇌 부위를 대체·복구하고, 대단히 강력한 특이성 약제를 개발할 수 있을 것이다.

정신분열증과 양극성 장애 같은 일부 정신의학적 장애는 적어도 부분적으로는 헤르페스 제2형 바이러스나 보르나병바이러스 같은 병원체에 의해 일어날 수도 있다. 이런 병원체의 정체가 이미 알려졌으므로 이제 이런 병을 예방하기가 쉬워졌고, 항생물질이나 항바이러스 약제로 치료할 수 있는 가능성이 활짝 열릴 것이다. 위궤양도 이와 비슷한 관점에서 생각해볼 수 있다. 위궤양은 오랫동안 스트레스나 위산과다로 인해 생기는 병이라 알려졌지만, 오늘날에는 헬리코박터 파이로리라는 특정 세균이 위궤양의 원인이라는 사실이 밝혀졌다. 오스트레일리아의 의사 배리 마셜Barry Marshall이 이것을 입증하자, 오랫동안 사람들을 괴롭혔던 위궤양은 항생제를 2주만 복용하면 깨끗하게 나을 수 있게 되었다. 동맥차단플라크의 형성은 적어도 부분적으로는 감염성 미생물에 의해 일어날 수 있는데 궁극적으로 항생제로 치료하거나 백신으로 예방 가능하게 될 것이다. 특정한 형태의 관절염도 이런 방식으로 치료할 수 있을 것이다.

또한 의학은 엄격한 테스트와 실험을 통해 시대에 뒤떨어지거나 비효과적이고 위험한 치료법을 제거함으로써 발전할 수 있을 것이다. 의학적 치료법들은 최근에 이르러서야 효과적으로 고안된 이중 맹검법(신약을 시험하는 경우 피험자와 임상시험자 모두 피험자가 섭취하는 약물이 위약인지 시험약인지 모르게 진행하는 시험방법 — 옮긴이)을 통해 평가받기 시작했다. 오늘날 근거중심의학evidence-based medicine의 발전은 기존에 당연시 돼왔던 여러 내·외과적 치료법에 의문을 제기하고 있다. 심장 카테터 삽입법, 폐경기 여성을 위한 호르몬 대체요법, 과도한 자궁출혈시의 자궁경관 확장 및 소파술은 이미 낱낱이 조사된 바 있다. 과거의 의사들은 더 뛰어난 치료법이 있다는 것을 알면서도 이전의 관행을 고집하곤 했다. 하지만 오늘날은 유전학, 프로테오믹스, 영상기술에 의한 진단기법이 크게 발전했을 뿐만 아니라, 기능이상유전자를 교정하거나 손상된 세포·조직·장기를 대체하고, 수많은 질병에 대해 면역성을 유도하며, 특이성 약제로 여러 질병들을 치료할 수 있는 능력이 커져가고 있다. 게다가 분자 크기의 기계까지 발명되는 상황이다. 이런 변화에 적응할 수 있는가 하는 문제가 의사들과 의료계가 맞닥뜨린 심각한 도전이 될 것이다.

유전체학, 프로테오믹스, 컴퓨터공학, 나노기술, 센서기술, 영상기술의 진보로 의학이 크게 발전하고 있지만, 앞으로 50년 안에 인간 질병의 종말을 보기는 어려울 것이다. 의학은 곧 세계적인 규모의 예방접종을 통해 폴리오나 홍역, 다른 몇몇 감염성 질환을 근절할 것으로 보인다. 폴리오바이러스는 세계적으로 거의 멸종 직전에 와 있고, 아메리카 대륙에서는 홍역이 박멸되었다. 유전체학과 유전공학에 의해 엄청난 효과를 가진 새로운 항생물질과 항바이러스 약제가 만들어질지도 모른다. 하지만 박테리아와 바이러스는 일소해버리기에는 너무 많고 영리하다. 운이 좋다면 연구자들은 신속히 진화하며 손쉽게 유전자들을 교환하는 미생물들보다 적어도 한걸음 앞서나갈 수 있을지 모른다. 하지만 운이 나쁘다면 황색포도상구균이나 폐렴연쇄구균 같은 박테리아계의 스타들이 우리의 모든 무기들에 대항해 무장하고, 새로운 유행병을 전파시킬 수도 있다.

지금까지 개발된 거의 모든 항생물질에 대해 저항력을 갖고 있는 미생물에 의한 감염과 사망은 점차 늘어나는 추세이다. 패혈증으로 인한 사망은 미국에서 한 해 16퍼센트의 속도로 증가하고 있다. 혹은 악성 바이러스가 출현하여 의학이 그것들을 억제하는 방법이나 면역법을 찾아내기 전에 수많은 사람들을 쓰러뜨릴 수도 있다. 현대의 역병인 AIDS는 이미 중세 유럽을 휩쓸었던 흑사병보다 더 많은 사람들을 죽이려고 위협하고 있다. AIDS를 일으키는 바이러스는 다른 RNA 바이러스들처럼 신속하게 돌연변이를 일으키고 세포 내에 깊숙이 숨는 능력을 갖고 있다. 전 세계의 의학 연구자들은 AIDS 바이러스를 퇴치하기 위해 공동으로 노력을 기울였지만, 지금까지 성공을 거두지 못하고 있는 실정이다. 면역학자들은 어느 순간 돌연변이 인플루엔자 바이러스가 등장하여 1918~1919년에 2,500만 명의 인명을 앗아간 유행성 감기와 같은 재앙을 가져오지 않을까 두려워하고 있다. 우리는 이미 사스바이러스의 갑작스런 출현으로 면역학자들의 두려움과 경고가 거짓이 아님을 확인하였다.

미생물만큼 벅찬 도전은 암이다. 암세포는 돌연변이를 일으키는 박테리아처럼 진화를 거듭해 우리가 무기로 삼고 있는 방사능과 화학물질을 물리치는 능력을 보여주고 있다. 유전체 혁명으로 암에 대항할 수 있는 길이 극적으로 열린 것은 분명하다. 월터리드육군의료센터의 연구자들은 유방암 항체를 만들어내 유방암 환자 14명을 살려냈다. 연구팀들은 암을 이겨낼 수십 가지 방법을 열심히 연구 중이다. 그러나 많은 암의 경우, 소수의 암세포들은 강력한 치료법을 사용해도 여전히 살아남았다. 암과의 전쟁은 이미 수십 년이나 지속돼왔다. 이 전쟁에서 승리하려면 암을 훨씬 더 심오하고 포괄적으로 이해해야 한다. 정상적인 세포가 어떻게 암세포로 변하는지, 이런 암세포를 탐지하고 파괴하는 방법은 무엇인지 알아내야 할 것이다.

현대 의학의 마지막 한계는 바로 노화이다. 연구자들은 노화의 신비를 밝혀줄 많은 유전학적 단서들을 추적하고 있다. 이제 의사들은 유전자를 재프로그래밍하고, 줄기세포를 조작하고, 매우 복잡한 새 조직과 장기를 배양하는 능력을 갖추고 있기 때문에 어느 정도 노화를 늦출 수 있게 될 것이다. 그리하여 선진국에서는 일흔이 넘어도 건강하게 사는 사람들을 많이 볼 수 있을 것이다. 하지만 죽음은 생명현상의 일부이기 때문에 우리가 아무리 유전자의 많은 부분을 바꾸어 노화와 죽음을 재프로그래밍할 수 있다고 하더라도, 생명과 젊음을 영원히 유지하는 것은 불가능할 것이다.

그래도 미래는 믿을 수 없을 만큼 흥미진진할 것이다. 나는 의학이 생명, 건강, 질병의 가장 기초적인 부분부터 이해할 수 있는 새로운 능력들을 확보했기 때문에 눈에 보일 만큼 근본적으로 새롭고 다르게 성장하고 발전해가리라고 믿는다. 그러나 의학이 과학에 뿌리를 깊게

내리고 질병을 일으키는 유전자와 분자 역학을 깊이 이해한다 하더라
도 의학 지식을 각 개인들에게 적용하는 것이야말로 휴머니즘 의학이
달성해야 할 가장 섬세하고도 가장 어려운 기술 가운데 하나로 남을
것이다.

# 길고 험난했던 의학의 역사

혈액이 심장박동을 통해 몸속을 한 바퀴 돌고 다시 심장으로 돌아온다는 사실은 오늘날 어린아이들도 알고 있는 상식이다. 그러나 혈액이 간에서 만들어진다고 생각하던 시절에는 우리 몸속의 피가 조직 속으로 퍼져 소모되고 체내에서 찼다 줄었다 한다는 게 통념이었다. 1628년에 윌리엄 하비는 이런 견해에 의구심을 품고 심장을 면밀히 관찰했다. 그는 끊임없는 과학적 관찰을 통해 피는 몸속에서 순환운동을 할 수밖에 없다는 결론을 내렸다. 이것은 당시의 상식을 뒤엎는 '대담한' 결론이었다. 그가 관찰한 바에 따르면 심장은 한 번의 박동으로 약 57그램의 피를 뿜어냈다. 심장이 1분당 72회 박동한다고 계산하면 인체조직에는 1시간에 약 246킬로그램의 혈액이 공급되는 셈이었다. 하지만 분명 간에서는 1시간에 이만한 양의 혈액을 생산해낼 수 없었다.

심장의 혈액순환운동 같은 과학적 견해도 의학계에서 정설로 받아들여지기까지는 오랜 세월이 흘러야 했다. 제너의 종두법이나 제멜바이스의 소독법, 파스퇴르의 세균이론도 마찬가지였다. 세계 최초로 체외수정을 성공시킨 로버트 에드워즈와 패트릭 스텝토, 인간유전체사업의 아이디어를 탄생시킨 로버트 신샤이머, 갈레노스의 의학체계를 바로잡으려 했던 파라켈수스 등도 모두 기존 학계의 편견과 선입견, 불신 때문에 커다란 어려움을 겪었다.

　의학의 경계를 확장하는 일은 그 대가로 목숨을 요구하기도 했다. 이 책에 따르면 제멜바이스는 정신병원에서 맞아 죽었으며, 외과수술에 마취제를 도입하려 했던 호레이스 웰스는 클로르포름에 중독되어 절망 끝에 감옥에서 자살하고 말았다. 파라켈수스나 요한 바이어 같은 경우는 반대 세력의 위협으로부터 목숨을 보전하기 위해 타국을 떠돌아다녀야 했다. 의학도 다른 학문의 경우처럼 명민한 통찰력과 함께 관행과 타성에 타협하지 않는 용기를 가진 인물들 덕분에 발전을 거듭해왔다고 할 수 있다.

　이 책에는 고대 그리스의 히포크라테스부터 최근의 인간유전체사업을 주도한 크레이그 벤터와 제임스 왓슨까지 의학계의 다종다양한 혁신자들이 등장한다. 저자는 그들 삶의 궤적에서 나타나는 영욕과 흥망을 좇는 동시에 지금까지 의학이 진보해온 과정을 단계적으로 보여주고 있다. 독자들은 이 책에서 해부에 몰두한 나머지 연구용 시체를 찾기 위해 야밤에 범죄자들의 처형 장소를 기웃거리던 베살리우스의 모습이나, 마취제의 발견자로 인정받기 위해 싸움을 벌이다 목숨까지 내놓을 처지에 몰린 모턴, 웰스, 잭슨의 가련한 운명, 뢴트겐이 보여주는 참다운 과학자의 모습, 세계 최초의 시험관 아기가 태어나는 현장 등을 더없이 흥미롭게 지켜볼 수 있을 것이다.

　의학의 혁신자들이 이뤄놓은 의학의 진보는 실로 눈부시다. 특히 최근 밝혀진 인간유전체 서열은 의학을 완전히 새로운 수준으로 끌어올리리라 예상하고 있다. 그러나 이런 눈부신 성장의 이면을 들여다보면, 아직은 현대의학으로 생명의 신비를 해결해줄 실마리를 완전히 풀었다고 보기는 어렵다. 인간유전체 지도가 완성되기는 했지만 그것은 인류 창조의 지침서라기보다는 일종의 부품 목록 같은 것이다. 현대의 제트 여객기도 우리 몸의 단백질 수와 똑같은 10만 개의 부품으로 이루어졌다고 한다. 하지만 어떻게 제트 여객기를 만드는 일과 10만 개의 단백질로 인체를 만드는 일을 비교할 수 있겠는가.

　항생물질에 대해 한번 생각해보자. 항생물질은 현대의학의 치료혁명을 낳은 든든한 초석이다. 하지만 항생물질 스트렙토마이신을 발견한 공로로 노벨상을 수상한 셀먼 왁스먼의 말을 빌리자면, "우리는 그런 것이 왜 존재해야 하는지 알지 못한다." 왜 미생물은 자신의 생존에 필요하지도 않은 항생물질을 만들어내는 걸까? 항생물질은 진화적 차원에서 보자면 전혀 쓸모없는 것이다. 그것을 만들어내는 미생물의 생존에 하등 도움이 되지 않기 때문이다. 현대의학에서 차지하는 항생물질의 비중을 감안한다면 영광 속에 가려진 이런 무지는 그저 놀라울 따름이다. 항생물질이 발견된 지 50여 년이 지난 지금도 그 본질은 여전히 풀리지 않은 채 너울거리는 신비의 베일에 가려져 있다. 그동안 의학이 기적 같은 일들을 많이 이루어낸 것은 사실이지만, 거대한 자연의 복잡성을 예상케 하는 이 단적인 사실 하나만으로도 장밋빛으로만 물든 섣부른 낙관론은 경계할 필요가 있다고 생각한다.

물론 가까운 미래가 아니더라도 현대의학과 과학의 도움으로 이런 수수께끼들이 하나둘 풀릴 것으로 기대할 수 있을 것이다. 그 같은 기대는 이 책에 등장하는 의사나 과학자들처럼 불굴의 의지와 용기, 탁월한 통찰력을 지닌 사람들이 앞으로도 의학을 이끌어나가리라는 희망 속에서 피어오른다. 이 책은 고대에서 현대에 이르기까지 의학이 걸어온 길고 험난했던 여정을 생생하게 보여주는 의학사의 여행 안내서로 손색이 없을 것이다. 부디 의미 있고 즐거운 여행이 되기를 빈다.

2007년 5월

조윤정

# 의학사의 터닝 포인트 24
– 히포크라테스에서 인간유전체까지

첫판 1쇄 펴낸날 · 2007년 5월 25일

지은이 · 로버트 E. 애들러
옮긴이 · 조윤정
펴낸이 · 박성규

펴낸곳 · 도서출판 아침이슬
등록 · 1999년 1월 9일(제10-1699호)
주소 · 서울시 마포구 합정동 411-2(121-886)
전화 · 02) 332-6106
팩스 · 02) 322-1740
이메일 · 21cmdew@hanmail.net

ISBN : 978-89-88996-65-2 03510

책값은 뒤표지에 있습니다.